歯科衛生士のための

全身疾患ハンドブック

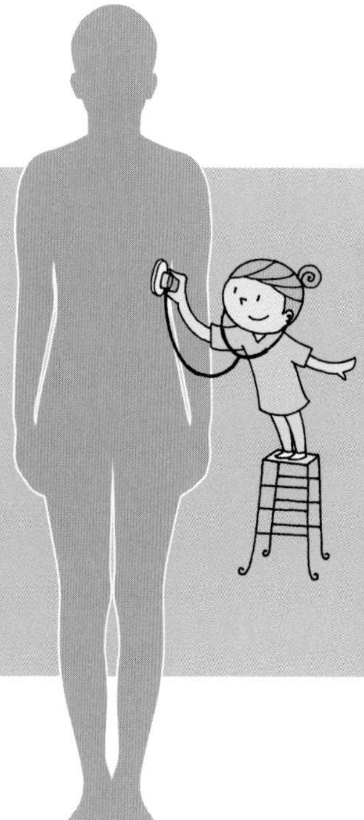

橋本賢二・増本一真 編著

医歯薬出版株式会社

This book is originally published in Japanese
under the title of :

SHIKAEISEISHI NO TAME NO
ZENSHINSHIKKAN HANDOBUKKU
(The Systemic Disease Handbook for Dental Hygienists)

HASHIMOTO, Kenji
Nursing Home Onflour

MASUMOTO, Kazuma
Hamamatsu University School of Medicine

ISHIYAKU PUBLISHERS, INC.
7-10, Honkomagome 1 chome, Bunkyo-ku,
Tokyo 113-8612, Japan

はじめに

本書の前身となるデンタルハイジーン別冊『知ってて安心！ 全身疾患ガイド』が出版されたのは約20年前，2001年のことです．当時，編者の橋本は浜松医科大学に在籍しており，医歯薬出版から「歯科衛生士のための全身疾患についての本がないのでつくりたい」と相談を受けました．当初は歯科関係者数人での分担執筆を考えていましたが，具体的に検討していくなかで，学内に専門の先生がいらっしゃるのだからと，各講座の教授に執筆者を推薦してもらいました．その結果できた別冊は，11刷を数えるベストセラーになりました．

その後の2014年，編集部より「増刷にあたって，確認をお願いしたい」といつもの相談を受けました（出版後10年を過ぎると，語句の修正は編者がすることになっていた）．大学を定年退職していたこともあり，はじめから最後まで久しぶりにていねいに目をとおしたところ，十数年間に診断基準やガイドラインが大幅に改定され，発行当時は認知されていなかった「ビスホスホネート系薬剤による顎骨壊死」，「超高齢社会に入ったわが国の疾病構造の変化」等々，語句の修正では追いつかないことがわかりました．そこで，大幅にリニューアルした新版がこの書籍の前版にあたるデンタルハイジーン別冊『歯科衛生士のための全身疾患ハンドブック』です．

『歯科衛生士のための全身疾患ハンドブック』では，①現在・将来的に変化する疾患構造を考えた項目立てとする，②できるだけわかりやすく，簡潔な記載を心がける，③理解しやすいように図表・イラストを多く取り入れる，④臨床写真を多数掲載し，疾患の特徴を目で見られるようにする，⑤それぞれの疾患と歯科との関連についても臨床写真を入れて伝える，などを目標に，現場の歯科衛生士や歯科衛生士学校教諭などの意見も聴取し，歯科臨床で遭遇頻度の高い34疾患を選びました．分担執筆者は，引き続き浜松医科大学に関係する先生方にお願いしました．さらに「ガイド」を「ハンドブック」へと名称変更し，臨床現場のかたわらに置いて日常的に活用してほしいという願いを込めました．

それから5年，お陰様でさらに増刷を重ね，将来にわたって持続的に改訂を重ねること目的に，このたび単行本化の運びとなりました．大幅な改訂はありませんが，たとえば，認知症においては精神科とともに神経内科が担当するようになり，老年医学では「フレイル・サルコペニア・ロコモティブシンドローム」などの高齢者の機能低下に注目が集まっています．ビスホスホネート系製剤による顎骨壊死に関するポジションペーパーが新しくなったほか，さまざまな疾患でガイドラインが変更されました．また，新型コロナウイルス感染症（COVID-19）が全世界に蔓延していることから新興感染症についても取り上げ，全身管理に必要なバイタルサインの読み方や救急救命についてもコラムを追加しました．

皆様には，満足いただけるものになったと思っていますが，いかがでしょうか？

最後になりましたが，お忙しいなか原稿やスライドをご用意くださった先生方に深謝いたします．

2020年12月

橋本賢二，増本一真

歯科衛生士のための全身疾患ハンドブック

CONTENTS

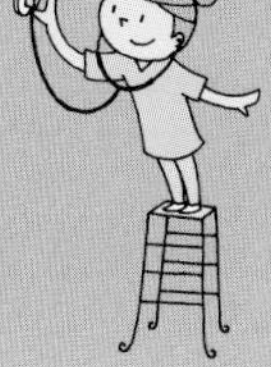

Page Design & Illustration ／ solo，パント大吉，TDL

Introduction

なぜ歯科衛生士に全身疾患の知識が必要なのか

介護老人保健施設
オンフルール　**橋本賢二**

診療室内外でますます求められる全身疾患の知識

2019年，わが国は75歳以上の人口が14.7%を超え，**「超高齢社会」**に突入したといわれています．そんななか，糖尿病の患者数は1,000万人（予備軍も入れると2,000万人），高血圧症患者は800万人，骨粗鬆症患者は1,300万人，うつ病患者は127.6万人，まさに，**“病気でない人のほうが少ない”**時代を迎えています．また，日本人の死因の第1位が「がん」になって久しく，21世紀にはほとんどのがんは克服されるという予想もありましたが，高齢化が進むなかで，がん患者は増加しています．さらに高齢者の増加により，誤嚥が多くなり，肺炎による死亡が日本人の死因の第3位に上がってきました＊．歯科衛生士をはじめとする歯科医療者は，「患者さんの多くは，何らかの疾患をもっている」という考えをもって対応しなければいけないということになります（図1）．

機械を長く使っていると，部品の磨耗やさびつきなどにより，分解掃除が必要になったり，部品の取り替えや場合によってはすべて新しいものに取り替えたりすることがあります．人間も機械といっしょで，年をとれば，いろいろなところにガタがきます．一部分に限って故障（障害）が出てくることもあれば，骨や血管や神経など全身的に故障が出てくることもあります．一般に行われている西洋医学では，検査などの異常に対して，基準値（正常値）になるようにするのが基本的な考え方で，必要に応じて外科手術が行われます．近年は再生医療がめざましく発展し，網膜や皮膚，神経疾患の一部などで実用化されはじめています．一方で，高血圧症，糖尿病，メタボリックシンドローム，高脂血症などの生活習慣病はまだまだ治療が困難であり，まずは予防とコントロールに努めるしかないのが現状です．

＊2016年の原死因選択ルールの明確化により肺炎は第5位となったが，肺炎と誤嚥性肺炎を合計すると第3位（p.60参照）

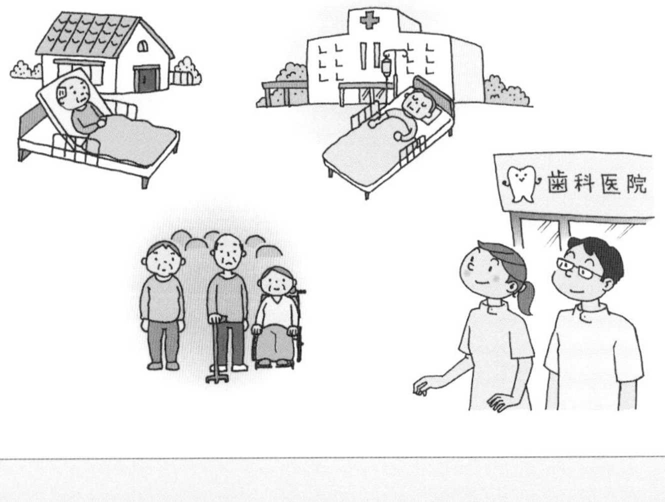

図1　超高齢社会のいま，患者さんの多くは「何らかの疾患をもっている」と考える

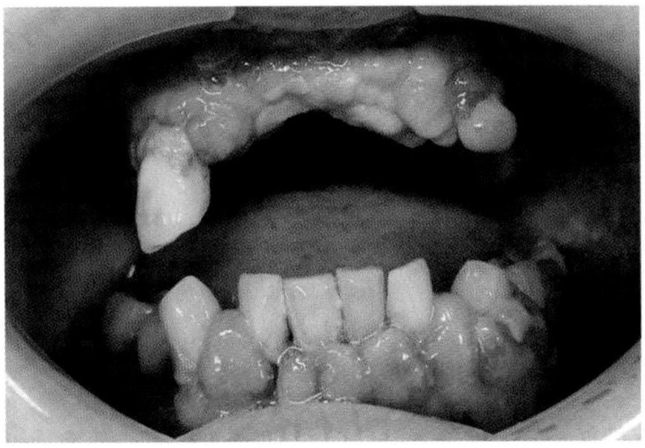

図2　口腔に現れた薬の副作用
降圧薬・ニフェジピンによる歯肉肥大

歯科診療では，このような患者さんに対応するわけですから，口腔内だけでなく，全身管理の視点をもつことが求められています．**医療面接により，全身疾患や服用薬の内容と量を確実に把握することはもちろん，歩行が普通でない，苦痛の表情を浮かべている，顔色が悪い，元気がないなど，“いつもとの違い”がわかるようにしておくことが大事です．**

患者さんのなかには，自覚症状がなく検査も受けていない人，定期健診などで異常（要再検，要精密検査など）を指摘されても受診していない人，治療していない人，治療中にもかかわらず病気がコントロールできていない人，薬の副作用が出ている人など，さまざまな方がいるでしょう．また，自覚症状に変化がないために自己判断で服薬をやめている人や，病院に行かなくなっている人もいます．医療面接では，いま受けている治療，飲んでいる薬などが，今後の歯科治療に影響することを説明します．たとえば，高血圧症では，局所麻酔薬に添加されている血管収縮薬に注意したり，薬によっては相互作用で効果が増強，もしくは相殺されて効かなくなったりするため，投与中の薬と重ならないように配慮します．患者さんに疾患や服用薬のことを包み隠さず話してもらえるような雰囲気づくりも必要です．最近は「お薬手帳」を持っている患者さんも多いのですが，それ以外にOTC薬やサプリメントなどを利用している方もいますので，聞き漏らしがないようにし，重複処方や併用による副作用に注意します．体幹・四肢に問題があれば，ユニット昇降などを助けます．どのような補助が必要かも併せて聞くなど，患者さんの障害に合わせた補助・対応ができるようにしましょう．

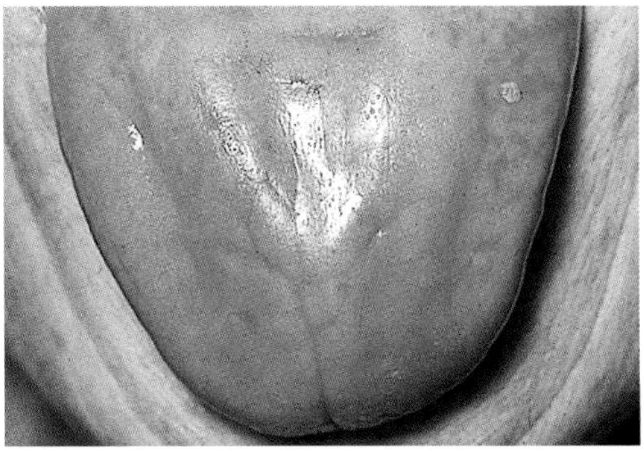

図3　全身疾患の症状が口腔に現れている症例
鉄欠乏性貧血患者の舌

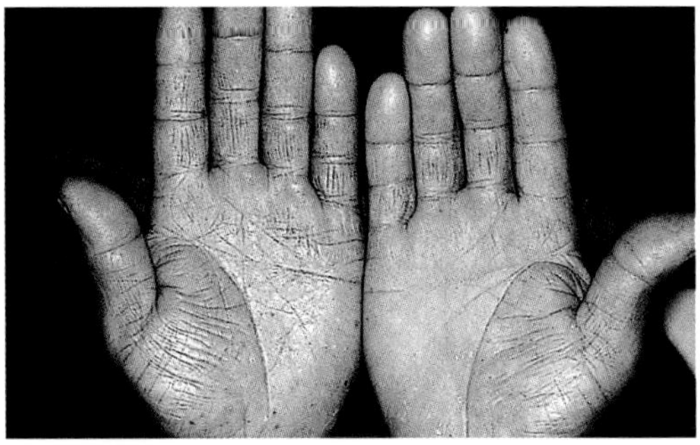

図4　口腔内の症状が全身疾患に関与する例
根尖病巣や歯周病などの慢性炎症から起こる掌蹠膿疱症

全身から口腔をみる
口腔から全身をみる

口腔は消化器の一部であり，呼吸器の一部でもあります．**口腔内には，全身的な疾患の症状や服用中の薬の副作用が現れることがあります**（図2〜4）．したがって，歯科衛生士は歯科医療のプロとして，歯や歯周組織だけでなく，“全身をみる目”をもつことが大切です．治療中の患者さんは主治医に病名や経過，治療内容，予後などについて訊ねることができますが，本人に自覚症状がなかったり，自覚症状があるものの病院にかかっていない場合は，医科に橋渡しすることが必要になります．歯科処置

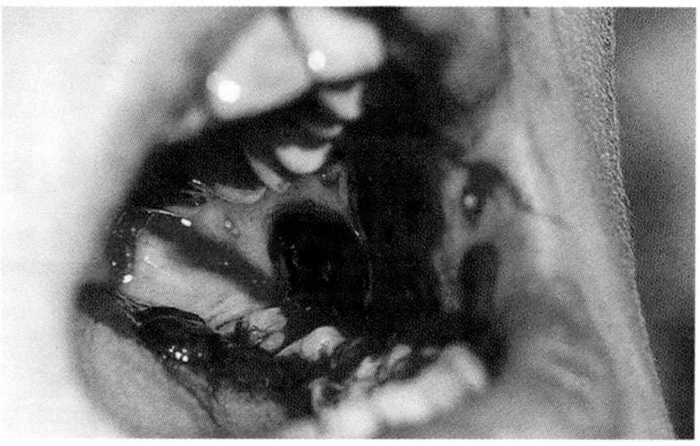

図5　血液疾患による出血性素因
さらさらした出血で，自然に凝固することはない

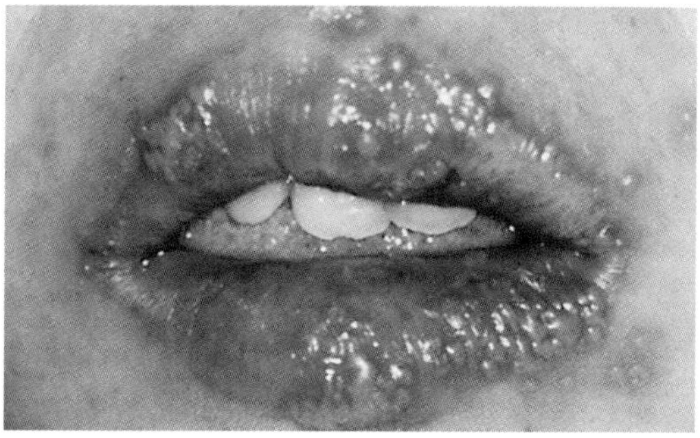

図6　口唇ヘルペス
口唇周囲にみられた単純ヘルペスウイルス感染による水疱

後に傷の治りが悪い場合，ステロイド性抗炎症薬の内服，動脈硬化や糖尿病による血行不良，がんなどが原因のこともあります．歯肉からの出血から血液疾患が発見されることもあります（図5）．抗がん薬や免疫抑制薬などを使用中の患者さんでは，免疫機能が落ちているので，普通ではかからないような病気にかかりやすくなっています（図6）．*Candida albicans*によって起こる口腔カンジダ症がみられることもあります．このように，歯科診療において全身の情報が必要な場面も多いのです．

また，近年では，さまざまな全身疾患と歯周病との関係を調べる研究が進められ，それらには深い相関があることがわかってきました．たとえば糖尿病が歯周病の発症・悪化にかかわっていることは以前からいわれていましたが，逆に糖尿病でカロリー制限をし，運動もしているにもかかわらず，血糖値をコントロールできていない場合，歯周治療を行うことで血糖値も落ち着いてくるというようなこともわかってきました（p.17，図6参照）．

このほか，脳血管障害や誤嚥性肺炎，心疾患，早産・低出生体重児出産などにも歯周病が深く関係しているといわれています．

このように全身疾患と歯周病の関係を研究する学問を「**歯周医学（Periodontal Medicine，ペリオドンタルメディシン）**」とよび，この15年ほどで医科・歯科ともにエビデンスが集められ広く臨床に活用されてきました（図7）．

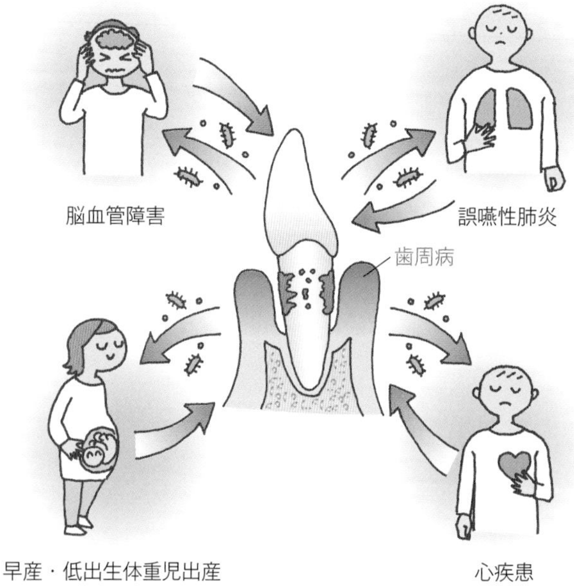

図7　歯周医学（ペリオドンタルメディシン）

多職種協働のために

近年，病院・介護施設への歯科の介入事例が増えるとともに，歯科医師・歯科衛生士による歯科訪問診療が日常的に行われるようになり，患者さんの病気やその治療方法，生活上注意すべきことなどをあらかじめ情報収集しておくことが，ますます重要になってきました．

病院であったり，介護施設であったり，患者さんの家であったり，さまざまに環境が異なれば，医療・介護に参画する人も変わってきます．病院を例にとっても，受付に事務員がおり，外来や病棟に行けば医師・看護師だけでなく，理学療法士，作業療法士，言語聴覚士，栄養士，放射線技師，臨床工学士，臨床検査技師，メデイカルソーシャルワーカー，ケアマネジャー，視能訓練士，救急救命士，臨床心理士，社会福祉士，介護福祉士，精神保健福祉士，義歯装具士，薬剤師，保健師，助産師，鍼灸師，診療情報管理士…….数えあげればきりがありません．将来的には，もっと多くの医療関係職種ができるでしょう．

以前は，医師が医療の主導者と考えられていましたが，現在は種々の専門職が連携して患者さんを支えていく**「多職種連携」**の重要性が叫ばれています．歯科医療職による口腔衛生管理が不明熱や肺炎の罹患率を低下させるという研究（p.76，Column 2参照）もあり，全身疾患を有する患者さんや術後挿管がなされている患者さんへの口腔衛生管理が重要視され，医療現場からの歯科に対する期待は高まっています．歯科医療職が摂食嚥下リハビリテーションやNST（栄養サポートチーム，十分栄養が摂れない人の支援を多職種で行うこと）などに参画する機会も増え，歯科衛生士の活躍の場はますます広がっています．

このような多職種協働の一翼を担うためには，医療・介護の担い手である他職種の仕事を理解し，その共通言語である全身疾患の知識を有していないと適切な連携がはかれません（図8）．自分自身が働く場所によって，多様な専門職と連携する必要が出てきますから，新しく出会った職種の人たちがどのようなことができるのか，何が得意なのかなどを聞いて調べて勉強することにより，患者さんのQOLをいっそう高めることができるでしょう．

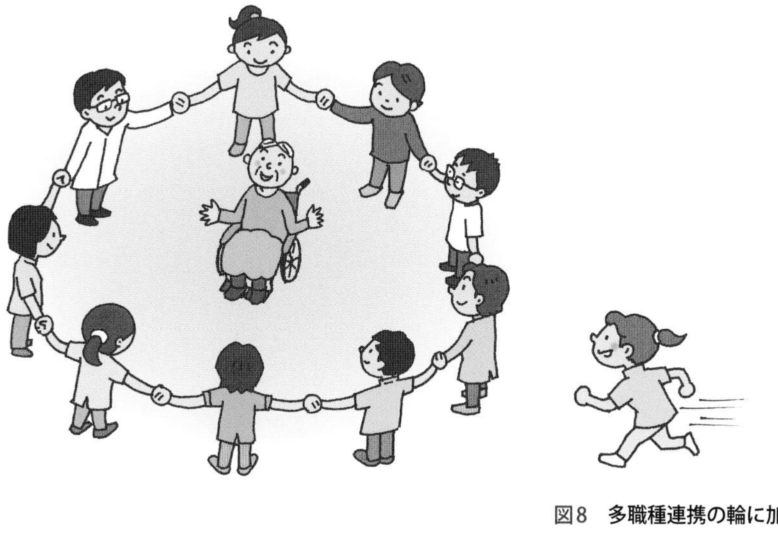

図8　多職種連携の輪に加わろう！

知っておきたい！

全身疾患の基礎知識と歯科診療における注意点

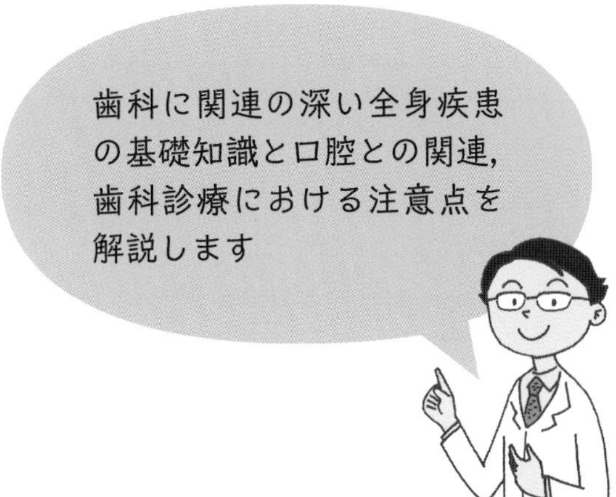

①糖尿病

藤枝市立総合病院糖尿病・内分泌内科　森田　浩

糖尿病とは？

「糖尿病」とは，インスリンの作用不足による高血糖のため，細小血管障害および動脈硬化を進行させる疾患です．作用不足の原因は，遺伝的および環境的要因によるインスリン分泌不全とインスリン抵抗性が主体です（図1）．食生活の欧米化による脂肪摂取増加，および自動車の普及などによる運動不足のために起こる肥満が，インスリン抵抗性の増大に関与していると考えられています．糖尿病患者数は年々増加傾向にあり，現在，日本全体で1,000万人，その予備軍も含めると2,000万人以上に達します[1,2]．

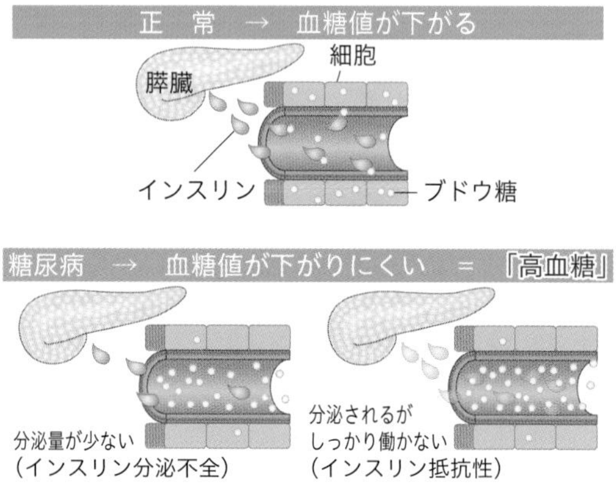

図1　**糖尿病のしくみ**
細胞内の黄色い粒はブドウ糖（グルコース）を表す．下段の糖尿病の場合では細胞内へのブドウ糖の取り込みが少なくなっている

糖尿病の分類（表1）[1,2]

①1型糖尿病

10～20代の若年者に急性発症します．インスリンを分泌する膵臓のβ細胞が破壊され，インスリン分泌が枯渇します．インスリン治療が絶対的に必要です．

②2型糖尿病（図2）

40代以降の中高年に多く，肥満傾向，家族歴がみられます．慢性に経過し，症状が乏しいのが特徴です．食事療法，運動療法を行ったうえで，不十分な場合は薬物療法が行われます．

③その他の糖尿病，妊娠糖尿病

ミトコンドリア遺伝子異常や，若年発症成人型糖尿病（MODY：Maturity-Onset Diabetes of the Young）*のように原因遺伝子が明らかにされているもの，ステロイド糖尿病**などのように誘因がはっきりしているものがあります．妊娠時にはじめて発見された比較的軽症の糖代謝異常を「妊娠糖尿病」とよびます．

*　**若年発症成人型糖尿病（MODY：Maturity-Onset Diabetes of the Young）**：常染色体優性遺伝によって25歳未満で発症する糖尿病
**　**ステロイド糖尿病**：副腎皮質ホルモンの過多またはステロイド性抗炎症薬の投与によって組織のインスリン抵抗性が増大し，インスリンの作用不足をきたす病態

表1　1型糖尿病・2型糖尿病の特徴

	1型 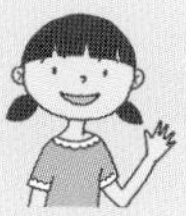	2型 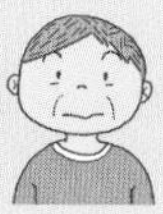
割合	5％以下	90％以上
発症形式	急激	緩徐
臨床症状	口渇，多飲，多尿，体重減少	しばしば無症状
発症年齢	10代，20代	40代以降
体重	やせ型が多い	肥満が多い
原因	膵臓のβ細胞が破壊されインスリンが不足したため	遺伝的要因に肥満，過食，運動不足などの要因が加わって発症
家族歴	＋（少ない）	3＋（高頻度にあり）
ケトーシス*	3＋	−　〜　±
HLAとの関連	あり	なし
膵β細胞機能（インスリンの分泌）	きわめて低下	低下
自己抗体	2＋	−　〜　±
インスリン治療	不可欠	ときに必要

*ケトーシス：インスリン欠乏により脂肪酸がβ酸化を受けて，血中・尿中にケトン体が増加する状態．悪心，嘔吐，腹痛がみられる．進行すると血液が酸性に傾き重篤となる（p.17脚注「尿ケトン体」参照）

図2　2型糖尿病の病態[2)]
2型糖尿病は，遺伝および環境要因によるインスリン分泌能低下，インスリン抵抗性増大によりインスリン作用不足となり，当初は食後高血糖を認め，さらに進行して空腹時も高血糖を示す．高血糖は糖毒性によりさらにインスリン分泌能を低下させ，抵抗性を増大し糖尿病を悪化させる

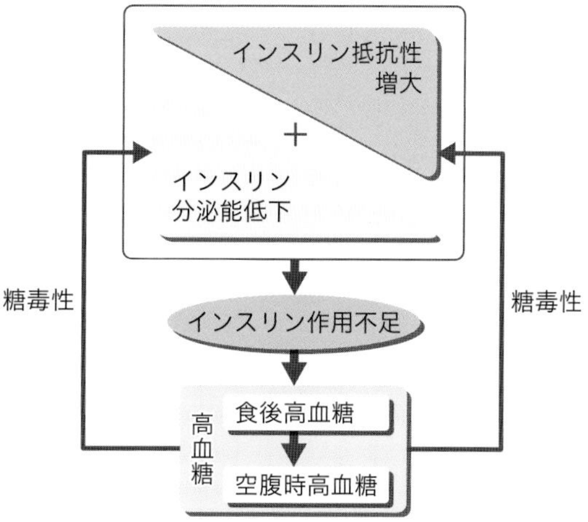

糖尿病の症状と合併症[2)]

表2　糖尿病の症状と合併症

急性症状	慢性合併症
口渇，多飲，多尿，体重減少，全身倦怠感，ケトーシスに伴う症状（悪心，嘔吐，腹痛）	網膜症，腎症，神経障害，動脈硬化性疾患（狭心症，心筋梗塞，脳梗塞），足病変*，歯周病，認知症
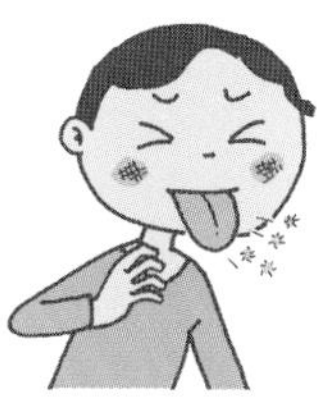 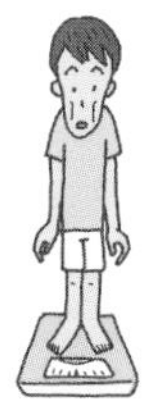	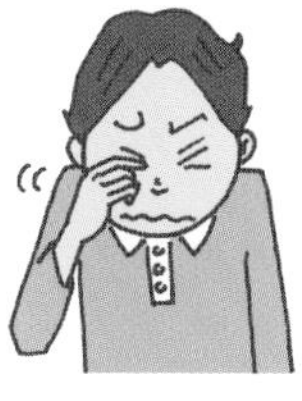 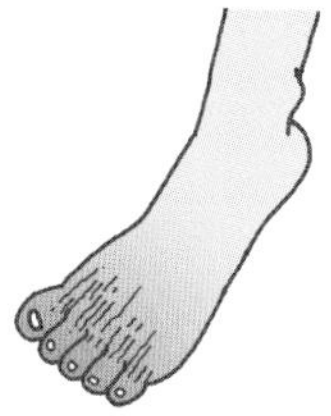

*下肢に生じる感染，潰瘍，深部組織の破壊性病変

糖尿病の検査と数値の見方[2)]

糖尿病は血糖値と1カ月間の血糖コントロールの目安であるグリコヘモグロビン（HbA1c）をもとに診断します（表3）．**空腹時血糖126mg/dL以上，随時血糖200mg/dL以上，あるいは75gOGTT*2時間値200mg/dL以上のいずれかを認め，HbA1cが6.5％以上のときは糖尿病と診断されます**．血糖の基準だけを満たした場合でも，糖尿病の症状や網膜症を認めた場合にはその場で診断します．認めない場合は再検査で血糖値，HbA1cのいずれかの基準を満たしたときに糖尿病と診断します（図3，4）．

*75g OGTT：糖尿病の診断のために行われる検査．空腹時に75gブドウ糖を経口的に摂取し，負荷前および負荷後30・60・120分後に採血し血糖値を測定．併せてインスリン濃度も測定しインスリン分泌能を評価する

表3　糖尿病の検査値

グリコヘモグロビン（HbA1c）
非酵素的にブドウ糖が結合したヘモグロビンで，1～2カ月間の血糖コントロールを示す指標．糖尿病の診断，コントロールの目標値となる

診断基準値：6.5％以上
目標値　7％未満

グリコアルブミン
ブドウ糖が結合したアルブミンで1～2週間の血糖コントロール指標．赤血球寿命が短縮する疾患でも正確にコントロールを反映する

基準値：12.4～16.3％

血中・尿中C-ペプチド
内因性のインスリン分泌能の指標として用いられる

尿中C-ペプチドの基準値：30～120μg／日

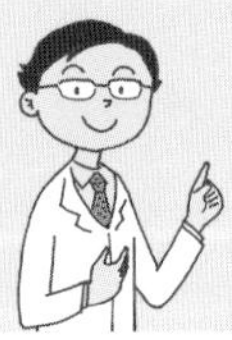

血中インスリン濃度
インスリン分泌能や抵抗性の指標となる

抗GAD（グルタミン酸脱炭酸酵素）抗体
膵臓と中枢神経系に存在するGABA（γ-Aminobutyric Acid）合成酵素に対する抗体．1型糖尿病の診断に用いる

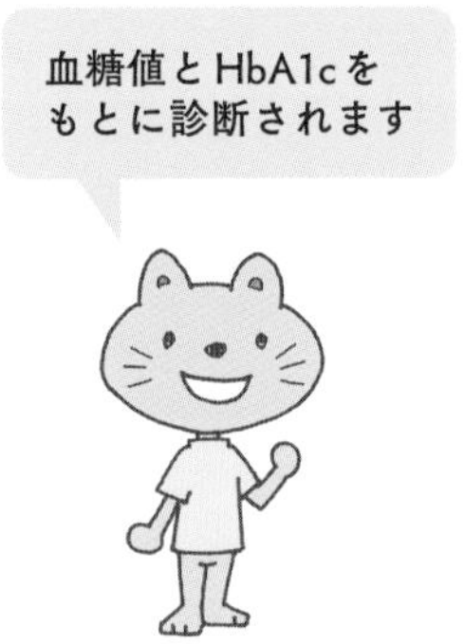

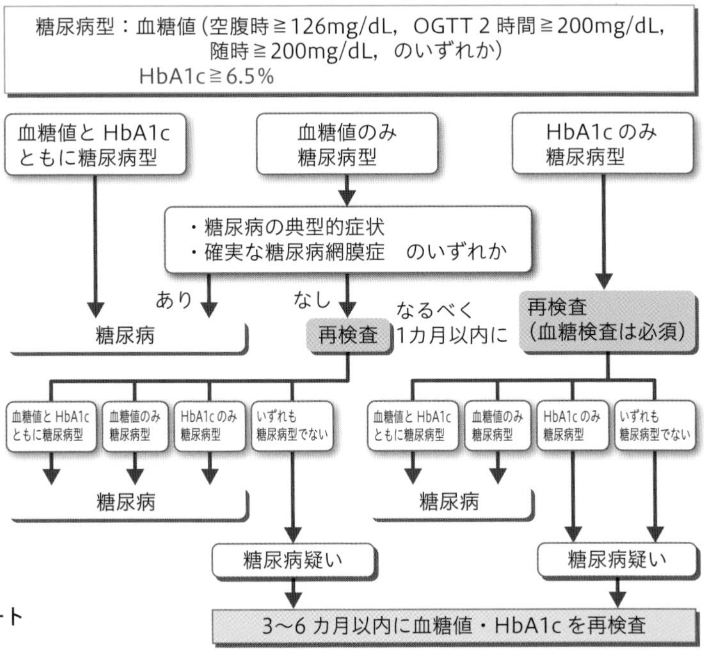

図3　糖尿病の臨床診断のフローチャート
（日本糖尿病学会）

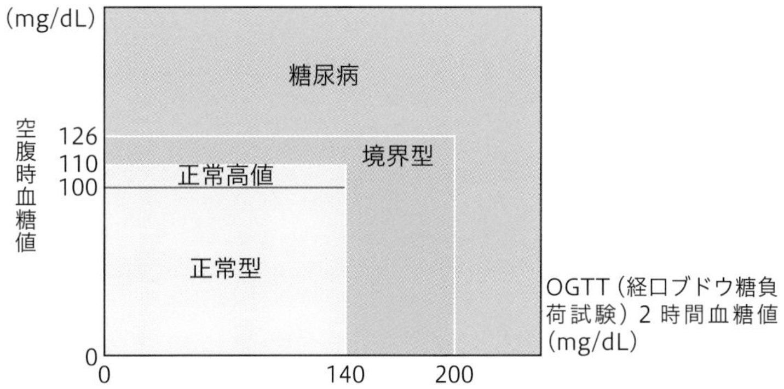

図4　**日本糖尿病学会の診断基準**
糖尿病・境界型の診断区分
（日本糖尿病学会の診断基準，2010）

*境界型：正常型にも糖尿病型にも属さない血糖値を示す群

糖尿病の治療

糖尿病の治療の3本柱は，食事療法，運動療法，薬物療法（表4）です．食事療法は患者の体格，運動量に合わせて1日の摂取カロリーを決め指導します（エネルギー摂取量＝標準体重×身体活動量）．運動療法は有酸素運動を中心にレジスタンス運動を交えて，カロリー消費とともに筋肉を鍛えることが勧められています．薬物療法は，食事療法，運動療法を行っても目標に達しない患者に行われます．経口薬と注射薬（インスリン製剤，GLP-1受容体作動薬）があり，一般に経口薬，GLP-1受容体作動薬で血糖コントロール不十分な患者にはインスリン療法が行われます．

表4　**糖尿病に使用される薬**[2]

I．経口血糖降下薬	1. ビグアナイド薬 **作用機序**：AMP活性化プロテインキナーゼ（AMPK）を活性化し，肝，筋での嫌気的解糖系の促進，肝での糖新生抑制．その他，腸管からの糖吸収抑制など **一般名**：メトホルミン，ブホルミン **副作用**：乳酸アシドーシス（致命的となる） 2. DPP-4阻害薬 **作用機序**：DPP-4（腸管ホルモンであるインクレチンの不活化を行う酵素）を阻害し，血中，組織中のインクレチン濃度を増加し，グルコース依存性にインスリン分泌を刺激し，グルカゴン分泌を抑制する **一般名**：シタグリプチン，リナグリプチン，ビルダグリプチン，アログリプチン，アナグリプチン，テネリグリプチン，サキサグリプチン **副作用**：急性膵炎，間質性肺炎，類天疱瘡 3. スルホニル尿素（SU）薬 **作用機序**：膵β細胞のSU受容体に結合して，持続的にインスリン分泌を促す **一般名**：グリベンクラミド，グリメピリド，グリクラジドなど **副作用**：低血糖，体重増加 4. αグルコシダーゼ阻害薬 **作用機序**：消化管のαグルコシダーゼを阻害して，糖質の吸収を遅延させる **一般名**：アカルボース，ボグリボース，ミグリトールなど **副作用**：放屁，下痢，イレウス 5. 速効型インスリン分泌促進薬 **作用機序**：膵β細胞のSU受容体に結合して，短時間インスリン分泌を促す **一般名**：ナテグリニド，ミチグリニド，レパグリニドなど **副作用**：低血糖 6. インスリン抵抗性改善薬（チアゾリジン誘導体） **作用機序**：脂肪組織に存在するPPAR-γとよばれる核内受容体に結合し，小型の脂肪細胞を分化誘導し，インスリン抵抗性を改善する **一般名**：ピオグリタゾン **副作用**：浮腫，心不全，骨粗鬆症 7. SGLT2阻害薬 **作用機序**：尿細管のSGLT2を阻害して，尿糖の再吸収を抑制する．肥満者で体重減少が期待できる **一般名**：イプラグリフロジン，ダパグリフロジン，カナグリフロジン，ルセオグリフロジン，トホグリフロジン，エンパグリフロジン **副作用**：脱水，尿路・性器感染症，ケトーシス 8. その他 **作用機序**：不明（ミトコンドリア機能の改善によりインスリン分泌，抵抗性の改善をもたらすとされる） **一般名**：イメグリミン **副作用**：悪心，下痢，便秘
II．GLP-1受容体作動薬	**作用機序**：GLP-1受容体に作用して，血糖依存性にインスリン分泌促進，グルカゴン分泌抑制する．中枢，消化管にも働いて，食欲抑制，消化管の運動抑制をもたらす．血管保護作用も知られている **一般名**：リラグルチド，エキセナチド，リキシセナチド，デュラグルチド，セマグルチド **使用法**：注射薬で1日1回ないし2回皮下注射．1週間に1回製剤もある．経口薬は1日1回，食前30分に内服 **副作用**：悪心，嘔吐
III．インスリン製剤	作用時間により，速効型，超速効型，中間型，持効型および混合製剤に分かれる．1型糖尿病患者では必須の治療法，2型糖尿病患者でも経口薬でコントロールが不十分な場合には用いられる **使用法**：速効型は食前30分，超速効型は食直前に皮下注射．持効型は1日1回，朝食前，夕食前，就寝前などに皮下注射 **副作用**：低血糖

口腔との関連

①易感染性と創傷治癒不全

高血糖が続くことにより，特に口腔環境において，1．唾液分泌量の減少，2．唾液および歯肉溝滲出液中のグルコースの増加，3．白血球の機能不全，4．微小循環不全，5．コラーゲンの合成障害，6．歯周ポケット内細菌叢の変化などにより**易感染性と創傷治癒不全**が起こります[3,4]（表5）．

②糖尿病と歯周病との関係（図5）

これまでの報告によれば，糖尿病患者の多くが進行した歯周病に罹患しており，歯の喪失や残存歯の動揺をきたし，咀嚼力の低下をもたらすことが知られています．我々の調査でも，残存歯の減少は筋肉の萎縮，すなわちサルコペニア*をもたらし，血糖値を悪化させることを示唆しています（図6）．また，血糖コントロールが不良なほど，糖尿病の罹病期間が長いほど，歯周病の進行が早いとされています．

さらに，近年では歯周病は腸内細菌叢を乱し，インスリン分泌や満腹に関連する消化管ホルモンの分泌にも影響し，血糖値を悪化させることも報告されています．また，歯周病による慢性炎症は炎症性サイトカインとよばれるTNF-αなどを増加させ，インスリン抵抗性を増し，糖尿病を悪化させるともいわれています（図6）．逆に，歯周病を治療すると糖尿病が改善するとされ，最近のメタアナリシスの結果では，歯周治療により平均でHbA1cが0.4％低下するとされています．このことから，糖尿病患者においては，特に歯周病のコントロールが重要であると考えられています．

③口腔感染症への対策

口腔感染症による急性炎症，慢性炎症の再燃（特に歯周炎，歯冠周囲炎の徴候）がみられたときは，血糖値がさらに上昇しやすいため，レンサ球菌群に対してペニシリン系かセフェム系，嫌気性菌群に対してはクリンダマイシン系の抗菌薬投与を検討し，内科に血糖コントロールを，口腔外科の専門医に感染症治療を依頼することが必要です．

口腔内から頸部にかけての解剖学的特徴（組織間隙がゆるく，炎症が浸潤性に波及しやすい，縦隔や心嚢などの胸腔内へ進展すると難治性となる）を考慮し，疑わしい徴候を見逃さないようにすることが大切です．

*サルコペニア：筋肉の萎縮や筋力の低下をきたした状態．特に高齢者で問題になることが多い（p.127，Column 5参照）

表5　高血糖時の口腔内の変化

① 唾液分泌量の減少
② 唾液および歯肉溝滲出液中のグルコースの増加
③ 白血球の機能不全
④ 微小循環不全
⑤ コラーゲンの合成障害
⑥ 歯周ポケット内細菌叢の変化

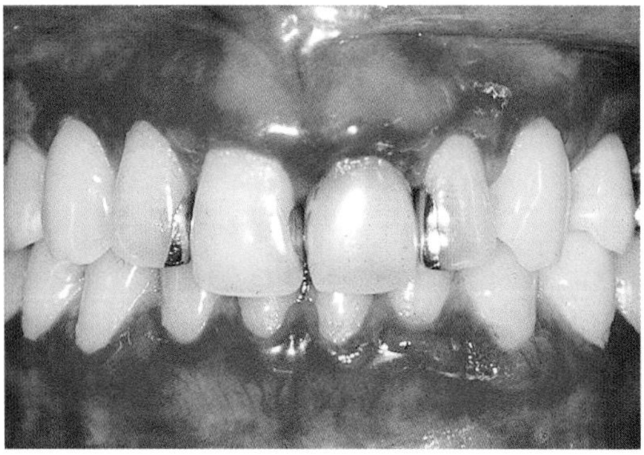

図5　歯周病に罹患した糖尿病患者
糖尿病患者は，感染しやすく，傷の治りが悪い．歯間乳頭部だけでなく辺縁歯肉が全歯にわたり発赤・腫脹している

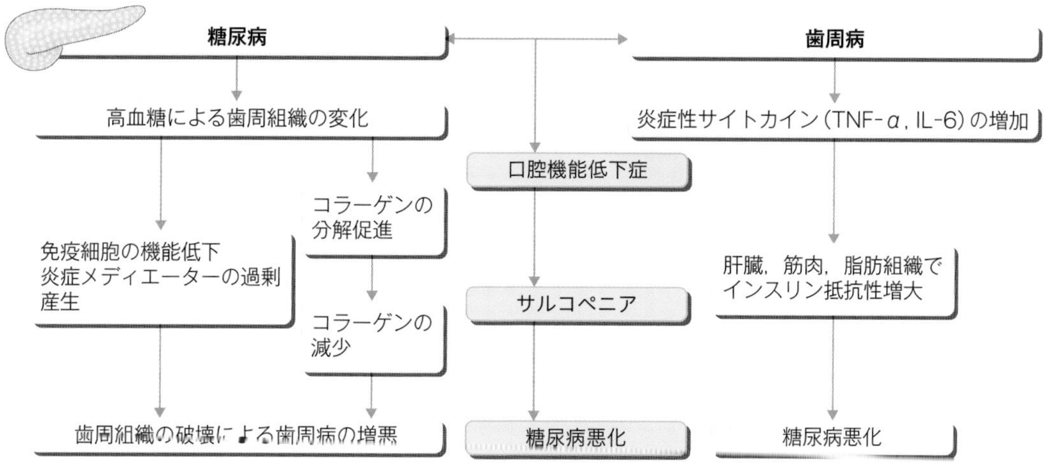

図6　**糖尿病と歯周病の関係**
糖尿病による高血糖状態は，歯周組織の変化をもたらし，歯周病の増悪をきたす．一方で，歯周病に伴うサイトカインの増加は，インスリン抵抗性の増大をもたらし，糖尿病を悪化させる．また，歯周病は口腔機能の低下，サルコペニアをもたらし，さらに糖尿病の悪化につながる．したがって，両者の厳密な管理をすることが，両者による悪循環を断つために必要である

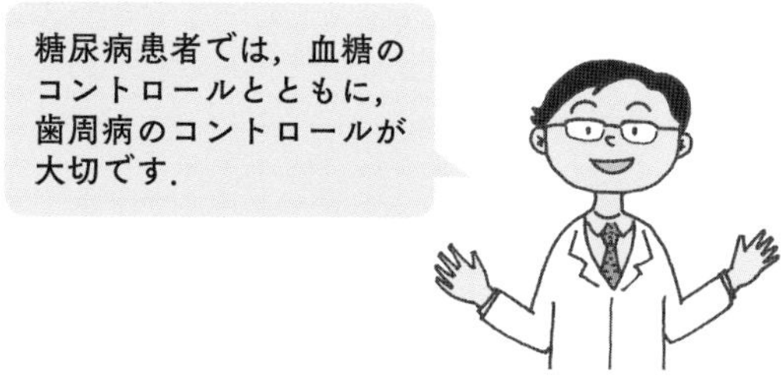

歯科診療における注意点・対応

①病状の把握と医科の主治医との連携

治療前に医科の主治医から血糖コントロール，合併症の状況を確認し，高血糖時（随時血糖値＞300 mg/dL，HbA1c＞8.0％），体調不良時（発熱時，尿ケトン体*陽性時）には，緊急性の高い場合を除いて，観血的処置は行わないようにします．また，抗血小板薬，抗凝固薬内服時は中止が可能かどうかを医科の主治医に確認します．

食事の有無によって糖尿病治療薬の減量，中止が必要になるので，処置のタイムスケジュール，処置前後の食事の可否について，医科の主治医と連絡をとり，内服薬やインスリン投与量について確認することが必要です．ビグアナイド薬は脱水等により乳酸アシドーシス**の危険があるので，処置前後2日間は休薬します．

②低血糖時の対応・アポイントのタイミングについて

低血糖症状を認めたときは，ブドウ糖10g（あるいはショ糖20g）を摂取させてください．10〜20分で改善がないときはもう一度ブドウ糖を10g摂取させます．意識消失を認めるときは，50％ブドウ糖を20mL静脈注射し，改善がなければさらに20mL注射します．

観血的処置は食前でも可能ですが，インスリン注射施行患者では，処置前に血糖測定を行うべきです．診療室で血糖値を測ることが難しい場合は，食前のアポイントを避けたほうが無難でしょう．

*__尿ケトン体：__尿中のケトン体（アセトン，アセト酢酸，β-ヒドロキシ酪酸）のこと．ケトン体は脂肪の分解により肝臓でつくられ，血液中に放出される．筋肉や腎臓での処理能力を超えた場合は血中や尿中に放出されるため，血中や尿中にケトン体が増加する（ケトーシス）．糖尿病患者の場合，尿ケトン体が陽性ならばコントロールは不良とされる
**__乳酸アシドーシス：__血中に乳酸が蓄積した結果，血液が著しく酸性に傾いた状態．症状が進行して数時間放置すると昏睡状態に陥り，死亡率が高くなる

②骨粗鬆症

浜松医科大学整形外科学講座　星野裕信

骨粗鬆症とは？

骨はつねに新陳代謝が行われています．古くなった骨は破骨細胞という細胞によって吸収され，その後新しい骨をつくる骨芽細胞によって形成されます（図1）．このバランスが崩れて骨の吸収が過剰になったり，骨の形成が弱まったりすると骨量が減り，骨の微細な構造が変化します．その結果，骨の強度が低下して骨がもろい状態となり，骨折しやすくなります．これが「骨粗鬆症」です．全国の骨粗鬆症患者数を推計した報告によると，骨密度の数値より，骨粗鬆症患者は推計で女性約1,000万人，男性で約300万人とされ，そのなかで診断または治療を受けている患者は200万人程度といわれています（2015年）．

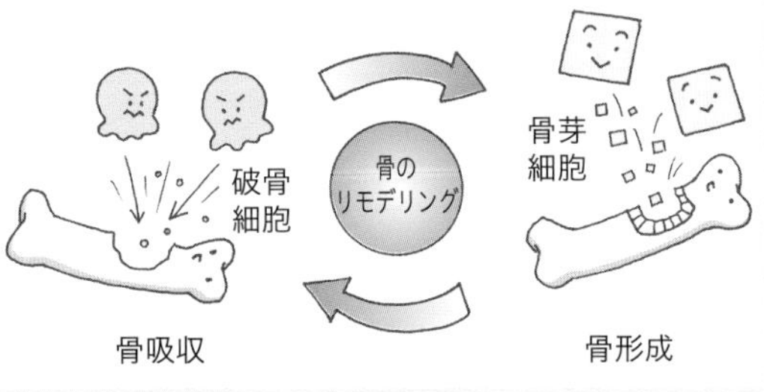

図1　**骨の新陳代謝**

骨粗鬆症の原因

骨粗鬆症の危険因子（図2）には身体的要因として，高齢，女性ホルモン減少（初潮の遅れ，早期閉経），骨粗鬆症で骨折した家族がいる，骨密度が低い，やせすぎ，過去に脆弱性の骨折をしたなどがあります．生活習慣要因では過度の飲酒や喫煙，カルシウム摂取不足，運動不足・日照不足（ビタミンD不足）があげられます．また，骨代謝に影響を及ぼす薬（甲状腺ホルモン薬，ステロイド性抗炎症薬）の内服，内科的疾患（甲状腺疾患，糖尿病，関節リウマチなど），胃切除や卵巣摘出の既往は骨粗鬆症の危険因子です．

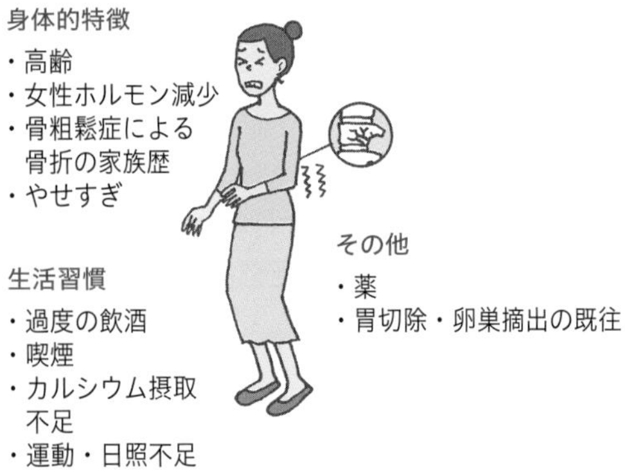

図2　**骨粗鬆症の危険因子**

骨粗鬆症の分類

骨粗鬆症は明らかな原因が存在しない**原発性骨粗鬆症**と，ほかの基礎疾患や薬物に起因する**続発性骨粗鬆症**に分類されます．原発性骨粗鬆症には閉経後の女性に生じる**閉経後骨粗鬆症**と，男性に生じる**男性骨粗鬆症**，若年者に生じる**若年性骨粗鬆症**があります．

骨粗鬆症の病態

骨強度には骨密度と骨質が関与するといわれています．骨密度は骨強度の70％に関与し，残りの30％は骨質が関与するといわれています（図3）．正常な人の骨量は30代から40代前半をピークとして，以後減少していきます（図4）．特に女性は閉経周辺期に急激に骨量が低下するといわれています．骨量の低下に加え，骨質が悪くなり転倒などのイベントが加わると骨折という病態をきたします．

		70％		30％
骨強度	＝	**骨密度**	＋	**骨質**

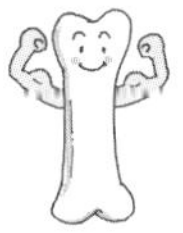

・微細構造
・骨代謝回転
・微小骨折
・石灰化

図3　**骨強度に関与する因子**

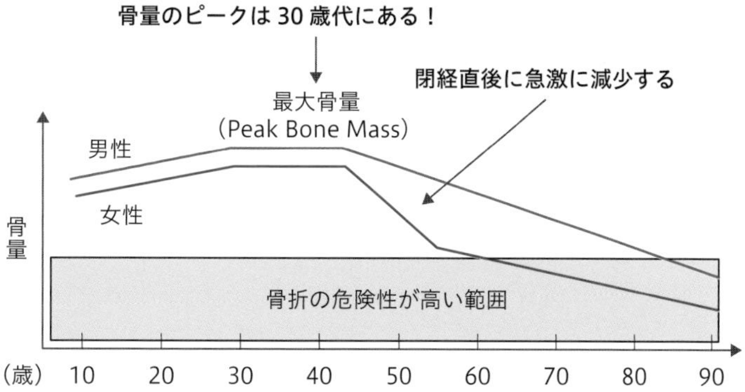

図4　**一生における骨の変化**

骨粗鬆症の診断

原発性骨粗鬆症の診断基準は表1のとおりです．骨粗鬆症で生じるおもな骨折は椎体骨折，大腿骨近位部骨折，上腕骨近位部骨折，橈骨遠位端骨折です．これらは軽微な外傷で生じる脆弱性骨折であり，特に椎体骨折，大腿骨近位部骨折をきたしたら，これだけで骨粗鬆症と診断されます．それ以外の脆弱性骨折では，骨密度を測定して若年成人平均値（YAM）の80％未満であれば，骨粗鬆症と診断します．脆弱性骨折がなくても骨密度がYAMの70％以下または−2.5 SD（標準偏差）以下であれば，骨粗鬆症と診断します．ただし，ほかの骨密度の低下をきたす疾患（骨軟化症，原発性副甲状腺機能亢進症など）を除外することが重要です．

表1　**原発性骨粗鬆症の診断基準（2012年改訂版）**

低骨量をきたす他疾患除外

1. 脆弱性骨折あり

1) 椎体骨折または大腿骨近位部骨折あり

2) その他の脆弱性骨折があり，骨密度がYAM*の80％未満

2. 脆弱性骨折なし

骨密度がYAMの70％以下または−2.5 SD以下

*YAM：若年成人平均値（腰椎では20〜44歳，大腿骨近位部では20〜29歳）

骨粗鬆症の検査

まずは単純X線検査が基本です．脆弱性骨折の有無を判定するためには，脊椎の正面・側面像を撮影して，椎体の変形の有無により骨折を判定します．さらに，以前に生じた陳旧性の椎体骨折か，最近生じた新鮮骨折かの判定，がんの骨転移を除外するためにMRI検査も必要となることがあります．骨密度検査には，微量なX線を使用するDXA（Dual-energy X-ray Absorptiometry）法が標準的な検査法であり，そのほかに単純X線で計測するMD（Microdensitometry）法，CTを利用するQCT（Quantitative Computed Tomography）法，超音波を利用するQUS（Quantitative Ultrasound）法があります．ほかの低骨量をきたす疾患の除外のために血液・尿検査が必要であり，さらに骨代謝の動態を評価するための各種骨代謝マーカー（骨吸収マーカー，骨形成マーカー）の測定があります．

骨粗鬆症の症状

骨粗鬆症は骨折をきたしてはじめて症状を呈するようになります．すなわち，骨折による痛みが主症状ですが，重症になると日常生活動作にも支障をきたすようになり，介護を必要とする生活になることもあります．もっとも頻度の高い椎体骨折は，身長の低下，脊柱の後彎変形をきたします（図5）．椎体骨折は次々に椎体骨折をきたす可能性が高くなります（図6）．さらに脊椎の短縮・後彎変形による内科的な合併症として胸郭容量の低下，腹圧が上昇することによる腹部膨満感，食欲不振，便秘，痔核などがあります．

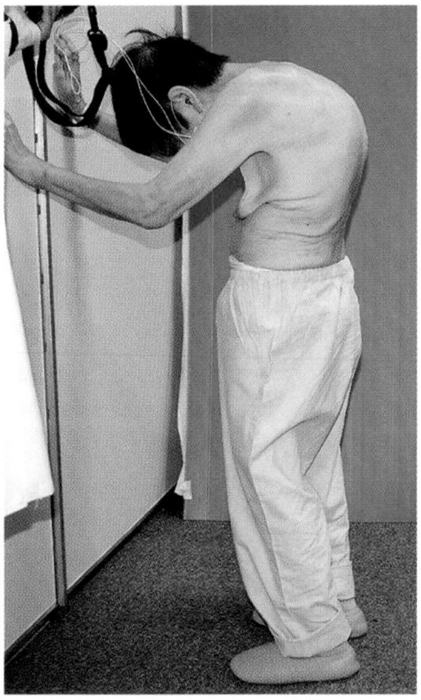

図5　脊柱の後彎変形

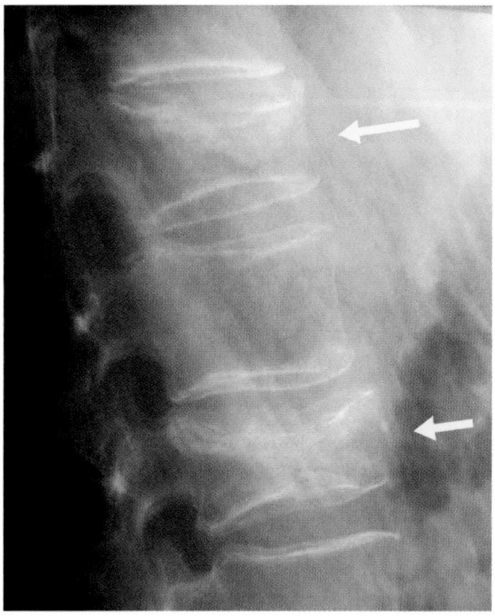

図6　多発椎体骨折（矢印は骨折した椎体）

骨粗鬆症の治療法・治療薬

食事指導として，基本的な栄養素が充足していることを確認し，カルシウムやビタミンDを多く含む食品の摂取を勧めます．骨粗鬆症治療薬には，2015年のガイドラインに掲載されたさまざまなものがあります（表2）．高い骨折予防の証拠のある薬は，強力な骨吸収抑制薬であるビスホスホネート系薬剤とデノスマブ，骨形成促進薬であるテリパラチドです．ビスホスホネート系薬剤は，起床時にコップ1杯の水道水で服用して，30分は横にならず，食事もしないという特殊な服薬指導が必要です．また1日1回，週1回，月1回の製剤があり，さらに内服薬だけでなく注射製剤もあり，最近では，1年に1回の点滴で強力な効果を発揮する製剤も使用可能になっています．患者の生活スタイルや胃腸障害の有無等により使い分けます．デノスマブは6カ月に1回皮下注射を行います．副作用として低カルシウム血症があり，その予防のためにカルシウムやビタミンD製剤の補充が必要となることがあります．テリパラチドは強力な骨密度増加効果，骨折治癒促進効果があり，週に1回通院して皮下注射するものと，毎日もしくは週2回自己注射するものとがあります．副作用としてめまいや吐き気を生じることがあります．最近では骨吸収抑制と骨形成促進の2つの効果を併せもったロモソズマブという強力な骨粗鬆症治療薬も使用可能となり，月に1回の皮下注射を1年間続けることで骨密度増加が期待できます．

表2　**骨粗鬆症治療薬**

分類	一般名
カルシウム薬	L-アスパラギン酸カルシウム
	リン酸水素カルシウム
女性ホルモン薬	エストリオール
	結合型エストロゲン
	エストラジオール
ビタミンD_3薬	アルファカルシドール
	カルシトリオール
	エルデカルシトール
ビタミンK_2薬	メナテトレノン
ビスホスホネート系薬剤	エチドロン酸二ナトリウム
	アレンドロン酸ナトリウム
	リセドロン酸ナトリウム
	ミノドロン酸水和物
	イバンドロン酸ナトリウム
抗RANKL抗体	デノスマブ
選択的エストロゲン受容体モジュレーター	ラロキシフェン塩酸塩
	バゼドキシフェン酢酸塩
カルシトニン薬	エルカトニン
	サケカルシトニン*
副甲状腺ホルモン薬	テリパラチド酢酸塩 テリパラチド（遺伝子組み換え）

*発がんの可能性があるため，EUでは使用中止，FDA（アメリカ食品医薬品局）でも適応除外となっている

口腔との関連

骨粗鬆症患者では歯周病の進行による歯の喪失リスクが高く，骨粗鬆症治療により歯の喪失リスクも低下することが報告されてきました．一方でビスホスホネート系薬剤やデノスマブを投与されている骨粗鬆症患者が抜歯などの侵襲的な歯科治療を受ける際に，歯科より休薬の依頼を受けることがあります．これは「**ビスホスホネート関連顎骨壊死**(BRONJ：Bisphosphonate-Related Osteonecrosis of the Jaw)」が報告され，日本でもポジションペーパーが発表されてからのことで，「侵襲的な歯科治療は3カ月間のビスホスホネート系薬剤の休薬後」という推奨に従っている歯科医師が多いと思われます．しかし，2016年の改定ポジションペーパーではこの推奨は撤廃されています．

顎骨壊死の病態は局所の感染であり，重症化すると口腔内に骨が露出し，膿が排出され，治療に難渋することになります(図7)．ただし，その発生頻度は注射製剤で数%程度，経口製剤では0.01～0.02%程度と非常に低いとされています．現時点では休薬によりBRONJの発生率が低下するとのエビデンスは乏しく，逆に3カ月以上の休薬により骨折リスクが上昇するとの報告があるため，慎重な対応が求められます．さらにもう1つの強力な骨吸収抑制薬であるデノスマブでも顎骨壊死の発生が報告されており，最近ではBRONJという呼称に代わり「**骨吸収抑制薬関連顎骨壊死**(ARONJ：Anti-resorptive agents-related Osteonecrosis of the Jaw)」とよぶようになってきています．

歯科診療における注意点・対応

歯科治療を始める際に，患者に骨粗鬆症の治療やがんの骨転移の有無を確認する必要があります．もしビスホスホネート系薬剤やデノスマブを投与されている場合には，休薬のメリット，デメリットをよく説明し，必要であれば主治医に休薬をすべきか尋ねることが必要です．もっとも頻度の高い経口ビスホスホネート系薬剤では，顎骨壊死の発生頻度はきわめて低いため，休薬の必要性は低いと思われます．

今後ますます医科歯科連携が重要になるなかでは，骨吸収抑制薬処方前に口腔のチェックを行い，感染巣となる歯を治療してから骨粗鬆症治療を行うこと，骨吸収抑制薬処方中は定期的に歯科を受診して口腔衛生状態を良好にすること，抜歯前後に抗菌薬の投与を考慮すること，抜歯後は開放創にせず可能な限り閉鎖創とすることなどに留意すべきと考えられます．

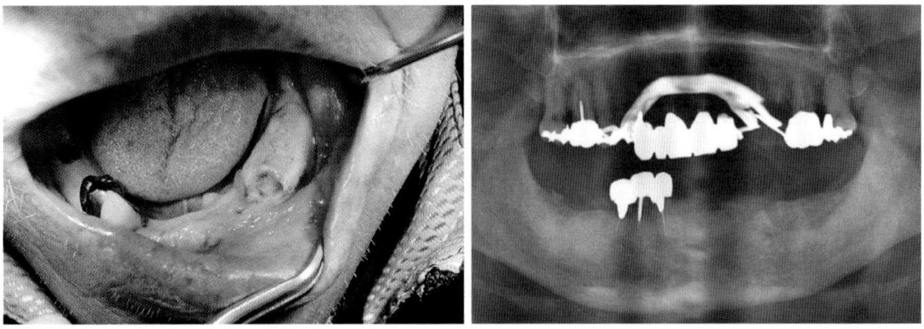

図7　**BRONJが発生した症例**
79歳，男性．前立腺癌の骨転移でビスホスホネート系薬剤を服用．褥瘡性潰瘍の下が腐骨になっていた(聖隷浜松病院口腔外科所蔵)

③甲状腺疾患

浜松北病院内科　源馬理恵子

甲状腺疾患とは？

甲状腺は前頸部に位置し，身体の代謝を活発にする甲状腺ホルモンを分泌します（図1）．甲状腺ホルモン（T4：サイロキシン，T3：トリヨードサイロニン）の分泌は，脳下垂体から分泌される甲状腺刺激ホルモン（TSH）により調節されています（図2）．「甲状腺疾患」には甲状腺ホルモンが上昇する甲状腺中毒症，甲状腺ホルモンが低下する甲状腺機能低下症，甲状腺腫瘍などがあります（表1）．

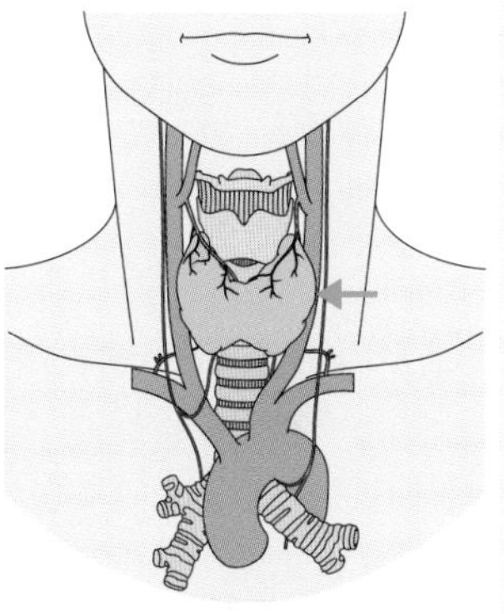

図1　甲状腺の位置（青矢印）

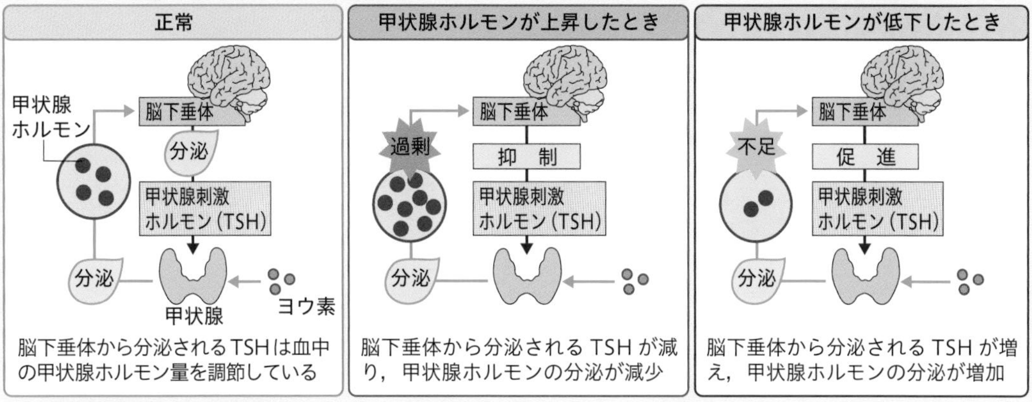

図2　甲状腺刺激ホルモンの役割

表1　甲状腺機能からみたおもな甲状腺疾患の分類

甲状腺ホルモン	正常	上昇	低下
疾患	・橋本病 ・バセドウ病寛解期 ・甲状腺腫瘍	・バセドウ病 ・無痛性甲状腺炎 ・亜急性甲状腺炎	・橋本病 ・バセドウ病の治療後 ・甲状腺腫瘍術後

おもな甲状腺疾患 (表2)

①バセドウ病

甲状腺のTSH受容体に作用する自己抗体により，甲状腺が持続的に刺激され甲状腺ホルモン過剰状態になり，甲状腺機能亢進症状が出現します．発症には遺伝的素因，ストレスや喫煙などが関与しています．治療は甲状腺ホルモンの合成阻害薬（抗甲状腺薬）を投与します．抗甲状腺薬で副作用が出現した場合や効果が不十分な場合には，手術や放射性ヨウ素内用療法を行います．

②橋本病

甲状腺内のホルモン合成にかかわるタンパク質に対する自己抗体により，甲状腺に慢性的な炎症（甲状腺の破壊）が起こると考えられています．通常，甲状腺が腫れ，まれに甲状腺が萎縮することもあります．本症の70～80％では甲状腺機能は正常範囲ですが，一部の症例では甲状腺機能低下症状が出現します．甲状腺機能低下症例には甲状腺ホルモンの補充を行います．

③無痛性甲状腺炎

橋本病をベースに，抗甲状腺自己抗体により一時的に甲状腺の破壊が強くなり，甲状腺ホルモンが血中に流出し甲状腺ホルモン高値となります．抗甲状腺自己抗体が検出されないこともあります．バセドウ病との鑑別が問題になり，超音波検査での血流評価や甲状腺シンチグラフィ，自己抗体などで鑑別します．通常は2～3カ月の経過で自然に軽快します．

④亜急性甲状腺炎

前駆症状として上気道炎を発症することが多く，ウイルス感染が原因として考えられています．甲状腺が破壊されて血中に甲状腺ホルモンが流出し，病初期は甲状腺ホルモン高値となります．発熱と硬い甲状腺腫を触知し，自発痛，圧痛を認め，痛みが対側に移動することもあります．経過とともに甲状腺の痛みは軽減，甲状腺ホルモンは正常化します．炎症所見や痛みが強いときは，ステロイド性抗炎症薬を投与すると速やかに自覚症状は改善します．

⑤腺腫様甲状腺腫・甲状腺悪性腫瘍

腺腫様甲状腺腫では，甲状腺内に複数の腫瘤性病変を認めます．通常，甲状腺ホルモンは正常

表2 おもな甲状腺疾患の症状・検査所見・治療

	甲状腺中毒症			甲状腺機能低下症（橋本病）	腺腫様甲状腺腫 甲状腺腫瘍
疾患	バセドウ病	無痛性甲状腺炎	亜急性甲状腺炎		
症状	甲状腺腫，動悸・体重減少，発汗過多，手指振戦，疲労感，ときに眼球突出	甲状腺腫，軽度の動悸・体重減少，発汗過多，手指振戦など	圧痛を伴う硬い甲状腺腫，咽頭痛～耳介後部への放散痛，発熱，動悸など	甲状腺腫，寒がり，むくみ，皮膚乾燥，便秘，脱毛	甲状腺腫，前頸部腫瘤
血液検査	FT4↑，FT3↑ TSH↓ TRAb＋	FT4→↑ FT3→↑ TSH→↓ TRAb−	FT4→↑ FT3→↑ TSH→↓ CRP↑，血沈↑	FT4↓，FT3↓ TSH↑ 抗TgAb＋ 抗TPOAb＋	
エコー	血流豊富		疼痛部低エコー域	内部不均一・低エコー	腫瘤性病変
シンチ	摂取率↑	摂取率↓	摂取率↓		
その他					FNA
治療	・抗甲状腺薬（メルカゾール，チウラジール，プロパジール） ・手術 ・放射性ヨウ素内用療法	経過観察	消炎鎮痛薬，症状が強いときはステロイド性抗炎症薬	甲状腺ホルモン（チラーヂンS）	手術

ですが，経過が長く甲状腺腫が大きい例では軽度の甲状腺機能亢進状態となることがあります．

甲状腺癌には，乳頭腺癌，濾胞腺癌，髄様癌，未分化癌があります．また，橋本病を背景にまれに悪性リンパ腫を発症することがあります．わが国においては，甲状腺の悪性腫瘍の約90%は予後良好な乳頭腺癌です．

⑥薬剤性甲状腺機能異常

ヨウ素，アミオダロン，リチウム，スニチニブなど甲状腺に作用する薬剤により種々の甲状腺機能異常が起きることがあります．

甲状腺の検査

①甲状腺ホルモン検査

遊離サイロキシン（FT4），遊離トリヨードサイロニン（FT3），甲状腺刺激ホルモン（TSH）

甲状腺ホルモンはそのほとんどが結合タンパクに結合しています．通常は遊離ホルモンのほうが病勢を反映するため，遊離ホルモンを測定します．

②抗甲状腺自己抗体

抗サイログロブリン抗体（抗TgAb），抗甲状腺ペルオキシダーゼ抗体（抗TPOAb），抗TSH受容体抗体（TRAb）

甲状腺の構成成分に対する自己抗体でバセドウ病や橋本病などの自己免疫性甲状腺疾患で陽性となります（図3）．

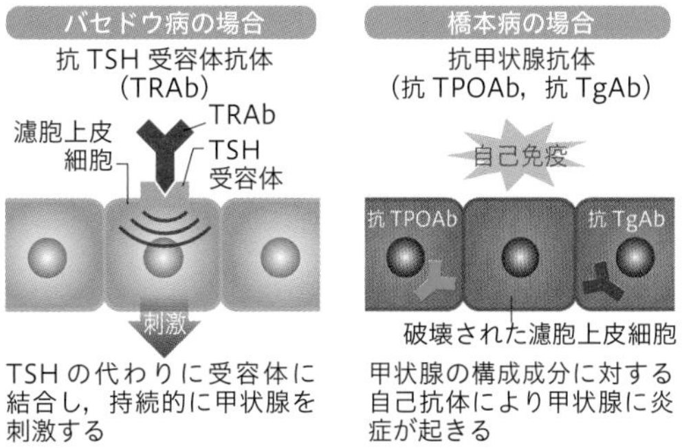

図3　抗甲状腺自己抗体

③超音波検査

バセドウ病と無痛性甲状腺炎の鑑別には血流評価が参考になります．結節性甲状腺腫では腫瘤の数，大きさ，内部の性状を評価します．

④穿刺吸引細胞診（FNA：Fine Needle Aspiration）

結節性甲状腺腫の良・悪性の判定に有用で，通常は超音波ガイド下で行います．

⑤甲状腺シンチグラフィ

おもに甲状腺ホルモンが上昇しているときに，ホルモン産生の亢進（バセドウ病など）か，甲状腺の破壊（無痛性甲状腺炎，亜急性甲状腺炎など）かの鑑別のために行います．

口腔との関連

甲状腺機能亢進の時期には，舌の震えや口腔粘膜，歯肉の色素沈着を認めることがあります．長期間の甲状腺機能低下症例では口唇が厚く腫大し，巨大舌を認めることがあります．また，咽喉頭の粘膜も肥厚します．甲状腺癌で放射性ヨウ素治療を受けた例では，放射線照射の影響で唾液分泌が低下するため口腔内が乾燥し，細菌が増殖しやすくなり，齲蝕ができやすくなります．

歯科診療における注意点・対応

甲状腺機能亢進状態のまま抜歯などの侵襲性の高い歯科治療を行うと，甲状腺クリーゼ（甲状腺機能亢進症状が急速に進み，ショックなどをきたす生命の危険な状態）に陥ることがあります．また，甲状腺ホルモン値が高い患者へのアドレナリンの使用は，頻脈などを増悪させるため注意が必要で，**アドレナリン添加の局所麻酔薬（キシロカイン）は原則的に禁忌です．**麻酔や抜歯などの処置は甲状腺ホルモンが正常化してから行います．

Column 1

メタボリックシンドロームとは？

藤枝市立総合病院糖尿病・内分泌内科　森田　浩

メタボリックシンドロームとは，過食，運動不足により肥満，特に内臓周囲に脂肪が蓄積した状態です．内臓脂肪が増加すると，そこに炎症細胞が集積しTNF-αなどのサイトカインがつくられます．これはまさに歯周病と同じで，慢性的な炎症が高血圧や脂質異常症，糖尿病をもたらし，心筋梗塞や脳梗塞などの動脈硬化性の疾患を引き起こすと考えられています．したがって，メタボリックシンドロームに歯周病が合併すると，さらに炎症が増悪し糖尿病や動脈硬化を発症しやすくなります．

メタボリックシンドロームの診断基準は，ウエスト周囲径が男性で85 cm以上，女性は90 cm以上が対象です．この基準に合致する人のなかで，血圧130/85 mmHg以上，中性脂肪150 mg/dL以上あるいはHDL-コレステロール40 mg/dL未満，空腹時血糖値110 mg/dL以上の３つの基準のうち２つ以上を満たす人を「メタボリックシンドローム」と診断します（**表**）．基準が１つ合致する場合は“予備軍”になります．メタボリックシンドロームが動脈硬化を起こしやすい原因は，１つには脂肪組織の炎症が糖尿病や高血圧を引き起こすためと考えられますが，一方でLDL-コレステロールを変性させるために肝臓のLDL受容体で回収されずに，動脈硬化巣に取り込まれるために動脈硬化を進行させると考えられています．

2016年の国民健康・栄養調査では，日本人男性では27.0％，女性でも10.0％がメタボリックシンドロームの状態にあると推定されており，予備軍も含めると男性では51.1%，女性でも18.2%が該当すると報告されています．今後，わが国ではますます高齢化が進んでいきます．そんななかで，心筋梗塞や脳梗塞の増加は生命にかかわる問題であると同時に，脳梗塞による半身麻痺や嚥下障害などの後遺症は日常生活に多くの不自由をもたらします．

健康で長生きをするためには，歯周病の予防とともに，内臓脂肪の蓄積を防いでメタボリックシンドロームの進行を予防することも大切です．メタボリックシンドロームの予防には，食事・運動療法が重要です．日ごろの食事・運動を見直してその予防に努める必要があります．

表　メタボリックシンドロームの診断基準
（日本内科学会，2005など）

<u>対象</u>
内臓脂肪型肥満が疑われる
ウエスト周囲径85 cm以上の男性と90 cm以上の女性

<u>3項目のうち２つ以上が該当する場合</u>
① 脂質：中性脂肪150 mg/dL以上
　　　　またはHDL-コレステロール40 mg/dL未満
② 血圧：収縮期血圧130 mmHg以上または拡張期血圧
　　　　85 mg/dL以上
③ 血糖：空腹時血糖値 110 mg/dL以上

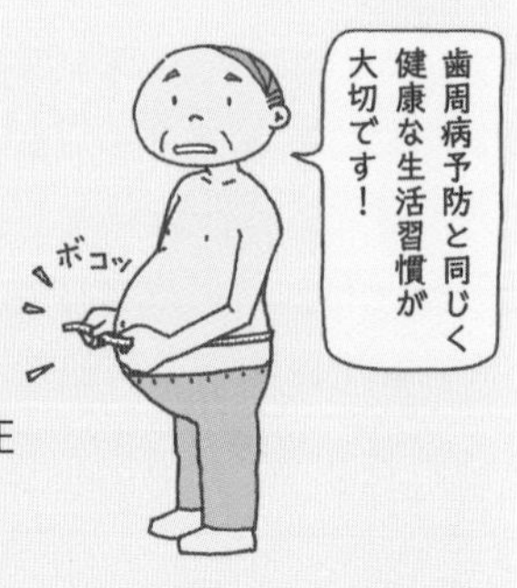

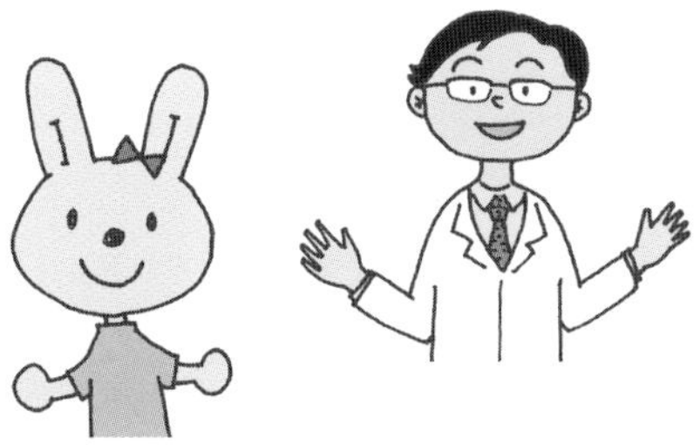

消化器疾患

① 胃食道逆流症（GERD）

浜松医科大学内科学第一講座（消化器内科学分野） 佐原　秀・菊川市立総合病院内科　鈴木崇弘

▪ 胃食道逆流症（GERD）とは？

「胃食道逆流症（GERD：Gastro-Esophageal Reflux Disease）」は，胃酸を中心とした胃内容物が食道内に逆流することにより，①胸やけや呑酸《どんさん》といった不快な自覚症状が出現する，②下部食道を中心にびらんや潰瘍などの粘膜傷害（逆流性食道炎）が出現する，のいずれか，あるいは両方があり，結果的に健康な生活を障害されるものを総称します（図1）．

現在，日本における内視鏡検査施行症例の10％程度に逆流性食道炎を認めるといわれています．高齢化と食習慣の欧米化に加え，*Helicobacter pylori*（ピロリ菌）未感染者や除菌治療後の人が増加している背景から，罹患者数は増加しています．

図1　**GERDの概念図**
白い円と黄色い円の範囲を合わせたものの総称がGERDとなる

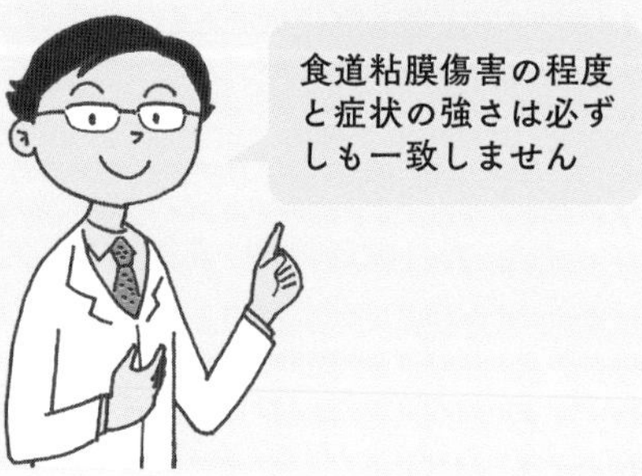

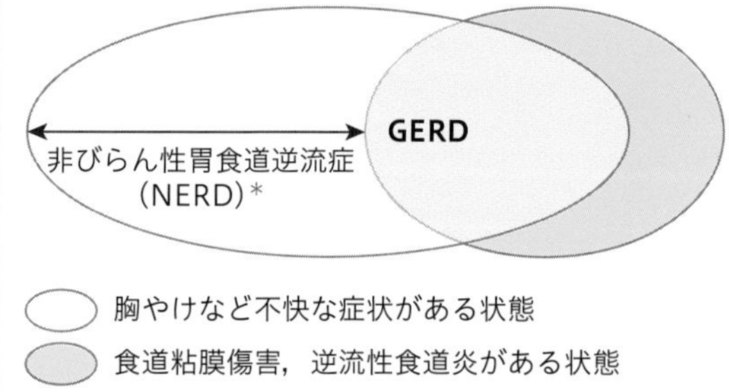

*NERD（Non-Erosive Reflux Disease）

GERDの症状

①食道症状

胃酸が逆流すると食道の知覚神経が刺激されて起こる症状で，GERDの定型的症状といえます（図2）．

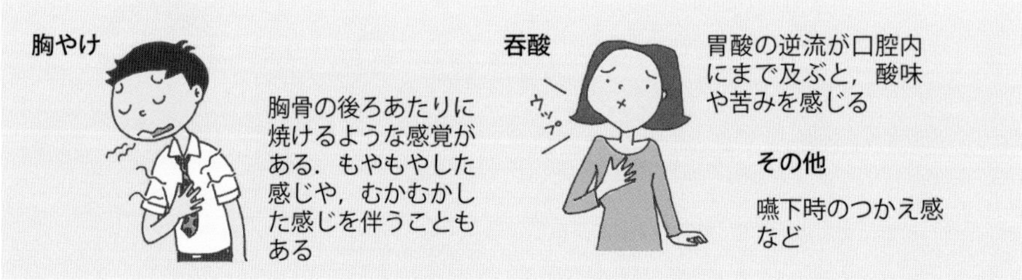

図2　**食道症状**

②食道外症状

胃酸の逆流症状が遠隔部位に及んだり，逆流物の一部を吸い込んだりすることで，図3のようなさまざまな症状が起こりうると考えられています．

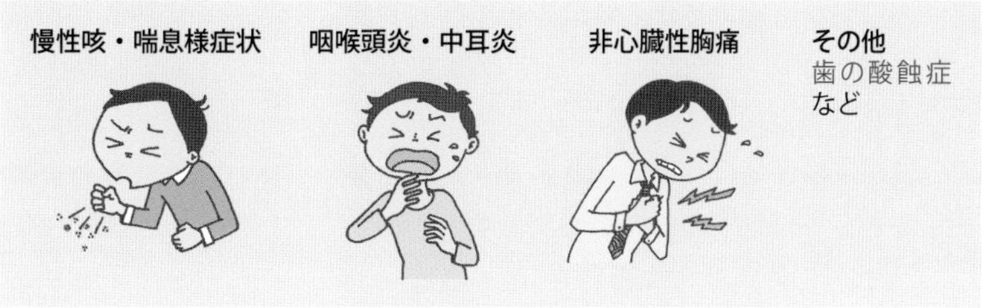

図3　**食道外症状**
これらの症状は食後や夜間就寝時に出現しやすい．夜間症状が強い場合は，睡眠障害も引き起こされる

GERDの原因・病態

食道粘膜は胃酸やタンパク質分解酵素であるペプシンに対する防御能をもたないため，胃内容物の逆流による粘膜傷害が起こりやすくなっています．そのため本来は，食物の嚥下時以外は収縮して胃内容物の逆流を防ぐ，下部食道括約筋（LES：Lower Esophageal Sphincter）とよばれる防御機構が備わっています．また，仮に食道に逆流してしまっても，中和作用をもつ唾液の嚥下や食道蠕動《ぜんどう》運動による逆流物の胃内への排出といった，食道クリアランス機能により食道粘膜を守っています．

GERDは，以下のような原因でこれらが機能しなくなることにより起こります（図4）．

1）逆流防止機構の機能的障害により胃内容物の逆流が増加する
2）食道クリアランス機能が低下する
3）胃酸の分泌量が増加する

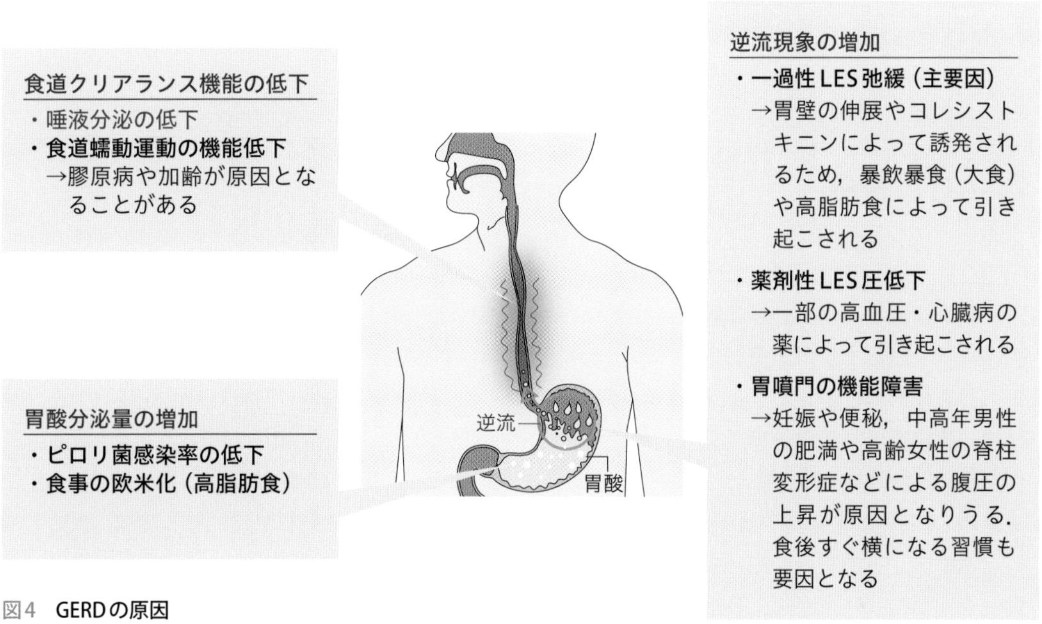

図4　**GERDの原因**

GERDの診断

胸やけや呑酸など特徴的な症状があれば問診だけで診断が可能ですが，食道炎の重症度やがんなどのほかの疾患がないことを確認する場合，食道外症状からGERDを疑う場合などでは，内視鏡検査を行うことが重要です．おもな診断法としては以下のものがあります．

1) 上部消化管内視鏡検査（内視鏡的重症度分類：改変ロサンゼルス分類（図5）
2) 質問紙法：複数の質問で構成される自己記入式のアンケート
3) 24時間pHモニタリング検査：先端にpH測定装置のついた細い管を鼻孔から食道に挿入し，食道への酸の逆流状況を連続的に観察する方法
4) PPIテスト：後述するGERDの代表的治療薬である酸分泌抑制薬（プロトンポンプ阻害薬：PPI）を2週間ほど短期的に投与して，症状の改善があるかどうかを確認する方法

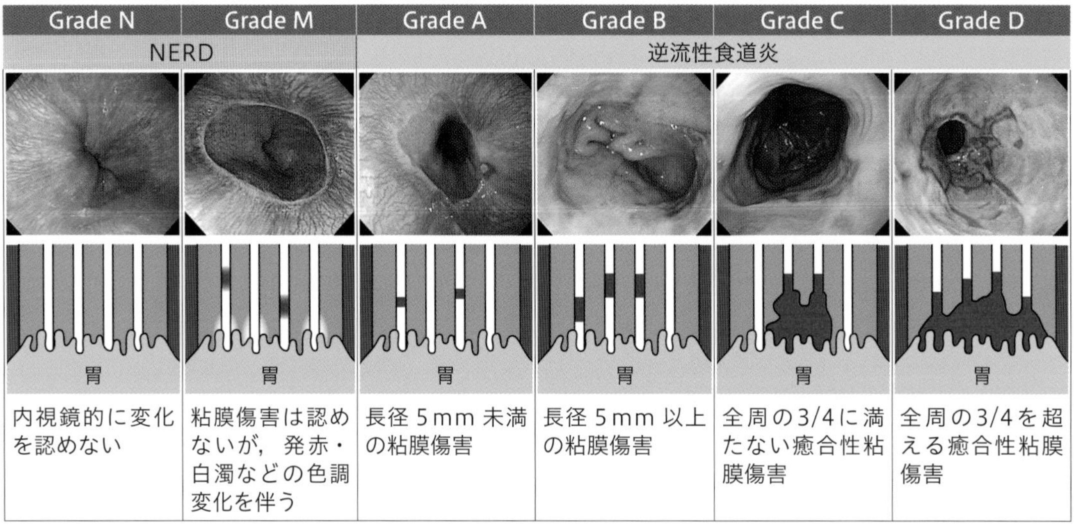

図5　**内視鏡的重症度分類（改変ロサンゼルス分類）**[1)]
上段：内視鏡像，中段：粘膜傷害の程度の模式図（赤色部分が粘膜が傷害されているところを表す）

GERDの治療

GERDの原因・病態を踏まえると，いかに逆流現象を抑制するか，いかに胃酸や食物などによる刺激を減らすかが治療のポイントとなります．おもな治療法としては生活習慣（食習慣）の改善，薬物療法，手術治療に分けられます．

①生活習慣（食習慣）の改善

- 一過性LES弛緩を誘発する暴飲暴食，大食い，早食い，高脂肪食を避けます
- 食後や就寝時は逆流が起こりやすいので，食後すぐ横になるのを避け，就寝時は上半身を高くします
- 過度の飲酒や喫煙，香辛料の効いた刺激物の摂取を控えます

②薬物療法（もっとも軸となる治療法）

- 胃酸の分泌を抑える薬として，カリウムイオン競合型アシッドブロッカー（P-CAB：Potassium-Competitive Acid Blocker），プロトンポンプ阻害薬（PPI：Proton Pump Inhibitor）やヒスタミンH_2受容体拮抗薬（H_2RA：Histamine H_2-Receptor Antagonist）があります．胃酸分泌抑制能が強く，

長期連用に適しているPPIやP-CABが治療の第一選択薬とされています
- ほかにも逆流した酸を中和する制酸薬や食道や胃などの蠕動運動を増強させ逆流を起こりにくくする消化管運動賦《ふ》活《かつ》薬があります

③手術療法

- 逆流を防止するため，人工的に噴門を形成し裂孔ヘルニアを修復するニッセン手術などがあります．現在では，ほとんどが腹腔鏡で行われます

口腔との関連

GERDは歯科口腔領域における表の疾患・状態と関連しうると考えられます．

歯科診療における注意点・対応

GERDの患者は，歯の酸蝕症や齲蝕になりやすいため，それらの治療や予防処置を徹底します．また，酸蝕症やドライマウス，味覚障害を訴えて来院された患者に対しては，その基礎疾患の1つとしてGERDを念頭に置いて対応します．

GERDの症状は胸やけや呑酸ですが，横臥位や就寝時に口腔内まで胃酸が逆流してくる患者で，喉がいがらっぽい，口腔内が酸っぱいなどの症状があれば本疾患を疑います．胃酸は強酸のため，逆流が繰り返されると歯のエナメル質を溶かすことが知られています(酸蝕症)．この所見からGERDを疑ったら，聴取事項を追加したり，消化器内科への受診を勧めるとよいでしょう．

表　GERDと口腔領域の関連

歯の酸蝕症 **齲蝕** **知覚過敏**	・GERD患者では，特に夜間に胃酸や胃内容物が口腔内に逆流することがある ・この状態が続くと，酸によって歯が溶けて酸蝕症，齲蝕，知覚過敏の原因となる
歯ぎしり	・歯ぎしりの多くなったGERD患者に，プロトンポンプ阻害薬（PPI）を処方したところ，睡眠中の歯ぎしりが減ったことから，GERDは歯ぎしりの原因の1つとしても考えられている[2)]
口腔乾燥症	・GERD患者では口腔乾燥を訴えるケースも少なくなく，唾液の分泌量が減っているとする研究報告もある ・唾液には酸を中和する作用があるため，口腔乾燥があるとGERD症状がさらに悪化し，結果として酸蝕症が誘発されるという悪循環が生まれる
味覚障害	・まれに逆流した酸によって味覚障害を起こすことがある

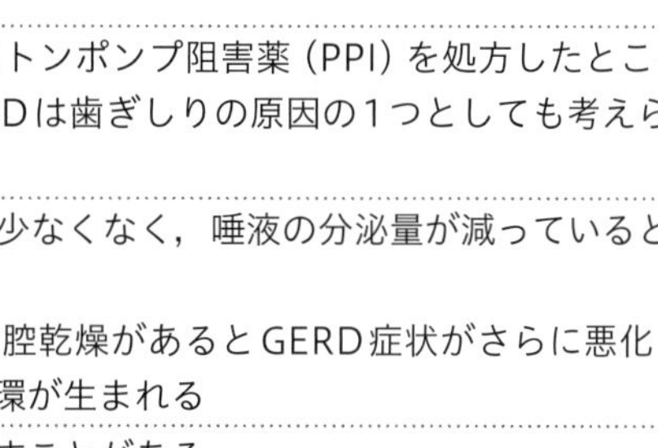

②胃炎・胃癌

浜松医科大学内科学第一講座（消化器内科学分野）　水野仁美・樋口友洋

■胃炎・胃癌とは？

さまざまな刺激が原因で胃の粘膜が傷ついた状態を胃炎といいます．「急性胃炎」と「慢性胃炎」があり，急性胃炎は飲食物，薬，ストレスによるものが多く，慢性胃炎は*Helicobacter pylori*（ピロリ菌，図1）感染によるものがほとんどです．また，ピロリ菌による慢性胃炎がもとになって「胃癌」が発生してくると考えられています．

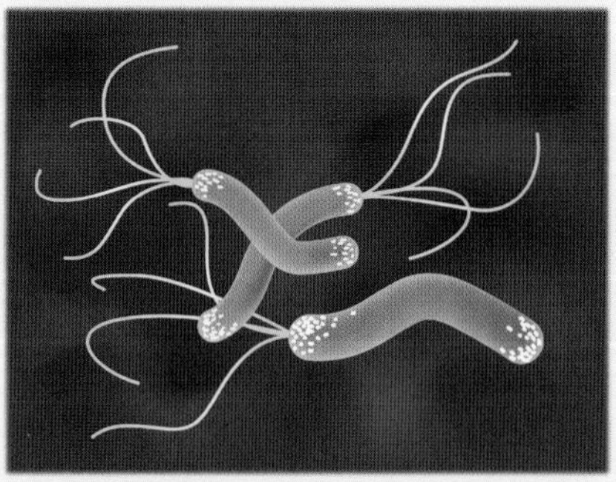

図1　**ピロリ菌**

胃炎・胃癌の原因（表1）

①急性胃炎

おもな原因としては，ストレスや薬（鎮痛薬や抗血小板薬など），アルコールや香辛料など刺激の強い飲食物の摂取などがあります．生の魚介類に存在する寄生虫（アニサキス）の感染や，ピロリ菌など何らかの細菌への感染も原因になることがあります（図2）．

②慢性胃炎

ほとんどがピロリ菌の感染によるものです．ピロリ菌の長期的な感染により，胃の粘膜が萎縮して，胃酸や粘液を分泌できない状態になります（萎縮性胃炎）．そのほかには，薬剤起因性や自己免疫性のものもあります．

③胃癌

ピロリ菌感染による慢性胃炎（萎縮性胃炎）が胃癌の発生のもとになると考えられています．胃粘膜の萎縮の強い人は，萎縮のない人に比べて胃癌になりやすい傾向にあります．ピロリ菌の治療（除菌）をすることで，除菌しない場合より胃癌の危険性は約1/3に減るといわれています．そのほかに，喫煙や塩分の多い食品も原因になると考えられています．

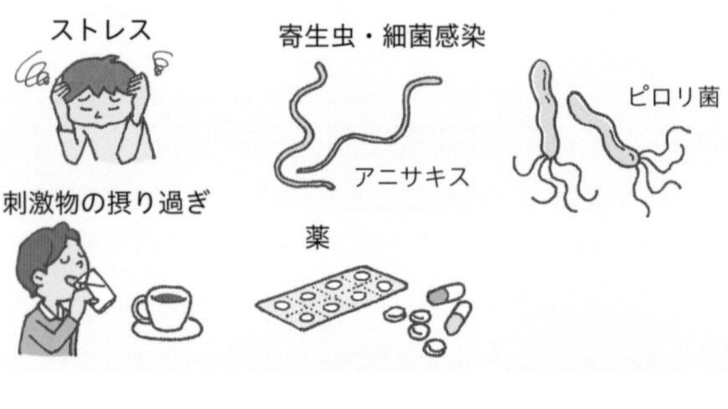

図2　**急性胃炎のおもな原因**

表1　胃炎・胃癌の原因

急性胃炎（急性胃粘膜障害）
ストレス ・精神的ストレス ・身体的ストレス（熱傷，外傷，手術後，検査など） 薬剤 ・粘膜傷害性薬剤（非ステロイド性抗炎症薬，ステロイド性抗炎症薬，抗菌薬，抗がん薬など） ・腐食性薬剤（酸，アルカリ，農薬） 飲食物 ・アルコール ・香辛料 ・食物アレルギー ・アニサキスによるアレルギ 感染性疾患（ピロリ菌などの細菌） 医原性要因（治療や検査によるもの）
慢性胃炎
ピロリ菌感染 自己免疫性胃炎 薬剤起因性胃炎
胃癌
ピロリ菌感染 喫煙 高塩食品

胃炎・胃癌の病態と症状（図3）

①急性胃炎

上腹部の痛みや膨満感，吐き気・嘔吐などがおもにみられ，炎症が強いと出血により吐血する場合があります．

②慢性胃炎

特に症状がないことが多いです．上腹部の不快感や膨満感，食欲不振がみられる場合もあります．

③胃癌

特有な自覚症状はなく，早期胃癌では多くは無症状で，一般には上腹部痛，腹部膨満感，食欲不振などの症状をきっかけに，上部消化管内視鏡検査（胃カメラ）やX線造影検査（バリウム検査）で偶然に発見されることが多いです．進行癌になると体重の減少や吐血がみられる場合があります．

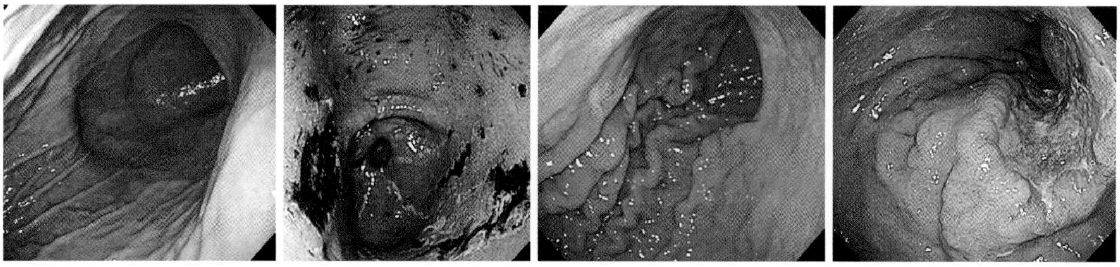

①健常胃　②急性胃炎（急性胃粘膜病変）　③慢性胃炎　④胃癌

図3　胃炎・胃癌の内視鏡像

胃炎・胃癌の診断

X線造影検査で診断することもありますが，上部消化管内視鏡検査で胃の粘膜の状態や腫瘍の有無を観察することがもっとも有効です．内視鏡検査の際には，組織の一部を採取して，顕微鏡で炎症の状態や腫瘍，ピロリ菌感染の診断を行います．

ピロリ菌感染は，採血（抗体法）や息の検査（呼気テスト），便の検査（便中ピロリ抗原検査）でも診断できます．

胃炎・胃癌の治療法・治療薬

①急性胃炎

原因が明らかな場合は，その原因を取り除くことが基本です（原因となる薬や飲食物の中止）．アニサキス症の場合には，内視鏡検査を行い，アニサキスを除去します．また，胃酸の分泌を抑えると胃粘膜の炎症が改善するため，胃酸分泌抑制薬を使用します．

②慢性胃炎

膨満感や不快感などの症状には，胃の運動を改善する薬や胃の粘膜を保護する薬を使用します.

吐き気，上腹部痛などが強い場合は，胃酸分泌抑制薬が投与されます．ピロリ菌感染が判明した場合には，萎縮性胃炎の進行や胃癌予防のためにピロリ菌の除菌治療を行います.

③胃癌

進行状態に応じて，内視鏡治療や外科手術，抗がん薬治療が選択されます．早期胃癌の場合には，内視鏡治療（内視鏡的粘膜下層剥離術，ESD：Endoscopic Submucosal Dissection）や外科手術による癌の切除が行われます．癌が進行して，内視鏡治療や外科手術が困難な場合には，全身の状態を考慮しながら，抗がん薬治療が行われます.

口腔との関連

胃癌に対しての抗がん薬治療の影響で，口腔内の粘膜（舌，歯肉，唇頬粘膜）が炎症を起こし，赤くなったり（発赤），傷ついたり（びらんや潰瘍）する口腔粘膜炎が起こります．抗がん薬の種類にもよりますが，約30〜40％と高頻度に出現します．抗がん薬投与後から数日〜10日に発症しやすく，2〜3週間ほどで徐々に改善しますが，重篤になると食事が摂取できない状態になります.

口腔粘膜炎への対応は，予防がもっとも重要です．周術期の口腔衛生管理や患者自身のセルフケアをとおして口腔内を清潔に保つことが大切です（表2）．痛みが強い場合には，アセトアミノフェンや非ステロイド性抗炎症薬（NSAIDs）などの消炎鎮痛薬を使用します.

表2　**抗がん薬治療による口腔粘膜炎の口腔ケア**

①うがい
・うがい薬を使用して，起床時，毎食前後，就寝前など1日7〜8回を目安に行う
②ブラッシング
・歯ブラシは軟毛でヘッドの小さいものを選択し，刺激のある歯磨剤は使用しない
・毎食後，就寝前の1日4回行う．食事をしていない状態でも，必ず1日1回は行う
③保湿
・口腔内が乾燥すると傷がつきやすくなるので，市販の保湿剤を使用して乾燥を防ぐ

（厚生労働省：重篤副作用疾患別対応マニュアル　抗がん剤による口内炎，平成21年5月.）

歯科診療における注意点・対応

胃癌で抗がん薬治療を行っている患者は抗がん薬の副作用で白血球や血小板が減少し，感染しやすく出血しやすい状態になっている可能性がありますので，医科への対診や検査値の確認が必要な場合があります．抗がん薬や放射線治療中の口腔粘膜炎は，口腔粘膜が傷害されているので唾液の分泌が少なく，粘稠性が高くなっているため，唾液による粘膜保護作用・自浄作用などが低下しがちです．開口時，治療時などは事前にうがいや補水をしてもらい，ミラーなどで炎症のひどいところに触れないようにします．重曹水（4％）によるうがいは粘稠性の唾液の排出を促し，口腔内がさっぱりして患者に喜ばれるので試してみる価値があります.

歯科治療に伴って鎮痛薬としてNSAIDsを使用する場合には，胃炎・胃潰瘍の原因となりうるので胃粘膜保護薬や胃酸分泌抑制薬もいっしょに処方するほうがよいでしょう.

③ 胃潰瘍・十二指腸潰瘍（消化性潰瘍）

浜松医科大学内科学第一講座（消化器内科学分野）　鏡　卓馬・山出美穂子

胃潰瘍・十二指腸潰瘍（消化性潰瘍）とは？

「胃潰瘍・十二指腸潰瘍」は胃酸や胃液中のタンパク質分解酵素であるペプシンなどの攻撃因子によって，胃や十二指腸の消化管壁が傷害を受け，粘膜の病的な欠損を起こす疾患です．胃潰瘍と十二指腸潰瘍を合わせて「消化性潰瘍」とよびます（図1）．上腹部痛などの自覚症状に加え，増悪すれば消化管出血や穿孔といった合併症が問題となり，治癒後も変形等で通過障害などをきたすこともあります．

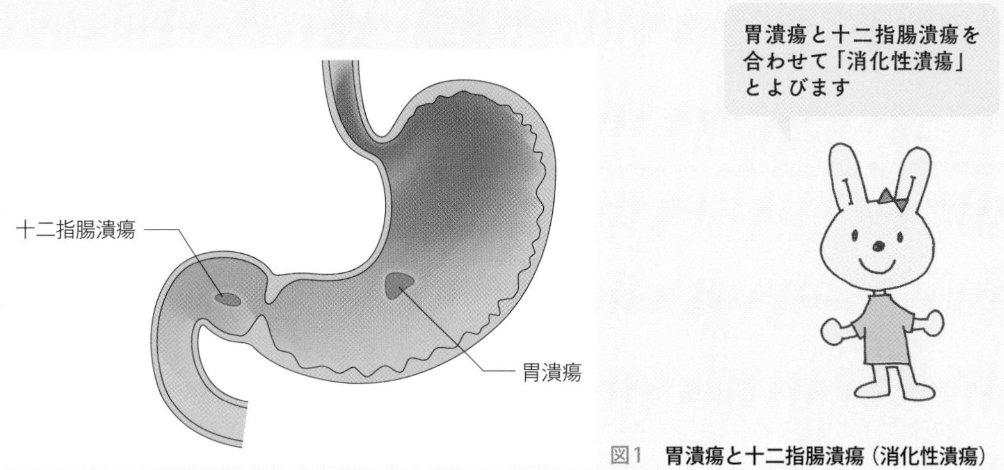

図1　胃潰瘍と十二指腸潰瘍（消化性潰瘍）

胃潰瘍・十二指腸潰瘍の原因

潰瘍の要因として*Helicobacter pylori*（ピロリ菌）感染が多くを占めることがわかっており，そのほかに薬物も重要な要因となります[1)]．消化性潰瘍の要因となる薬は，鎮痛薬として頻用される非ステロイド性抗炎症薬（NSAIDs：Non-steroidal Anti-inflammatory Drugs）と，脳血管疾患や心疾患などに対していわゆる「血液をさらさらにする薬」として処方される抗血小板薬（LDA：Low Dose Aspirin）が多く，特に前者による消化性潰瘍を「NSAIDs潰瘍」とよびます．胃酸分泌抑制薬が治療として効果があることから，胃酸の存在下にピロリ菌や原因薬物が発症因子となっていると考えられます．なお，ピロリ菌感染者の80〜85％は潰瘍などを発症しない無症候性感染者ですが，ピロリ菌感染者にストレスが加わった場合に消化性潰瘍を発症するとの報告があります[2)]．

胃潰瘍・十二指腸潰瘍の分類

①深さによる分類

組織欠損の深さによってUL-0〜IVに分類される村上分類[3]が知られています（図2）．UL-0とUL-Iはそれぞれ粘膜内にとどまる欠損，粘膜筋板までの欠損で，粘膜下層に欠損が及べばUL-II，固有筋層に及べばUL-III，それを越えるとUL-IVとなります．UL-0とUL-1はびらんとよばれ，UL-II〜IVが潰瘍です．

②病期による潰瘍の分類

潰瘍の治癒過程を活動期（Active），治癒期（Healing），瘢痕《はんこん》期（Scarring）に分類した崎田・三輪の病期分類[5]が知られています（図3）．

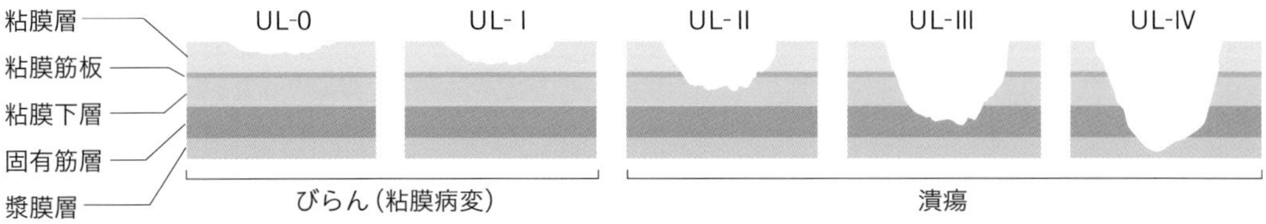

図2　**潰瘍の深さによる分類（村上分類）**
（文献4より）

活動期		治癒期		瘢痕期	
A1 stage	A2 stage	H1 stage	H2 stage	S1 stage	S2 stage
潰瘍底が厚い白苔に覆われており，凝血塊や壊死物質が付着し，潰瘍辺縁が浮腫状である	潰瘍辺縁の浮腫が軽快し，再生上皮が一部に出現しはじめる	治癒過程の状態で，白苔が薄くなって，潰瘍辺縁の浮腫が消退する．全周性の再生上皮や集中皺襞もみられる	潰瘍が縮小し，白苔が薄くなる．再生上皮の発赤部が広くなり，集中皺襞も明瞭となる	粘膜欠損が再生上皮で覆われ，白苔は消失する．赤色瘢痕とよばれる	赤みが消え周囲の粘膜と同じか，やや白色調となり，白色瘢痕とよばれる

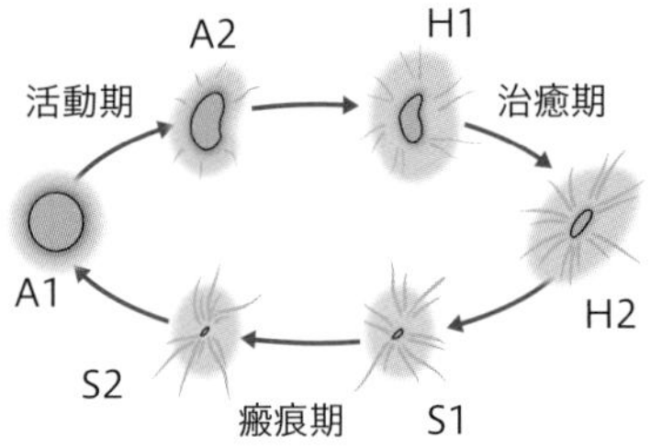

図3　**潰瘍の病期による分類（崎田・三輪分類）**
（文献5より）
A：Active, H：Healing, S：Scarring

胃潰瘍・十二指腸潰瘍の病態，症状

主症状は上腹部痛ですが（図4），典型的な症状を呈さない場合も少なからずあります．ほかの疾患に対して処方された鎮痛薬などにより，腹痛が表れにくいこともあります．また，潰瘍により破綻した血管から出血し，吐血や下血をきたすことがあります．胃潰瘍や十二指腸潰瘍により起こる吐血や下血では，吐物や便はしばしば黒色となります．これは赤血球中に含まれる鉄が胃酸により酸化され，赤色から黒色に変わることによります（タール便，黒色便）．

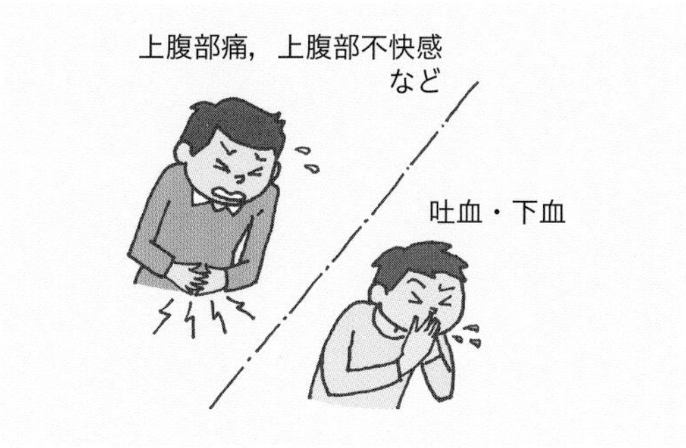

図4　消化性潰瘍の症状

胃潰瘍・十二指腸潰瘍の診断

内視鏡検査にて診断されることが一般的ですが，上部消化管造影によって発見されることもあります．また，ピロリ菌の検査は内視鏡を用いた判定法として培養法，鏡検法（顕微鏡で検査），迅速ウレアーゼ試験があり，内視鏡を用いない検査法として血中抗体法，尿中抗体法，便中抗原法，尿素呼気試験があります．

胃潰瘍・十二指腸潰瘍の治療法，治療薬

消化管出血を伴う潰瘍には一般的には内視鏡的な止血治療が行われますが，不可能であれば，Interventional angiography＊や手術を行います．穿孔例では保存的に治療できることもありますが，外科的手術を要する場合もあります．そのほかの症例では，治療の第一選択として胃酸分泌抑制薬であるプロトンポンプ阻害薬（PPI）を用います．また，ピロリ菌陽性例では除菌治療を行います．NSAIDs潰瘍では，原因薬物の中止が必要です．

＊Interventional angiography：外科手術をせず，X線透視像や血管造影像を見ながらカテーテルとよばれる細い管を用いて治療する方法．これにより，破れて出血した血管を塞栓物質で詰めて止血をする

歯科診療における注意点・対応

抜歯後の鎮痛薬として使用されるNSAIDsが消化性潰瘍を引き起こすことがあります．NSAIDs内服による胃潰瘍・十二指腸潰瘍や潰瘍による出血のリスクは，内服していない方の数倍とも報告されています．また，**消化性潰瘍に罹患している方へのNSAIDs投与は避けるべきであり，十分な注意が必要です**．

歯科における鎮痛薬の処方にあたり，消化性潰瘍の治療中である患者にはNSAIDsは禁忌です．そのため，医療面接で必ず聴取する必要があります[6]．また，そのほかの消化性潰瘍の危険因子として表の因子が報告されており[7～9]，NSAIDsを処方する際の聴取において注意を要します．なお，NSAIDs潰瘍の半分近くが胃痛などの症状を示しにくいと報告されており，処方中は疼痛以外の所見にも注意します．

表　消化性潰瘍発生の危険因子

- 65歳以上の高齢者
- 潰瘍の既往のある者
- 抗血小板治療，または抗凝固治療を受けている者
- 複数のNSAIDs，または大量のNSAIDsの使用
- ピロリ菌感染
- ステロイド性抗炎症薬使用
- ビスホスホネート系薬剤併用者
- 重篤な合併症を有する者

消化器疾患

④肝炎・肝硬変

浜松医科大学第二内科診療科群肝臓内科　小林良正・川田一仁

肝炎・肝硬変とは？

B型およびC型肝炎は，国内最大級の感染症であり，300万人ほどのウイルスキャリアが存在することから，一般歯科診療でも多く遭遇します．正しい知識をもって事前に対策をとることにより，医療従事者自身だけでなく，ほかの患者への院内感染を阻止できます．また，慢性肝疾患の終末像である肝硬変，さらには肝癌は，歯科診療で出血と感染症を合併しやすい病態であることを知っておく必要があります．

「肝炎」には，肝臓に急性の壊死炎症をきたす「急性肝炎」と，6カ月以上肝臓に炎症が持続する「慢性肝炎」があります．急性肝炎は，通常，ウイルス性肝炎，薬物性肝障害やアルコール性肝障害が原因となりえます．ウイルス性肝炎は，A，B，C，E型肝炎ウイルスによるもの以外にEBウイルス，サイトメガロウイルスなどによるものもあります．一方，慢性肝炎には，B，C型肝炎ウイルスによるものと，アルコール性肝炎や非アルコール性脂肪性肝炎，自己免疫性肝炎があります．

「肝硬変」は種々の原因による慢性肝疾患の終末像です．慢性の肝細胞傷害とそれに引きつづく結合組織の増生および肝細胞の再生により，線維性隔壁で囲まれた再生結節（偽小葉）が肝全体にびまん性に形成された状態です．肝硬変の病態は，肝機能の低下に由来する代謝障害と，門脈圧亢進によって形成されます．わが国においては，患者数は40～50万人ほどで，肝硬変を原因とする死亡者数は年間17,000人と推計されます．

B型肝炎

①B型肝炎とは？

成人がB型肝炎ウイルス（HBV）に感染したときに一過性に発症する急性肝炎と，HBVの持続感染者に起きる慢性肝炎に大きく分けられます（表1）．血液や体液を介して感染しますが，現在は輸血で感染することはほとんどなく，性交渉や精神刺激薬乱用時の汚染針の使用などがおもな感染経路です．

持続感染者は，世界で3億5千万人ほど存在し，その75％がアジアに集中し，わが国では130～150万人いると推計されています．

②B型肝炎の診断（表2）

HBVへの感染の有無は，通常，血液検査によってHBs抗原を測定することで判断します．B型急性肝炎の診断には，HBs抗原に加えIgM型HBc抗体も測定します．B型慢性肝炎の診断には，HBs抗原が6カ月以上持続して陽性であることが必要条件です．AST（GOT）*やALT（GPT）*が30 U/Lを超えていれば，肝炎の活

*AST（GOT），ALT（GPT）：肝臓に局在する酵素で，肝障害により血清中に漏出して高値になる．AST（GOT）は10～30 U/Lが，ALT（GPT）は5～30 U/Lが基準値（施設により異なる）

表1　B型急性肝炎とB型慢性肝炎

*HBVの遺伝子型：8つの遺伝子型（A～H型）が存在．日本やアジアではC，B型が多く，欧米ではD，A型が多い．遺伝子型により慢性化率，肝発癌率，治療反応性など病態が異なる

B型急性肝炎	B型慢性肝炎
・HBVに感染後1～6カ月の潜伏期間を経て発症し，2～3カ月で鎮静化する ・宿主の免疫応答の程度により，無症候性の場合，全身倦怠感，食欲不振，嘔気，黄疸など症状が出現する場合がある ・まれに劇症肝炎とよばれる重症な肝炎が起こる（頻度1%） ・免疫不全状態がなければ通常は慢性化しないが，HBVの遺伝子型*がA型の場合は10%程度で慢性化する	・ほとんどは母子感染ないしは乳幼児期の感染で生じる ・若年期にはウイルス量が多いが免疫寛容状態にあって，肝障害はみられない（**無症候性キャリア**）が，思春期前後から肝障害が惹起される ・90%以上は一過性の肝障害が出現した後，HBe抗原がHBe抗体に変わって肝障害は鎮静化する（**非活動性キャリア**） ・残り10%は肝障害が持続し慢性化するが，年率5～10%の割合で非活動性キャリアとなる場合と，肝硬変へと進展する場合がある ・肝硬変では年率3～4%に肝細胞癌が発生．慢性肝炎や非活動性キャリアでも発癌する場合がある ・HBs抗原からHBs抗体になり治癒する例は年率約1%に認められる．HBs抗原消失例は一般に予後良好

表2　B型肝炎の診断

B型肝炎マーカー	意　義	目　的
HBs抗原/抗体	HBV感染状態/過去のHBV感染（多くはHBc抗体も陽性），HBVワクチン接種後（HBc抗体陰性）	HBVのスクリーニング
HBe抗原/抗体	血中HBV多い/血中HBV少ない （感染性強い）（感染性弱い）	HBVの増殖マーカー （HBVの感染性の指標）
HBV-DNA	血中HBV量（抗ウイルス効果の指標）	HBVの増殖マーカー
HBc抗体 （<10） （≧10）	 過去の感染（一過性感染） HBV感染状態（持続感染）	HBV感染状態の診断
IgM型HBc抗体 低抗体価 高抗体価	 B型慢性肝炎の急性増悪期 B型急性肝炎	B型急性肝炎の診断

動性が存在すると考えられます．

HBe抗原陽性・HBe抗体陰性である場合はHBVの増殖力が強く，肝炎の程度が強いと考えられ，逆にHBe抗原陰性・HBe抗体陽性である場合，HBVの増殖力が弱く，肝炎は鎮静化していることが多いです．HBV-DNA量が多いほど予後は悪く，肝硬変や肝癌への進展率が高くなります（図1）．

③B型肝炎の治療

1）急性肝炎

通常，抗ウイルス療法の必要はなく，安静と十分な栄養補給で対処します．劇症肝炎に至った場合は，人工肝補助療法（血漿交換療法），血液濾過療法が行われますが，それでも改善しない場合，肝移植が行われます．

2）慢性肝炎

ウイルスの完全な排除が困難であるため，ウイルスの増殖を持続的に抑制し，肝炎を沈静化させて肝病変を改善し，肝硬変や肝癌への進展を防ぐことを治療目標にします．現在のところ，基本的な治療は抗ウイルス療法です．インターフェロン療法と核酸アナログ製剤による治療があり（表3），年齢，ウイルス量，肝炎の病期や活動度，全身状態などにより選択されます．

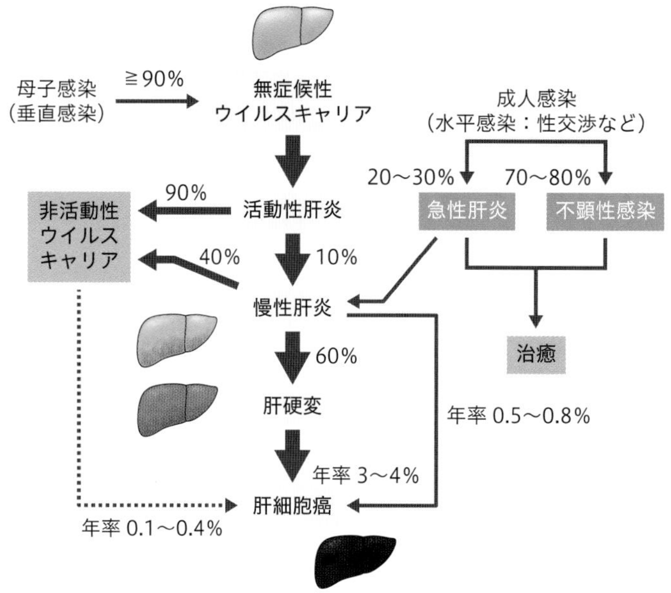

図1 B型肝炎の経過

表3 B型肝炎の治療

	メリット	デメリット
インターフェロン療法	・免疫賦活作用をもつ ・投与中止が容易である ・有効例では治療中止後も効果が持続する ・耐性ウイルスの出現はない	・非経口投与である ・発熱などの副作用が必発である ・遺伝子型により有効性が異なる
核酸アナログ製剤	・経口投与である ・副作用がほとんどない ・強力なウイルス増殖抑制 ・遺伝子型による有効性の差はない	・長期継続投与が必要である ・治療中止後の再燃が高頻度である ・耐性ウイルスの出現がまれにある ・催奇形性は否定できない

④B型肝炎の感染予防

日常生活で他人に感染させる可能性はほとんどありませんが，主として血液を介して感染するので，他人の血液になるべく触れないことが大切です．具体的には，表4のような点に気をつけます．

HBVに対する特異的感染予防には，高力価HBsヒト免疫グロブリン(HBIG)の投与やB型肝炎ワクチンの接種があります．HBIGは，HBVの母子感染予防と，HBVに免疫をもたない医療関係者等がHBV陽性の血液による汚染事故を起こした場合などの緊急時の感染予防に用いられます．B型肝炎ワクチン接種は，HBVの母子感染予防と，血液や体液に接する可能性の高い職種(医療従事者，消防士，警察官など)に従事している場合，同居している家族にHBV持続感染者がいる場合，血液透析を受けている場合などに行われています．2016年10月からはB型肝炎ワクチンが定期接種の対象となり，1歳までに3回接種するようになりました．

表4 日常生活での注意点

- 歯ブラシ，カミソリなど血液が付着している可能性のあるものを共有しない
- 他人の血液に触れるときは，ゴム手袋を着用する
- 注射器や注射針を共有して薬物(覚醒剤，麻薬)の注射をしない
- 入れ墨やピアスをするときには，消毒済みの器具であることを必ず確かめる
- 性行為にはコンドームを使用する

C型肝炎

①C型肝炎とは？

C型肝炎は，血液や体液を介してC型肝炎ウイルス（HCV）に感染することで起こります．1994年以前は輸血や血液製剤にて感染することが多くありましたが，現在では医療従事者の針刺し事故や入れ墨，精神刺激薬乱用時の汚染針の使用などがおもな感染経路です．母子感染や性行為による感染率は低いです．持続感染者は，世界で1億7千万人ほど存在し，わが国では150～200万人いると推計されています．

②C型肝炎の診断

HCVへの感染の有無の診断には，まずHCV抗体検査を行います．HCV抗体陽性の場合，現在感染していること，あるいは過去に感染経験があることのいずれかを示すことから，HCV-RNA検査で現在感染しているかどうかの鑑別が欠かせません（図2）．AST（GOT）やALT（GPT）が30U/Lを超えていれば，肝炎の活動性があると判断します．

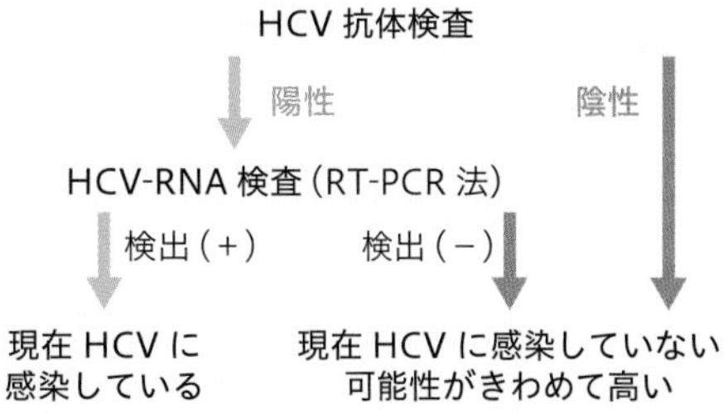

図2　C型肝炎の診断

③C型肝炎の経過

HCVは感染後，2～14週間の潜伏期間を経て急性肝炎を引き起こします．慢性肝炎は，ほとんど無症状のまま緩徐に進行し，20～30年経過して肝硬変に至ることが多いです．血小板数が15万/μL未満である場合，肝炎は中等度以上に進行し，血小板数が10万/μL以下では肝硬変である可能性が高く，肝炎の進行度とともに肝発癌率が高くなります（図3）．

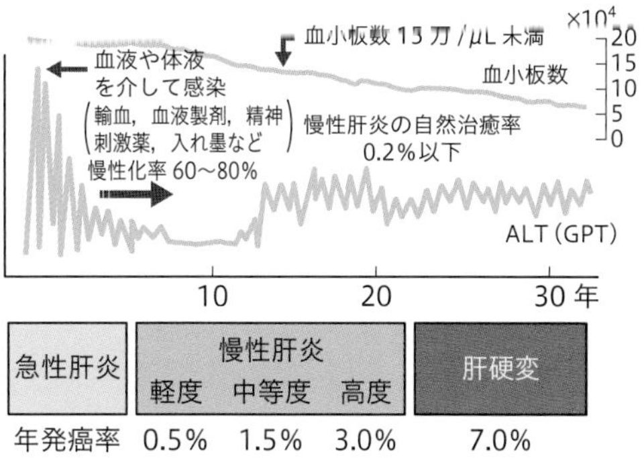

図3　C型肝炎の経過

④C型肝炎の治療

急性肝炎に対しては，通常，抗ウイルス療法の必要はなく，安静と十分な栄養補給で対処できます．慢性肝炎に対しては，HCV持続感染によって惹起される慢性肝疾患の長期予後の改善，すなわち肝発癌ならびに肝疾患関連死を抑止するため抗ウイルス療法を行い，HCVの排除を目指します．HCVに対する抗ウイルス療法として以前はインターフェロン療法が行われていましたが，近年は直接作用型抗ウイルス薬（DAA：Direct-Acting Antiviral）によるインターフェロンフリー治療が行われています．HCVの遺伝子型にかかわらず，2～3カ月の経口投与で初回治療例のウイルス排除率は95%以上ときわめて高い有効性が得られています．

⑤C型肝炎の予防

HCVは，日常生活で他人に感染させる可能性はほとんどありませんが，血液を介して感染するので，他人の血液になるべく触れないことが大切です．具体的には，HBVの感染予防と同様です．なお，HCVの感染予防に効果のあるワクチンやグロブリン製剤は，現在のところ確立していません．

肝硬変

①肝硬変の原因

わが国では肝炎ウイルスによるものとアルコールが原因となるものが多いです．今後，ウイルス性肝硬変は減少傾向を示し，アルコール性肝硬変や非アルコール性脂肪性肝炎（NASH）による肝硬変が増えてくる可能性があります（図4）．

②肝硬変の診断

肝硬変は，本来病理組織学的に定義された疾患ですが，一般的には身体所見（表5），血液検査，画像所見などから総合的に診断されます．

③肝硬変の経過

肝硬変自体の原因を阻止できなければ，肝細胞機能総量の低下による肝不全徴候（黄疸，腹水，肝性脳症）と肝線維化，再生結節形成による血流障害によって引き起こされた門脈圧亢進症（食道胃静脈瘤やうっ血性胃炎による消化管出血）が徐々に進行します．死因としては，肝細胞癌合併による癌死がもっとも多く，次いで肝不全，感染症，消化管出血があります．

④肝硬変の治療

肝硬変に対する治療は，肝硬変自体の原因に対する治療と，肝不全や肝発癌への進展予防を目的とした対症療法があります．原因治療として，HCVやHBV感染が原因の場合は抗ウイルス療法が，自己免疫性肝炎の場合にはステロイド性抗炎症薬投与が行われます．対症療法として，肝庇護療法や分岐鎖アミノ酸療法が用いられます．

肝硬変の合併症（浮腫・腹水，肝性脳症，食道胃静脈瘤，肝細胞癌）への早期対応も必要です．肝硬変は易感染性であることから，観血的処置を行う際には抗菌薬の予防投与がなされます．肝硬変およびその合併症に対する治療を行っても肝不全が進行する場合，肝移植の適応も考慮します．

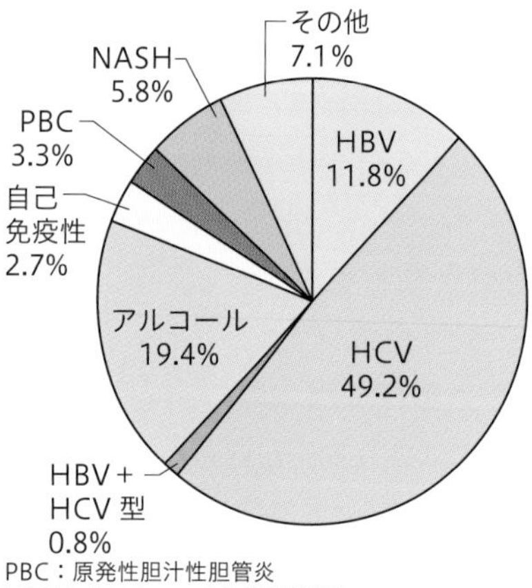

PBC：原発性胆汁性胆管炎
NASH: 非アルコール性脂肪性肝炎

- ウイルス性
  HCV，HBV
- アルコール性
- 自己免疫性
- 胆汁うっ滞型
  原発性胆汁性胆管炎，原発性硬化性胆管炎，胆道疾患による肝外胆汁うっ滞症
- 代謝性
  非アルコール性脂肪性肝炎，ヘモクロマトーシス，ウィルソン病，糖原病など
- うっ血性
  バッド-キアリ症候群，慢性右心不全
- 薬物性
  メトトレキサート，アミオダロン，メチルドパ
- 特殊な感染症
  日本住血吸虫，肝吸虫，先天性梅毒
- 原因不明

図4　**わが国での肝硬変の成因（2018年）**[1)]
（日本肝臓学会：慢性肝炎・肝硬変の診療ガイド．2019．より）

表5　**肝硬変の身体所見**

- 初期では残った肝細胞が肝臓の働きをカバーするため，特有の症状をきたすことは少ない
- 肝臓が十分に働かなくなると，倦怠感，黄疸，浮腫・腹水，肝性脳症（昼夜逆転，見当識障害，行動異常，羽ばたき振戦*）などが出現
- 他覚的には女性化乳房，クモ状血管腫，手掌紅斑なども認める

*__羽ばたき振戦__：腕を伸ばしたり手を広げたりしたときに起きる粗くゆっくりとした不規則な震え．収縮している一群の筋肉が突然かつ一時的に脱力することで起こる

口腔との関連

①ウイルス性肝炎患者の口腔

HCVが発症に関連するといわれているものに扁平苔癬があります（図5）．扁平苔癬患者の30〜60％がHCV感染を合併していると報告されています．

②肝硬変患者の口腔

血小板数の減少や血液凝固因子の産生低下により出血傾向が生じるため，歯肉からの自然出血や粘膜下の出血斑がみられることがあります．しかしながら，通常，抜歯などの観血的処置でも，止血時間を十分にとれば出血が止まらないことはほとんどありません．

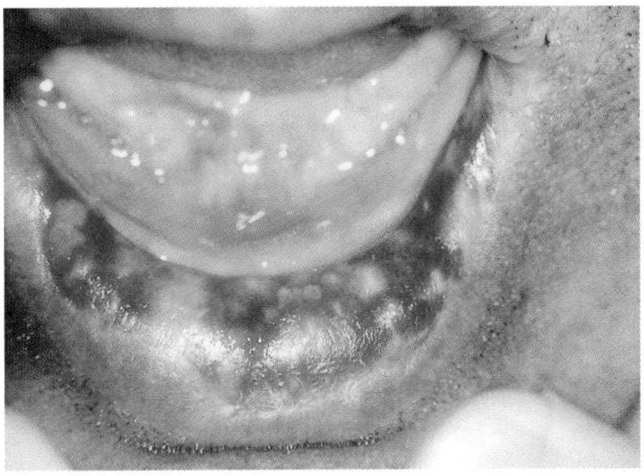

図5　**口唇にみられた扁平苔鮮**
扁平苔癬の患者を調べると，HCV抗体陽性者がかなりいるが，因果関係はわかっていない

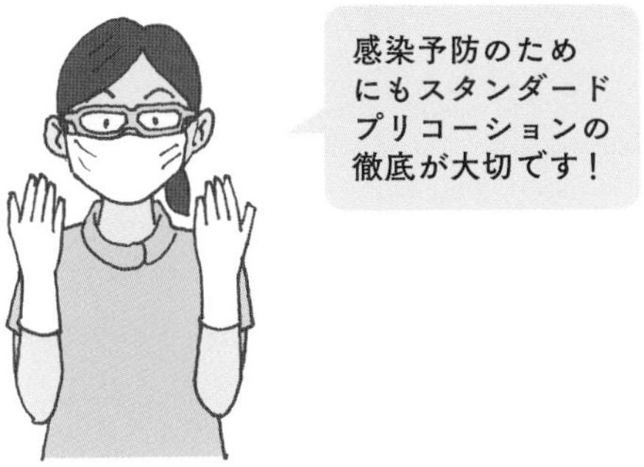

歯科診療における注意点・対応

①問診時の注意点

肝疾患で通院中の患者ならば，自身が肝炎ウイルス感染者であるかどうか知っているはずですので，肝炎の有無を確認することが大切です．わからない場合，肝疾患の家族歴，輸血歴，手術歴，入れ墨の有無などが肝炎ウイルスに感染している可能性を示唆するポイントとなります．

②歯科治療時の注意

肝炎ウイルスの院内感染対策として，スタンダードプリコーション（すべての患者が何らかの感染症を有しているという考えに基づく対策，p.108参照）を徹底することはいうまでもありません．治療時は，マスク，手袋，ゴーグルの着用が必須であり，使用した器材は速やかに流水で十分に洗浄したのち，加熱または薬物消毒を行います．加熱消毒では，オートクレーブ，乾熱滅菌，煮沸消毒のいずれかの方法を用い，設定温度にて15分以上加熱します．薬物消毒では，次亜塩素酸系薬剤やグルタールアルデヒド液，エチレンオキサイドガス，ホルムアルデヒドガスを用います．消毒用アルコールによる清拭では不十分です．

肝硬変では，重度の肝障害があるため抗菌薬などの薬を使いにくいと考えがちですが，通常量を短期間使う程度ならば問題はありません．むしろ，肝硬変は易感染性であることから，抗菌薬は必要量を十分使い，局所的な細菌感染から敗血症への進展を予防することが大切です．また，観血的処置では，出血傾向が問題となりますが，止血時間を十分にとれば出血が止まらないことはまずありません．

①心疾患・不整脈

浜松医科大学医学部附属病院臨床研究センター　小田切圭一
浜松医科大学　渡邉裕司

■ **心疾患とは？**

心臓は筋肉細胞（心筋細胞）でできた握りこぶしほどの大きさの臓器で，リズム正しく収縮と拡張を繰り返し，全身の臓器に血液を送り出すポンプの機能を担います（図1）．それにより，さまざまな臓器に必要な酸素や栄養物質を輸送したり，また産生された代謝物・老廃物を運び出したりしています．この心臓の機能を障害する病気が「心疾患」です．

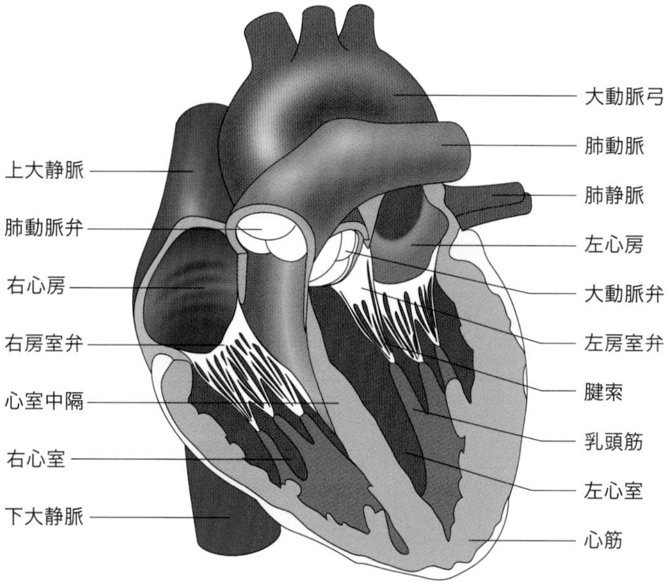

図1　心臓の模式図

心疾患の原因

心疾患とはさまざまな心臓の病気の総称で，多くは心臓のポンプ機能障害（心不全）を引き起こします．

心不全を起こすメカニズムは，収縮・拡張の異常とリズムの異常に分けて考えることができます．収縮・拡張の異常を起こす代表的な疾患は，**①虚血性心疾患**，**②弁膜症**，**③心筋症**などがあり，リズムの異常を起こす疾患として，**④不整脈**があります（表1）．

表1　おもな心疾患の種類

①虚血性心疾患	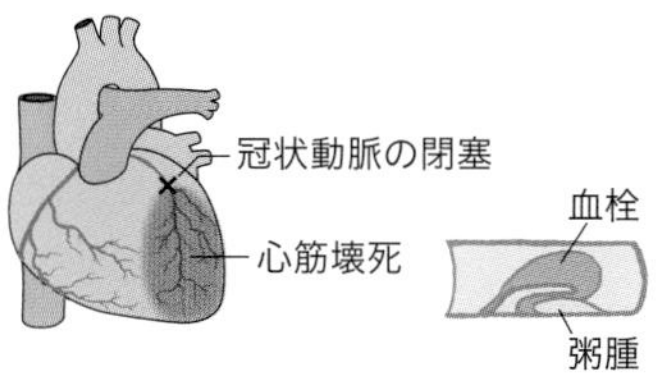	1）心筋梗塞 ・冠状動脈が完全に閉塞し血流の途絶が続くことで，血液が流れない心筋が壊死したもの（左図） ・壊死した部分は収縮力が低下し，心臓の機能障害を起こす ・閉塞は血栓によることが多く，一度壊死した心筋は再生しない
	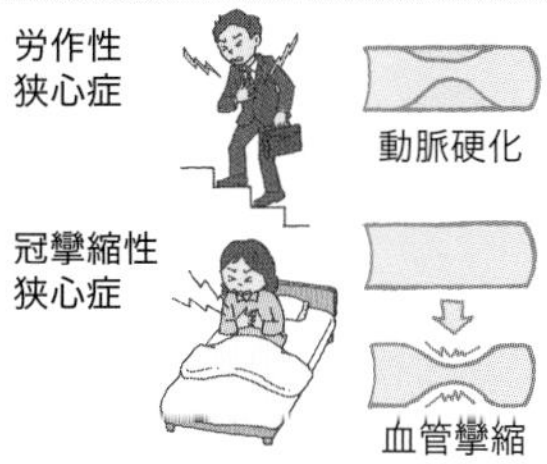	2）狭心症 ・**労作性狭心症**：動脈硬化などにより冠状動脈に狭窄が起こり，血液の流れが悪くなることで起こる．おもに労作時（運動時など）に発作が起こる ・**冠攣縮性狭心症**：冠状動脈が痙攣（スパスム）して血液の流れが悪くなることで起こる．おもに早朝安静時に発作が起こる
②弁膜症	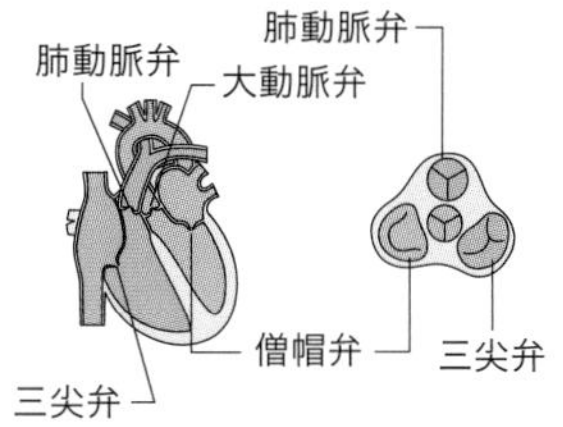	・心臓に存在し，血液が一方向に流れることができるようにしている4つの弁（大動脈弁，僧帽弁，肺動脈弁，三尖弁，左図）の障害により起こる 1）狭窄症：何らかの原因で弁の開きが悪くなり血液の流れを損なうもの 2）閉鎖不全症：弁の閉まりが悪くなり血液の逆流が起こるもの
③心筋症	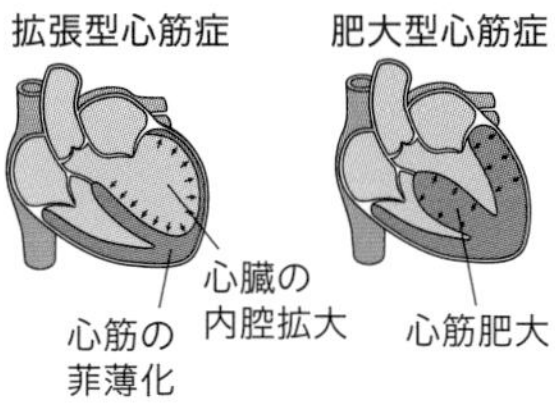	・心筋自体に傷害を生じて，心臓の機能障害を起こす疾患 1）特発性心筋症：遺伝子の変異が原因の1つとして明らかになっているが，いまだ原因が十分に解明されていない 心筋が菲薄化し，心臓の内腔が拡大する拡張型心筋症と，心筋が厚くなる肥大型心筋症が代表的（左図） 2）二次性心筋症：飲酒，代謝性疾患，自己免疫疾患などによって生じる
④不整脈	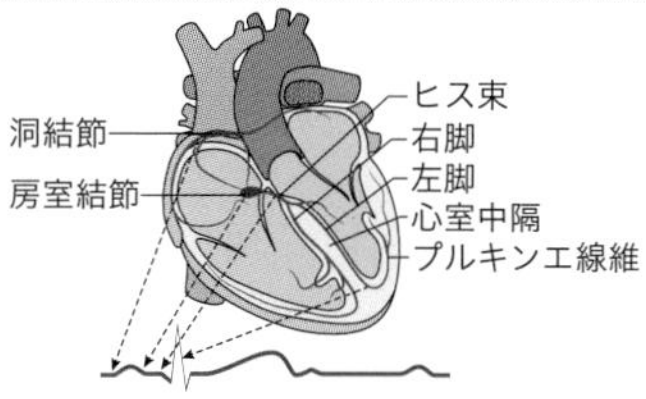	・心臓は電気的興奮により，リズム正しく収縮と拡張を交互に繰り返しており，リズムをつくりだす役割（ペースメーカー）をはたす洞結節から発生した電気的興奮が刺激伝導系を通じて，心房筋・心室筋へと伝わる（左図） ・この伝導がうまくいかない場合や，洞結節以外の場所から電気的興奮が発生する場合に不整脈が起こる

心疾患の病態，症状

①心不全の病態，症状

心臓のポンプ機能が障害されると，心拍出量が低下し，各種臓器の循環障害が引き起こされます（図2）．血流が障害されるため，血液がうっ滞（うっ血）し，胸水，腹水，肝臓腫大，浮腫，体重増加，尿量の減少（乏尿）などが起こります．

・**心拍出量の減少**
　息切れ，呼吸困難，易疲労感（疲れやすさ）
・**消化管のうっ血，肝臓のうっ血**
　食思不振，嘔気，腹部膨満感（お腹が張った感じ）
・**脳の循環障害**
　記銘（記憶）力・集中力の減少，睡眠障害

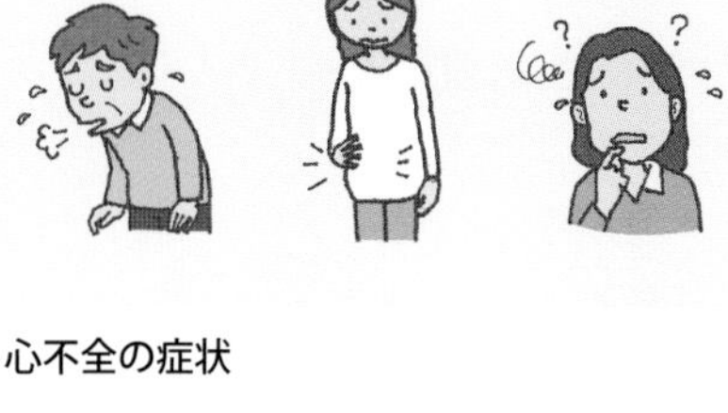

図2　心不全の症状

②虚血性心疾患の病態，症状

狭心症では冠状動脈の流れが悪くなるため，おもに運動，階段昇降，重いものを持ったときなどの労作時（冠攣縮性狭心症では夜間，安静時など）に胸の痛み，圧迫感，不快感を自覚します（図3）．ただし，糖尿病を合併して神経障害があると無症状の場合もあります．症状の持続時間は5分程度で，多くは安静とニトログリセリンの舌下投与で症状が軽快します．

心筋梗塞は，狭心症と同じように胸の痛み，圧迫感，不快感を自覚しますが，狭心症よりも持続時間が長く（30分以上のこともしばしば），ニトログリセリンの効果も乏しいです．

③心筋症・弁膜症の病態，症状

心筋症や弁膜症は，初期には特異的な症状はないことが多いのですが，病気が進むと心不全を発症します．一部の心筋症（閉塞性肥大型心筋症）や弁膜症（大動脈弁狭窄症）では失神や胸痛を自覚することがあります．

④不整脈の病態，症状

不整脈では，動悸，胸が躍る感じ，脈拍が飛ぶなどの症状を自覚します．徐脈性（脈が遅くなる）不整脈では，めまい，息切れ，失神などが起こることもあります．自覚症状は個人差が大きく，症状のない方も多いようです．

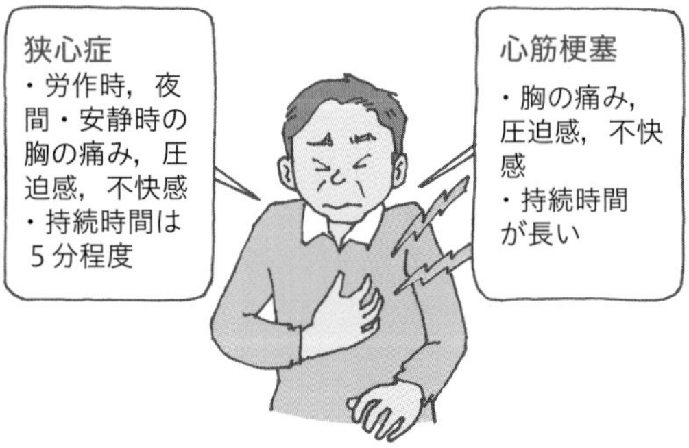

図3　虚血性心疾患の症状

心疾患の治療法・治療薬

①心不全の治療法・治療薬

- 薬物治療（表2）
- ペースメーカーを用いた治療（心臓再同期療法）

②虚血性心疾患の治療法・治療薬

- 心臓カテーテル治療：バルーンやステント治療による狭窄・閉塞部の拡張
- 外科手術（バイパス手術）
- 薬物治療（表3）

③心筋症，弁膜症の治療法・治療薬

- 薬物治療
- 心不全の発症，悪化予防のための内服治療（表2）
- 弁膜症では外科的手術（弁置換術）を行うこともある（術後に抗凝固薬の投与が必要になることが多い）

④不整脈の治療法・治療薬

- カテーテルを用いた治療（カテーテルアブレーション）
- ペースメーカー植え込み
- 埋め込み型除細動器
- 薬物治療
- 抗不整脈薬（表4）
- 心房細動，心房粗動ではしばしば抗凝固薬の投与が必要になる

表2　心不全に用いられる薬

薬物の種類	薬物名	代表的商品名
アンジオテンシン変換酵素阻害薬	エナラプリルマレイン酸塩	レニベース
	リシノプリル水和物	ロンゲス
アンジオテンシン受容体拮抗薬	カンデサルタンシレキセチル	ブロプレス
	バルサルタン	ディオバン*
	ロサルタンカリウム	ニューロタン*
ミネラルコルチコイド受容体拮抗薬	スピロノラクトン	アルダクトンA
	エプレレノン	セララ
β遮断薬	カルベジロール	アーチスト
	ビソプロロールフマル酸塩	メインテート
利尿薬	フロセミド	ラシックス
	アゾセミド	ダイアート
	トラセミド	ルプラック
	トルバプタン	サムスカ
	トリクロルメチアジド	フルイトラン
血管拡張薬	一硝酸イソソルビド	アイトロール*
ジギタリス製剤	ジゴキシン	ジゴキシン
	メチルジゴキシン	ラニラピッド
強心薬	ピモベンダン	アカルディ

*日本では保険適応なし

（日本循環器学会：急性・慢性心不全診療ガイドライン（2017年改訂版）．に基づき作成）

表3　虚血性心疾患に用いられる薬

投与目的	薬物の種類	薬剤名	代表的商品名
狭窄部位やカテーテル治療を行った部位の血栓予防	抗血小板薬	アスピリン	バイアスピリン
		クロピドグレル	プラビックス
		プラスグレル	エフィエント
		チカグレロル	ブリリンタ
発作予防	カルシウム拮抗薬	ジルチアゼム塩酸塩	ヘルベッサー
		アムロジピンベシル酸塩	アムロジン
		ニフェジピン	アダラート
		ベニジピン塩酸塩	コニール
	亜硝酸薬	一硝酸イソソルビド	アイトロール
	β遮断薬*	カルベジロール	アーチスト
		ビソプロロールフマル酸塩	メインテート
		アテノロール	テノーミン
	その他	ニコランジル	シグマート
再発予防，予後改善	脂質異常治療薬**	アトルバスタチンカルシウム水和物	リピトール
		ロスバスタチンカルシウム	クレストール
		ピタバスタチンカルシウム水和物	リバロ
		エゼチミブ	ゼチーア
		アリロクマブ	プラルエント皮下注ペン
		イコサペント酸エチル	エパデール
	アンジオテンシン変換酵素阻害薬**	エナラプリルマレイン酸塩	レニベース
		リシノプリル水和物	ロンゲス
	アンジオテンシン受容体拮抗薬**	カンデサルタンシレキセチル	ブロプレス
		バルサルタン	ディオバン
		テルミサルタン	ミカルディス

*冠攣縮性狭心症では使用しない（症状が悪化する）

**保険適応はないが，虚血性疾患の予防効果があるため使用される

（日本循環器学会：急性冠症候群ガイドライン（2018年改訂版）．に基づき作成）

表4　抗不整脈薬*

薬物の種類	一般名	代表的商品名
ナトリウムチャネル遮断薬	ジソピラミドリン酸塩	リスモダン
	シベンゾリンコハク酸塩	シベノール
	メキシレチン塩酸塩	メキシチール
	アプリンジン塩酸塩	アスペノン
	フレカイニド酢酸塩	タンボコール
	ピルシカイニド塩酸塩	サンリズム
	プロパフェノン塩酸塩	プロノン
β遮断薬	プロプラノロール塩酸塩	インデラル
	ビソプロロールフマル酸塩	メインテート
カリウムチャネル遮断薬	アミオダロン塩酸塩	アンカロン
カルシウムチャネル遮断薬	ベラパミル塩酸塩	ワソラン
	ジルチアゼム塩酸塩	ヘルベッサー
	ベプリジル塩酸塩	ベプリコール

*抗不整脈薬はしばしば1日投与量よりも少ない用量で用いられる

口腔との関連

①心不全

経過が良好で，症状のない心不全患者では歯科治療でのリスクは少ないと考えられます．症状のある患者では，内科の主治医に歯科治療が可能かどうか確認します．

②虚血性心疾患

直近6カ月以内に心筋梗塞や不安定狭心症（新規発症あるいは発作が増えるなどの症状の悪化）があった場合には，主治医に歯科治療が可能かどうか確認します．歯科治療中に胸痛などを認めた場合には，すぐに処置を中止し，ニトログリセリンの舌下投与を行います．15分程度経っても改善しない場合には救急車を要請します．

③弁膜症など

心内膜や心臓弁にみられ，致死的な経過となりうる感染性心内膜炎は，観血的歯科処置が一因とされています．そのため各種弁膜症（手術後も含む），先天性心疾患の患者に出血を伴う治療を行う場合には，感染性心内膜炎に対する予防投薬が必要です（表5）．また，感染性心内膜炎の予防として，日ごろからの口腔ケアの重要性を患者に伝えることも重要です．

④不整脈など

突然の呼吸停止，心臓停止の場合には心肺蘇生法（CPR）の実施，AED（自動体外式除細動器，Automated External Defibrillator）の使用などが必要です（p.171参照）．普段から，院内でこれらの方法，使用法を確認しておくことが大切です．

表5　感染性心内膜炎の予防に使用する薬

薬物名	代表的商品名
アモキシシリン水和物	サワシリン
クリンダマイシンリン酸エステル*	ダラシン
クラリスロマイシン*	クラリス
アジスロマイシン水和物*	ジスロマック

*ペニシリンアレルギーでも使用可
（注意）いずれも処置の1時間前に内服させる
（日本循環器学会：感染性心内膜炎の予防と治療に関するガイドライン（2017年改訂版）．に基づき作成）

歯科診療における注意点・対応

①抗血小板薬・抗凝固薬などの内服の確認

虚血性心疾患，心臓弁膜症の手術後，心筋症，不整脈（特に心房細動）の患者では，抗血小板薬や抗凝固薬を内服していることが多いため，特に抜歯などの観血的処置の際に確認が必要となります（表6）.

②ペースメーカー，埋め込み型除細動器などの確認

歯科治療器具がペースメーカー・埋め込み型除細動器に影響を与える可能性があるため，これらの有無を確認します（表7）.

③そのほか服薬状況の確認

抗不整脈薬などほとんどの薬は，内服継続のまま歯科治療が可能です.

表6　各種抗血小板薬・抗凝固薬と抜歯

分類	薬物名	代表的商品名	抜歯の可否	注意
抗血小板薬	アスピリン	バイアスピリン	安全に実施できる	十分な止血の確認
	クロピドグレル硫酸塩	プラビックス		
抗凝固薬	ワルファリンカリウム	ワーファリン	プロトロンビン時間国際標準比（PT-INR）が3.0以下なら安全に実施できる	
	ダビガトランエテキシラートメタンスルホン酸塩	プラザキサ	出血性合併症の危険性は少ない（可能であれば内服6時間以降の抜歯がよい）	
	リバーロキサバン	イグザレルト	内服継続のうえでの抜歯が推奨	
	アピキサバン	エリキュース		
	エドキサバントシル酸塩水和物	リクシアナ		

（日本有病者歯科医療学会・日本口腔外科学会・日本老年歯科医学会：科学的根拠に基づく抗血栓療法患者の抜歯に関するガイドライン2015年改訂版 循環器病の治療と診療に関するガイドライン．に基づき作成）

表7　ペースメーカー・埋め込み型除細動器に影響を与えうる歯科治療機器

電気を流すもの	電気的根管長測定器
	電気歯髄診断器
	フッ素イオン導入器
	電気メス
電磁波を出すもの	可視光線照射器
	歯科用レーザー装置
振動を与えるもの	超音波スケーラー

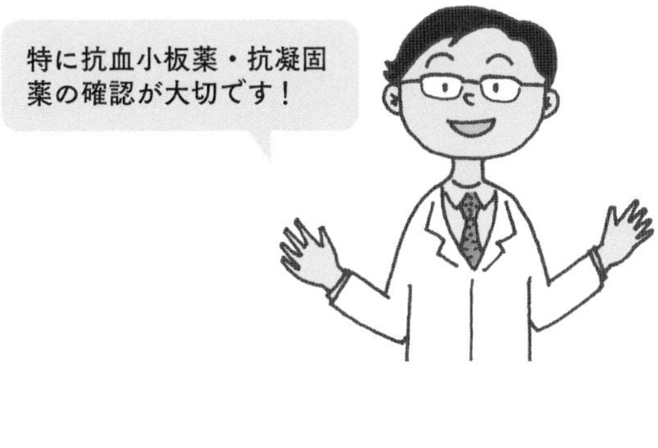

循環器疾患

②高血圧症・低血圧症

浜松医科大学医学部附属病院臨床研究センター　小田切圭一
浜松医科大学　渡邉裕司

■ 高血圧症・低血圧症とは？

心臓により送り出された血液が，動脈の壁に及ぼす圧力を「血圧」といいます．血圧はさまざまな要因によって変動しながら，ある一定の状態を保ち，臓器への酸素や栄養物質の輸送を調節しています．その調節機能が障害されて血圧の過度の上昇が引き起こされた状態を「高血圧症」といい，逆に過度の低下が引き起こされた状態を「低血圧症」といいます．

血圧には，心臓が収縮したときの収縮期血圧（最高血圧）と拡張したときの拡張期血圧（最低血圧）があります．

高血圧症・低血圧症の種類と原因

①高血圧症の種類と原因

原因が不明の「**本態性高血圧症**」と，何らかの原因のある「**二次性高血圧症**」があります（表1）．本態性高血圧症は二次性高血圧症を除外することで診断されます．

②低血圧症の種類と原因

原因が不明の「**本態性低血圧症**」と，起立・体位変換などで血圧が低下する「**起立性（体位性）低血圧症**」があります（表2）．

表1　高血圧症の原因[1]

分類	頻度	原因	代表的要因・疾患
本態性高血圧症	90%	環境因子（生活習慣など）	肥満
			食塩過剰摂取
			運動不足
			ストレス
			飲酒
			寒冷刺激
		遺伝因子	各種遺伝子
二次性高血圧症	10%	腎実質性高血圧	糸球体腎炎，糖尿病性腎症，慢性腎盂腎炎，多発性嚢胞腎など
		腎血管性高血圧	動脈硬化，大動脈炎症候群，線維筋性異形成など
		内分泌性高血圧	原発性アルドステロン症，先天性副腎皮質過形成，クッシング症候群，褐色細胞腫，レニン産生腫瘍，甲状腺機能亢進症，先端肥大症など
		血管性高血圧	大動脈狭窄症など
		薬剤誘発性高血圧	糖質コルチコイド，グリチルリチン酸製剤，漢方薬，エストロゲン製剤，非ステロイド性抗炎症薬，カテコールアミン類似化合物，三環系抗うつ薬，シクロスポリン，エリスロポエチンなど

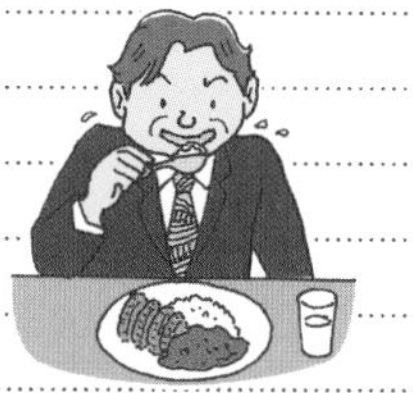

表2　低血圧症の原因[2)]

分類	原因	
本態性低血圧症	不明	
起立性（体位性）低血圧症	体液喪失・出血	各種出血，嘔吐・下痢，発汗，やけど，ネフローゼ症候群
	薬物	降圧薬，向精神薬，パーキンソン病治療薬などの内服
	内分泌疾患	糖尿病，尿崩症，副腎不全など
	神経疾患	多発性硬化症，筋萎縮性側索硬化症，脊髄空洞症，パーキンソン病など
	心疾患	心拍出量の低下，僧帽弁逸脱症
	その他	栄養失調，下肢の静脈瘤，加齢，飲酒，発熱，妊娠など

高血圧症・低血圧症の病態，症状

①高血圧症の病態，症状

高血圧症は一般的に自覚症状があまりなく，徐々に進行し，さまざまな臓器に障害を起こします（表3）．

各種臓器障害のなかでも，特に血管障害は重要です．高血圧症による動脈硬化の進展は，虚血性心疾患（心筋梗塞，狭心症；p.45参照）と脳卒中のリスクとなります．

高度の血圧上昇（多くの場合は180/120 mmHg以上）によって，種々の臓器に急性の障害を起こす病態を**「高血圧緊急症」**といいます．臓器障害がみられない一過性の高度の血圧上昇（**高血圧切迫症**）では，緊急の治療の必要はありません．また，病院に行ったり，医療従事者を前にしたりすると血圧が上がることがあり，これを「白衣高血圧」といいます．

表3　高血圧症による臓器障害

臓器	疾患
脳	脳梗塞，脳出血，認知症，脳動脈瘤
目（眼底）	眼底の変化（動脈狭小化，乳頭浮腫，眼底出血，白斑）
心臓	心肥大（左室肥大），心不全（左室収縮不全，左室拡張不全），虚血性心疾患（心筋梗塞，狭心症）
腎臓	慢性腎臓病（微量アルブミン尿，タンパク尿，糸球体濾過量の低下）
血管	頸動脈狭窄，末梢動脈疾患，大動脈解離，大動脈瘤，血管内皮機能障害

（日本高血圧学会：高血圧治療ガイドライン2019．に基づき作成）

②低血圧症の病態，症状

各種臓器や脳の血流低下に伴う症状を自覚することがあります（表4）．

表4　低血圧症の代表的症状

分類	症状の分類	代表的症状
本態性低血圧症	精神神経症状	めまい，頭痛，失神
	骨格筋症状	脱力
	自律神経症状	動悸
起立性（体位性）低血圧症	精神神経症状	ふらつき，めまい，視力障害，頭痛，認知障害
	全身症状	全身倦怠感，脱力感，易疲労感（疲れやすい）
	消化器症状	悪心（気持ちが悪い），食欲不振，便通異常
	自律神経症状	インポテンツ，膀胱・直腸障害（排尿排便障害），嚥下障害（飲み込みの障害），発汗異常

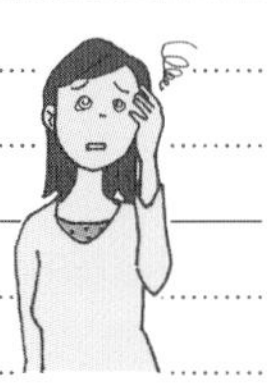

高血圧症・低血圧症の診断

①高血圧症の診断

高血圧症の診断は診察室（外来）血圧*や家庭血圧**で行います．診察室血圧は140/90mmHg以上，家庭血圧は135/85mmHg以上の場合に高血圧症と診断します．

②低血圧症の診断

1）本態性低血圧症

診療室（外来）血圧が平均100/60mmHg未満で，疲労，めまいなどがある場合に「本態性低血圧症」と診断されます．

2）起立性（体位性）低血圧症

仰臥位（仰向けに寝た状態）から立ち上がった際に，収縮期血圧（最高血圧）が20mmHg以上，あるいは拡張期血圧（最低血圧）が10mmHg低下した場合に診断されます．

*__診察室（外来）血圧__：病院・診療所などで測った血圧．リラックスした状態で測定する家庭血圧よりもやや高めになることが多い

**__家庭血圧__：朝は起床後1時間以内，排尿後，座位1〜2分の安静後，降圧薬服用前，朝食前に測った血圧．晩は就寝前，座位1〜2分の安静後に測った血圧．診察室血圧よりも低い値を示すことが多い

表5　生活習慣の修正項目

1.	**食塩制限**　6g/日未満
2.	**野菜・果物の積極的摂取** 飽和脂肪酸・コレステロールの摂取を控える 多価不飽和脂肪酸，低脂肪乳製品の積極的摂取
3.	**適正体重の維持**　BMI（体重[kg]÷身長[m]^2） 25未満
4.	**運動療法**　軽強度有酸素運動を毎日30分， または1週間に180分以上
5.	**節酒**　男性で日本酒1〜1.5合/日程度，女性では0.5〜1合/日程度
6.	**禁煙**

（日本高血圧学会：高血圧治療ガイドライン2019．に基づき作成）

高血圧症・低血圧症の治療

①高血圧症の治療

高血圧症の治療は生活習慣の改善（表5）と薬物治療の2つが柱になります．また，同じ血圧値であっても，動脈硬化を進展させるリスクや臓器障害の有無で治療目標が異なり，リスクが多い，あるいは臓器障害がある患者では厳しい管理・治療が必要です（表6）．

1）薬物療法

①尿に塩分を排泄させる薬（降圧利尿薬），②血管を拡張させる薬（カルシウム拮抗薬），③血圧を調整するホルモンに作用する薬（交感神経遮断薬：β遮断薬・α遮断薬，レニン・アンジオテンシン変換酵素阻害薬，アンジオテンシン受容体拮抗薬，直接的レニン阻害薬）などが代表的です（表7）．

2）二次性高血圧症の治療

二次性高血圧症の場合には原因疾患に対する治療を行います．

- 内分泌性高血圧：外科的手術を行うこともある
- 腎血管性高血圧*：腎動脈の拡張による治療（経皮的腎動脈形成術，PTRA：Percutaneous Transluminal Renal Angioplasty）を行うこともある
- 薬剤誘発性高血圧：原因となる薬の中止（できない場合もある）

*__腎血管性高血圧__：線維筋性異形成や動脈硬化症，大動脈炎症候群などにより，腎臓に血液を送る血管である腎動脈に狭窄が生じ腎臓を流れる血流が低下すると，レニン分泌が亢進し，血圧の上昇をきたす

表6　高血圧症患者でのリスク評価

脳心血管病のリスク因子	臓器障害のリスク評価方法
高齢（65歳以上）　男性 喫煙　脂質異常症 肥満　メタボリックシンドローム 脳心血管病（脳出血，脳梗塞，心筋梗塞）の既往 糖尿病 非弁膜症性心房細動 タンパク尿のある慢性腎臓病	**脳**：MRI，認知機能検査 **目**：眼底撮影 **心臓**：心電図，心臓超音波検査 **腎臓**：推定糸球体濾過量，尿タンパク（定性，定量） **血管**：頸動脈超音波検査，足関節上腕血圧比，上腕−足首間脈波伝播速度，心臓足首血管指数，内皮機能検査

（日本高血圧学会：高血圧治療ガイドライン2019．に基づき作成）

表7　しばしば用いられる降圧薬

薬物の種類	薬物名	代表的商品名
カルシウム拮抗薬	アムロジピンベシル酸塩	アムロジン
	ニフェジピン	アダラートCR
	シルニジピン	アテレック
	エホニジピン塩酸塩	ランデル
	アゼルニジピン	カルブロック
	ニルバジピン	ニバジール
	ベニジピン塩酸塩	コニール
	ジルチアゼム塩酸塩	ヘルベッサーR
アンジオテンシン受容体拮抗薬	カンデサルタンシレキセチル	ブロプレス
	バルサルタン	ディオバン
	オルメサルタンメドキソミル	レザルタス
	テルミサルタン	ミカルディス
	イルベサルタン	アバプロ
	アジルサルタン	アジルバ
	ロサルタンカリウム	ニューロタン
アンジオテンシン変換酵素阻害薬	エナラプリルマレイン酸塩	レニベース
	イミダプリル塩酸塩	タナトリル
	テモカプリル塩酸塩	エースコール
	リシノプリル水和物	ロンゲス
直接的レニン遮断薬	アリスキレンフマル酸塩	ラジレス
β遮断薬	アテノロール	テノーミン
α遮断薬	ドキサゾシンメシル酸塩	カルデナリン
	テラゾシン	ハイトラシン
降圧利尿薬	トリクロルメチアジド	フルイトラン
	インダパミド	ナトリックス
配合薬	・アンジオテンシン受容体拮抗薬と降圧利尿薬 ・アンジオテンシン受容体拮抗薬とカルシウム拮抗薬 ・アンジオテンシン受容体拮抗薬とカルシウム拮抗薬，降圧利尿薬 の配合薬（2種類，または3種類の薬剤が1錠になったもの）が発売されている（最初から配合薬が投与されることはない）	

（日本高血圧学会：高血圧治療ガイドライン2019．に基づき作成）

②低血圧症の治療

1）本態性低血圧症

本態性低血圧症は予後が良好ですが，症状に対する不安の軽減など，心理的な面におけるサポートが重要となります．

・食塩摂取の増加
・弾性ストッキングの使用
・必要に応じた薬物治療（ミドドリン塩酸塩：メトリジン，アメジニウムメチル硫酸塩：リズミックなど）

2）起立性（体位性）低血圧症

原因となる疾患の治療や原因となる薬の中止が第一です．

・食塩，果物摂取の増加
・弾性ストッキングの使用
・必要に応じた薬物治療（フルドロコルチゾン酢酸エステル：フロリネフ，ミドドリン塩酸塩：メトリジン，アメジニウムメチル硫酸塩：リズミックなど）

口腔との関係

①歯科処置に伴う血圧の変動など

アドレナリンを含む局所麻酔薬はその薬理作用で血圧を上げる可能性がありますが，逆に麻酔が不十分な場合には痛みが原因で血圧が上がる可能性があります．

過度の緊張や痛みにより，反射性の血圧低下（迷走神経反射）を起こし，失神することがあるため注意が必要です．たいていの場合，臥位をとらせて様子をみることで回復しますが，回復が遅い場合などには救急車を要請する必要があります．

②降圧薬による歯科合併症

降圧薬のうち，カルシウム拮抗薬を内服中の患者では歯肉増殖が起こることがあります（表8，図）．

歯科診療における注意点・対応

①降圧薬の服用の確認

歯科治療の当日に降圧薬を内服しておくように伝えるとよいでしょう．また，必要に応じて精神安定薬や睡眠薬を前日に服用してもらいます．

②血圧管理状況の確認

来院時に血圧管理状態を確認します．血圧が180/110 mmHg以上であれば，緊急の歯科処置以外は行わないほうがよいでしょう．血圧が160/100 mmHg以下であれば，大きな問題なく歯科処置が実施可能です．日ごろの血圧の管理状況がわかると参考になるため，血圧手帳などで確認しましょう（多くの患者は家庭血圧を測定しています）．

③痛み・不安への配慮

痛みや不安感は血圧を上昇させる要因になります．不安軽減のための声かけなどは重要です．

表8　カルシウム拮抗薬による歯肉増殖

- ニフェジピンでの報告が多いが，ほかのカルシウム拮抗薬でも報告がある
- 免疫抑制薬（シクロスポリン）との併用ではハイリスク
- 発症にはプラーク，歯周炎などが関係する．口腔衛生状態が良好でないと重症化することが知られている
- 発赤・歯間離開などによる審美性の悪化，口臭，咀嚼機能の低下などを引き起こす
- 治療法として，原因となる薬の中止，必要に応じた歯肉切除などが行われる
- 重症化を防ぐために早期からのプラークコントロールの確立が重要

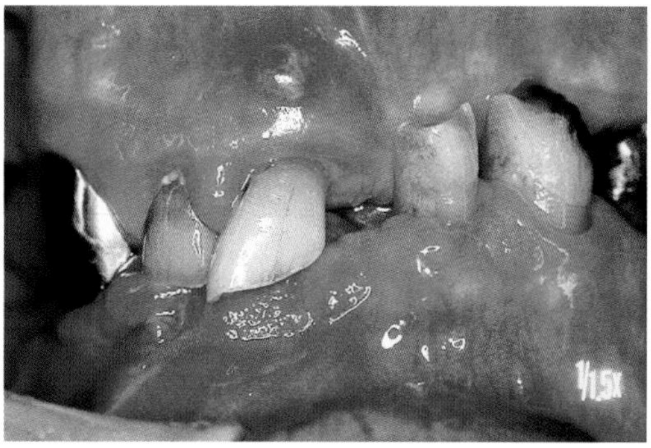

図　カルシウム拮抗薬による歯肉増殖
カルシウム拮抗薬のニフェジピン服用が原因と考えられる歯肉増殖

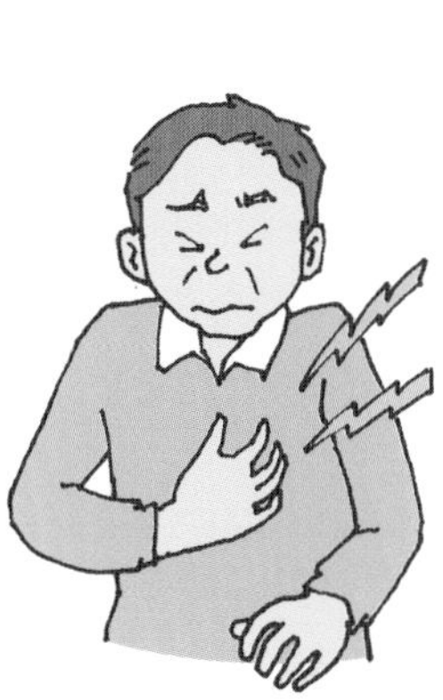

血液疾患
（貧血・白血病・血友病）

磐田市立総合病院血液内科　深津有佑

■ 血液疾患とは？

血液細胞は骨髄でつくられ，造血幹細胞が分化して白血球，赤血球，血小板となります（図1）．それらの異常により，さまざまな全身症状を引き起こすものが「血液疾患」です．白血病や悪性リンパ腫といった造血器悪性腫瘍のなかには，数週間〜数カ月以内に生命の危険にかかわる疾患もあり，速やかに専門施設での適切な治療が必要です．

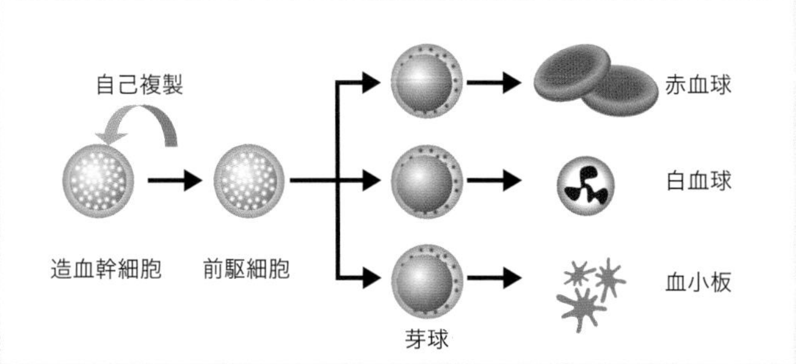

図1　**血液細胞の分化**

貧血

何らかの要因で赤血球が少なくなる状態が「貧血」です（図2，表1）．

息切れ，易疲労感，全身倦怠感，めまい，頭痛，動悸などの症状が現れます．

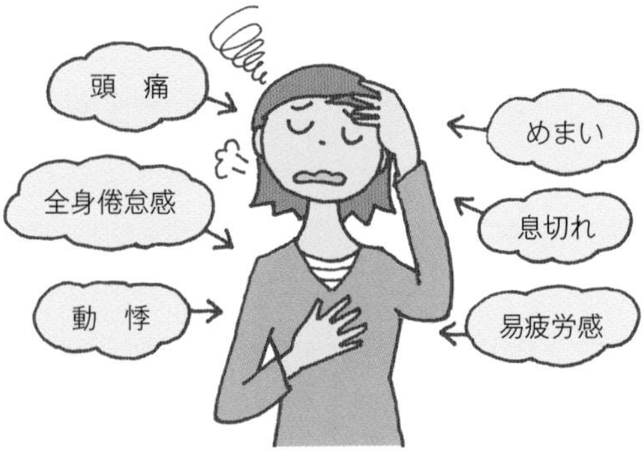

図2　**貧血の症状**

表1　**代表的な貧血**

疾患	鉄欠乏性貧血	自己免疫性溶血性貧血	巨赤芽球性貧血	再生不良性貧血
原因	偏食，胃切除後，月経，上部あるいは下部消化管出血，婦人科疾患に伴う出血	赤血球に対する自己抗体がつくられる	ビタミンB_{12}もしくは葉酸の不足．悪性貧血*，胃切除後	免疫学的機序による造血幹細胞の障害により造血が阻害される
治療	鉄剤（経口あるいは静注）の投与 原因疾患があればその治療	ステロイド性抗炎症薬	ビタミンB_{12}あるいは葉酸の補充	輸血，G-CSFの投与，抗胸腺細胞グロブリンの投与，免疫抑制薬，骨髄移植
その他	原因疾患として胃癌などの悪性腫瘍が存在することがある．漫然と鉄剤を使用するのではなく，原因を調べることが必要	特発性血小板減少性紫斑病を合併することがある（エバンス症候群）	貧血のみでなく，白血球減少を伴うこともある．舌乳頭の萎縮によるハンター舌炎をみることもある	年齢，重症度により治療方針を決定する．若年でやや重症以上の場合，HLA一致同胞がいれば，骨髄移植が第一選択となる

***悪性貧血**：抗内因子抗体，抗胃壁細胞抗体によりビタミンB_{12}の吸収が阻害される貧血

白血病

白血病細胞が体内で急増する造血器悪性疾患です．急性・慢性，骨髄性・リンパ性に分けられ（図3），診断によって治療方針が異なります．

①原因

急性骨髄性白血病（AML），**急性リンパ性白血病**（ALL），**慢性リンパ性白血病**（CLL）では，複数の遺伝子異常が多段階に発現することが原因といわれています．AMLは骨髄異形成症候群*を経て二次性に発症することもあります．

慢性骨髄性白血病（CML）は，9番染色体と22番染色体の異常により生じるフィラデルフィア染色体が，BCR/ABLキメラタンパクとよばれる異常なタンパク質を産生することが原因ですが，フィラデルフィア染色体が形成される原因はわかっていません．

***骨髄異形成症候群**（**MDS：Myelodysplastic Syndrome**）：骨髄，末梢血の芽球比率が20％未満（WHO分類）であり，血球減少や細胞形態の異常（異形成）を引き起こす疾患

②診断

問診，診察，血液検査により白血病が疑われる場合には，専用の針で穿刺して骨髄の一部を吸引・採取する「骨髄穿刺」を行います．腸骨あるいは胸骨から採取することが可能ですが，安全性の観点から腸骨（後腸骨稜）からの採取が第一選択です．

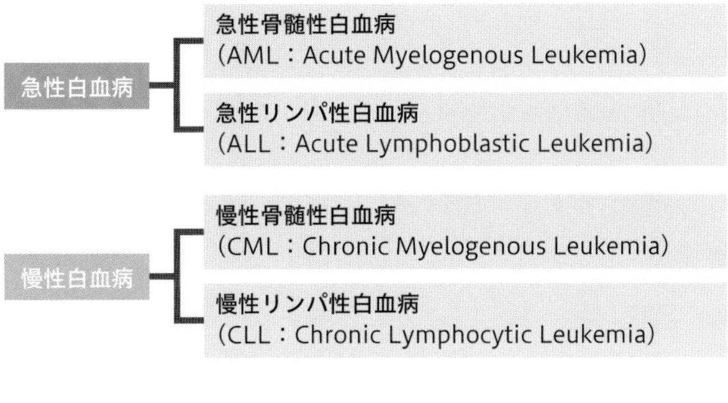

図3　**白血病の分類**

③症状

急性白血病では，貧血，易感染性，出血傾向などのさまざまな症状が現れます（図4）.

慢性白血病では，脾腫による腹部膨満，発熱，体重減少，リンパ節腫大など自覚症状を伴う場合もありますが，自覚症状がなく健診での検査値異常で気づかれる例も多いです.

④治療・予後

白血病の治療法は，表2のとおりです．AMLとALLは診断後早期に治療を開始しないと命にかかわる緊急疾患です．CMLは表2の内服薬による治療で長期生存が期待できます.

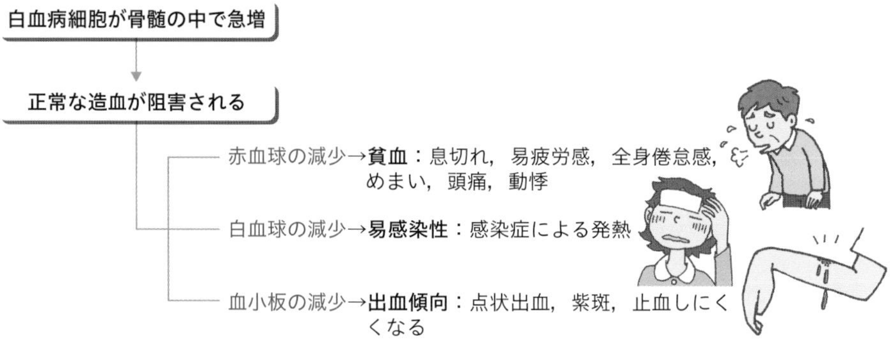

図4　急性白血病の症状

先天性血友病

血液の止血のために重要な凝固因子である第Ⅷ因子あるいは第Ⅸ因子の活性が先天性に低下する出血性疾患です．前者を「**血友病A**」，後者を「**血友病B**」とよびます．X染色体連鎖劣性遺伝疾患であり，第Ⅷ因子，第Ⅸ因子の遺伝子情報はX染色体上にあるため，通常は男性のみに発症します.

①症状

活動性の少ない新生児期は症状が出にくく，乳幼児期以降に症状が現れやすくなります（図5）.

②治療

治療としては，凝固因子を含む製剤の補充療法を行います．製剤には，遺伝子組み換えのものと血漿由来のものがあります．抜歯など観血的処置をする場合には，血友病患者に対する止血治療ガイドラインに従った計画的な凝固因子製剤の補充が必要になる場合があり，血液内科専門医への相談が必須です.

表2　白血病の治療

AML，ALL
多剤併用化学療法（抗がん薬治療）が行われる．若年者を中心に根治的治療を目指して，造血幹細胞移植（骨髄移植や臍帯血《さいたいけつ》移植）が行われる場合もある
CML
チロシンキナーゼ阻害薬（イマチニブメシル酸塩，ニロチニブ塩酸塩，ダサチニブ，ボスチニブ，ポナチニブ）の内服治療をおもに外来で行う
CLL
おもに自覚症状のある患者に対して化学療法が行われる

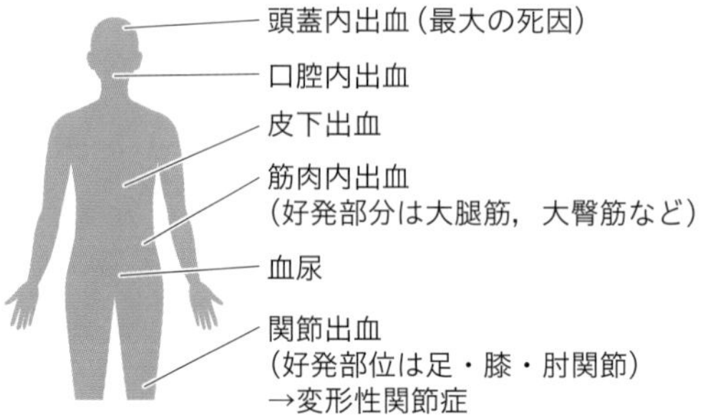

図5　血友病の症状

口腔との関連

血液疾患では，さまざまな口腔症状を認めます（表3，図6〜8）

歯科診療における注意点・対応

①化学療法実施時の口腔ケア

血液疾患における化学療法は強力であり，治療により正常な白血球（好中球）数が大きく低下します．白血球が少ないときに口腔粘膜炎を起こすと，口腔内に存在する細菌がそこから入り込み，感染症の原因となります．よって，化学療法中の口内炎予防は重要であり，化学療法実施前の歯科の受診や，化学療法中の口腔衛生管理の実施が推奨されます．

表3　**血液疾患の口腔症状**

- **鉄欠乏性貧血**：舌炎
  →舌乳頭萎縮，嚥下障害，爪の変形，胃酸欠乏を伴う場合プランマー・ビンソン症候群と診断される（図8）
- **巨赤芽球性貧血**：ハンター舌炎
- **急性骨髄性白血病（M4, M5）**：歯肉腫脹
  （M：白血病細胞の浸潤による分類）
- **急性白血病，血友病など**：口腔内出血
- **易感染性による口腔内感染**：口腔カンジダ症

口腔粘膜炎の予防としては，起床時，食事の前後，外出後，就寝前などにアルコールを含まない洗口剤や水（生理食塩液）で頻回にうがいを行います．消毒効果のある洗口剤を使用することも有効です．歯磨きも，起床後，毎食後，就寝前など頻回に行い，口腔内を傷つけないように，軟毛のものや植毛が少なく1列のものなど適した歯ブラシを選んで使用し，やさしく磨くように指導します．図6のように出血傾向がある場合は，タフトブラシを使用し，歯肉，粘膜に当たらないように歯のみを磨く工夫も必要です．痛みがひどい場合は，キシロカインゼリーやキシロカインビスカス，アネステジン含嗽などで口腔粘膜を表面麻酔する方法も試みられます．疼痛部位に物理的バリアを形成し，疼痛を緩和させるエピシル口腔用液を使用することもあります．白苔などの舌の汚れも感染症の原因となるため，スポンジブラシなどを用いてやさしくなでるようにケアします．

②出血傾向

血小板数が2万/μL以下では出血傾向が出てきます．口腔衛生管理の際に出血しやすい場合には，専門医へ連絡することが大切です．歯科において観血的処置を行うには白血球数2,000/μL以上，血小板数4〜5万/μL以上が一般的な条件とされていますが，血液内科専門医との連携が必要です．

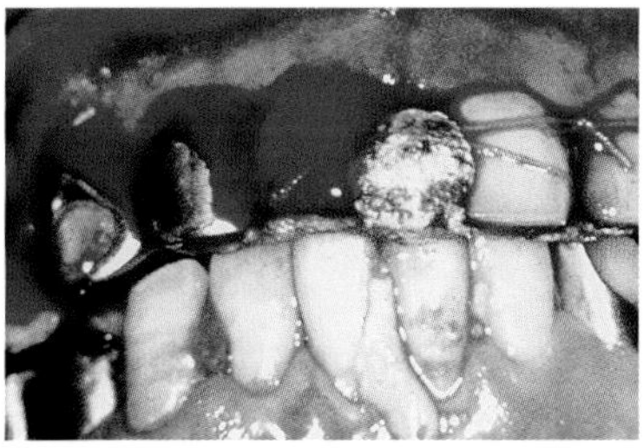

図6　**急性骨髄性白血病患者の口腔内**
ブラッシングにより起こった歯肉からの出血

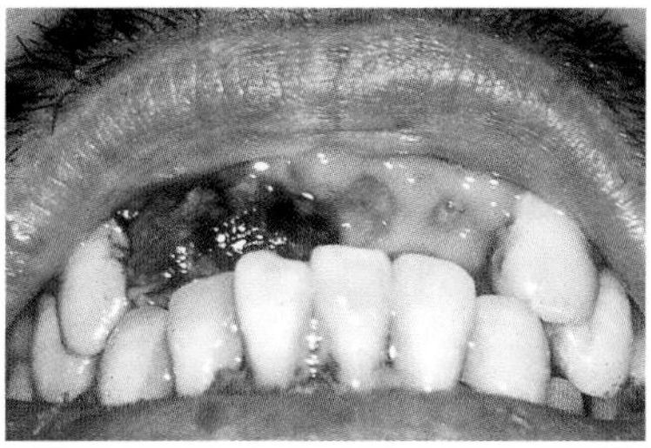

図7　**血友病A患者の口腔内**
上顎前歯部歯槽骨骨折により発見された血友病A患者の口腔所見

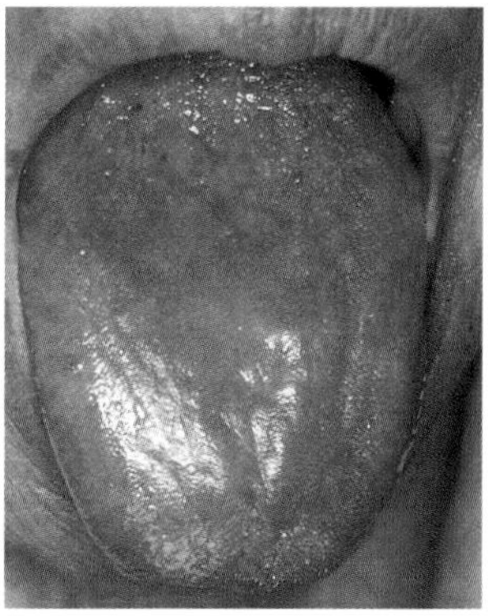

図8　**プランマー・ビンソン症候群の舌**

①肺炎

聖隷三方原病院呼吸器内科　横村光司

▪肺炎とは？

気道は声門を境に上気道と下気道に分けられます．上気道は鼻腔，咽頭，喉頭からなり，下気道は気管，気管支，肺へとつながります（図1-①）．「肺炎」とは何らかの病原微生物が肺まで侵入して感染を起こし，炎症をきたした状態を指します（図1-②）．肺炎は現在わが国における死因の第5位（図2）で，2016年以降減少したように見えますが，これは原死因選択ルールの明確化によるものであり，誤嚥性肺炎を合わせればこれまで同様第3位の死因となります．肺炎で亡くなる方の約95％は65歳以上の高齢者であり，高齢化が進む現代では予防が重要な課題となっています．

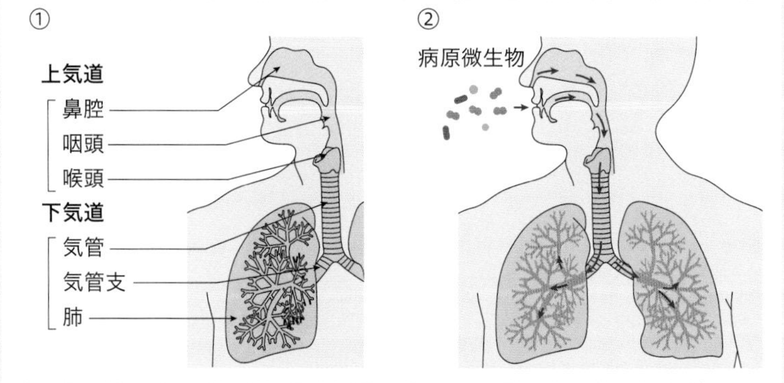

図1　呼吸器のしくみ（①）と気道への病原微生物の侵入（②）

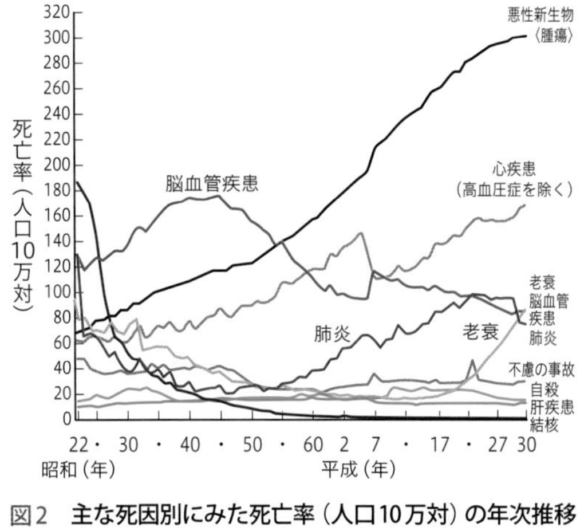

図2　主な死因別にみた死亡率（人口10万対）の年次推移
（厚生労働省：平成30年（2018年）人口動態統計月報年計（概数）の概況．より）

肺炎の原因

気道は外気に直接さらされているため，病原微生物は空気といっしょに吸い込まれて下気道にも侵入してきます．また，鼻腔や口腔内などの上気道には無数の菌種からなる常在菌叢が形成されていますので，これらが下気道に侵入することもあります（図1-②）．人間には本来これらの侵入を排除するさまざまな防御機構が備わっており，肺への侵入を食い止めていますが，病原微生物の感染力と人間の防御力とのバランスが崩れることにより肺炎が起こってきます（図3）．つまり，感染力や菌量など病原微生物の感染力が強い場合や病気・加齢などによる免疫能の低下など人間の防御力の低下した場合などに，肺炎になりやすくなります．

肺炎の分類

肺炎の分類方法はさまざまなものがありますが，代表的な分類方法として肺炎に罹患した場所による分類があり，**①市中肺炎**（CAP：Community-Acquired Pneumonia），**②医療・介護関連肺炎**（NHCAP：Nursing and Healthcare-Associated Pneumonia），**③院内肺炎**（HAP：Hospital-Acquired Pneumonia）に分けられます（図4）．また，**誤嚥性肺炎，人工呼吸器関連肺炎**（VAP：Ventilator-Associated Pneumonia）など肺炎の発症原因や状況により分類される場合もあります（図5，6）．そのほか，強い炎症により肺組織の構造が壊されて空洞をつくり，そこに膿が溜まった状態は「肺膿瘍」とよばれます．肺の中の炎症が肺表面を覆う胸膜まで及んだ場合には胸膜炎を伴うことがあります．胸膜炎が起こると胸水が溜まりますが，病原菌が肺内にとどまらず，胸水内で増殖した状況を「膿胸」といいます（図7，8）．

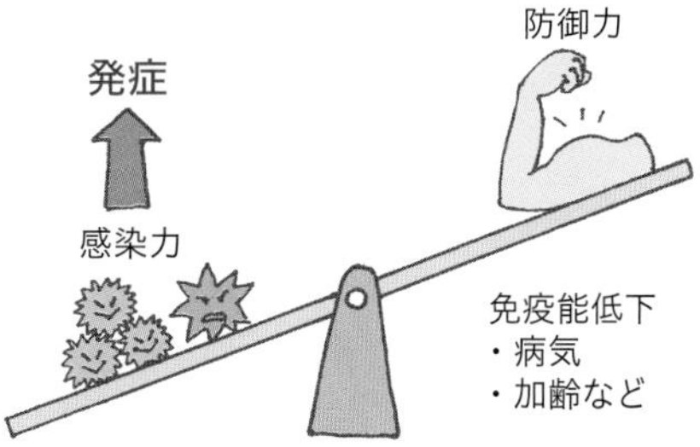

図3　肺炎の発症
感染力や菌量など病原微生物の感染性が強い場合，病気・加齢などによって人間の防御力の低下した場合などにかかりやすくなる

市中肺炎（CAP）	医療・介護関連肺炎（NHCAP）	院内肺炎（HAP）
普段の日常生活を送っている人に発症	介護を必要とする高齢者や施設入所者に発症	何らかの病気で入院中の人に発症
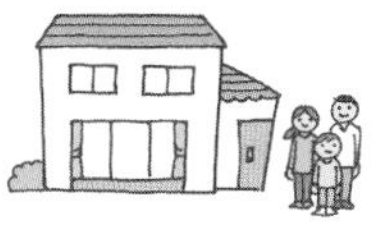	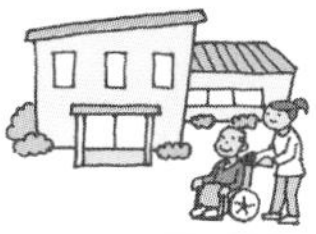	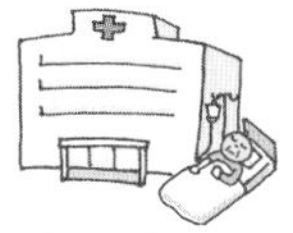

図4　罹患場所による肺炎の分類

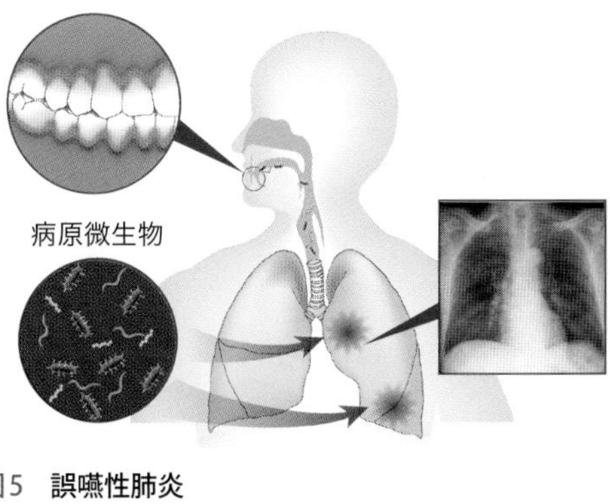

図5　誤嚥性肺炎
口腔内の病原微生物を含んだ分泌物が下気道に侵入して発症する

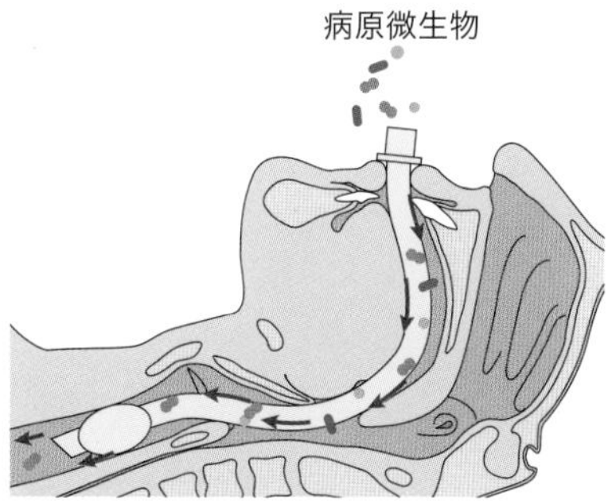

図6　人工呼吸器関連肺炎（VAP）
気管内チューブの内部や周囲を伝って病原微生物が気管から肺に侵入して発症する

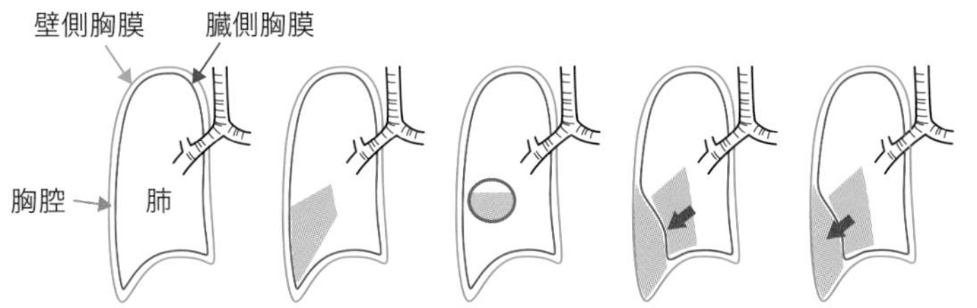

	正常	肺炎	肺膿瘍	胸膜炎	膿胸
炎症の範囲	(−)	肺内にとどまる	肺内で膿が溜まる	胸膜に炎症が及ぶ	胸腔内に炎症が広がり膿が溜まる
胸水増加	(−)	(±)	(±)	(＋)	(＋)
胸水中の細菌増殖	(−)	(−)	(−)	(−)	(＋)

図7　**肺疾患の分類（肺炎・肺膿瘍・胸膜炎・膿胸）**

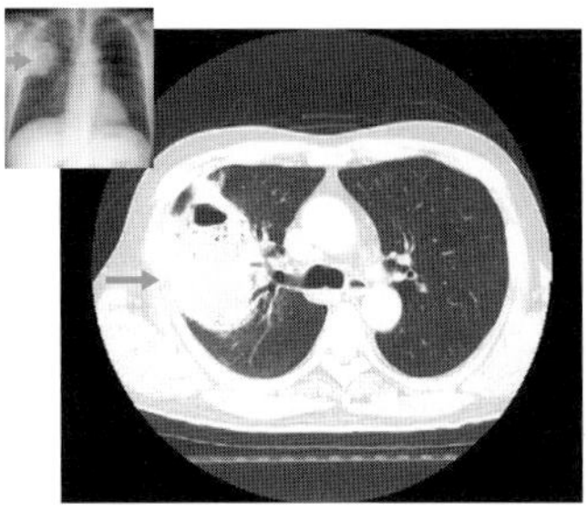

図8　**肺膿瘍は口腔内の病原細菌によっても起きる**
肺内に膿が溜まり，単純X線でもCTでも境界明瞭な陰影として観察できる（矢印）

肺炎の病態，症状

肺内に侵入した病原微生物を制御・排除するために身体が反応し，さまざまな症状を呈します（図9）．全身症状としては発熱，頭痛，悪寒，全身倦怠感，食欲低下などがあります．

呼吸器症状としては咳嗽，喀痰，呼吸困難，胸痛などがあります．生体反応の弱い高齢者や，ステロイド性抗炎症薬や解熱鎮痛薬を服用している場合はこれらの症状が目立たないこともあり，注意が必要です．

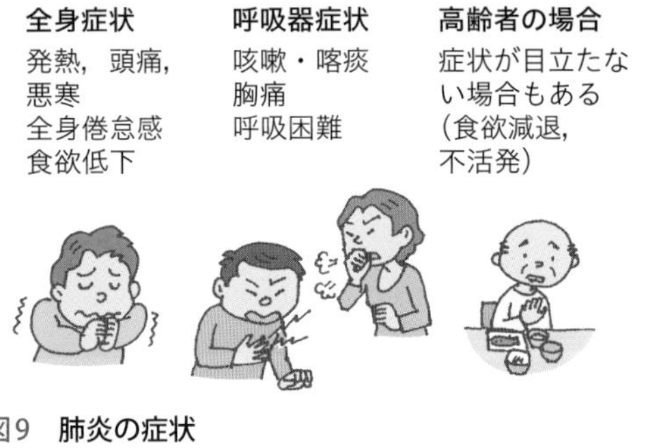

図9　**肺炎の症状**

肺炎の診断

医療面接や症状から肺炎が疑われたら，X線検査や血液検査により診断を確定します．X線所見や血液検査所見の特徴，喀痰検査や血液培養などにより起因菌の推定・同定を行います．肺炎球菌やレジオネラ菌は尿検査による迅速診断も行われます．また，肺炎の診断とともに重症度の判定を行います．重症度の判定方法にもさまざまなものがありますが，代表的なものにはA-DROPシステムがあります（図10）．

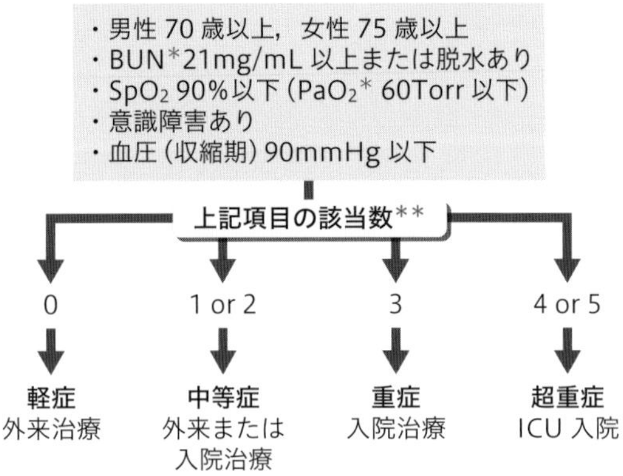

図10　**肺炎の重症度の判定（A-DROPシステム）**
*BUN：血中尿素窒素濃度
*PaO_2：動脈血酸素分圧
**ただし，ショックがあれば1項目でも超重症

肺炎の治療法・治療薬

重症度や患者の状態をふまえて，外来もしくは入院での治療を選択します．治療の基本は抗菌薬による薬物療法です．軽症・中等症の肺炎で食事摂取が可能な場合には経口薬が，重症・超重症の肺炎や軽症・中等症であっても食事摂取が困難な場合には注射薬が使用される場合が多くなります．抗菌薬の種類は多数ありますので，まずは推定される起因菌により薬を選択します．重症度によっては複数の抗菌薬を併用する場合もあります．治療開始後は症状や検査結果の改善の有無，喀痰培養検査結果を参考に必要に応じて薬の変更を行います．

そのほかの薬物療法として去痰薬や鎮咳薬が用いられる場合もありますが，強力な鎮咳薬は痰を排除する生体反応を弱めてしまう可能性もあります．肺炎の一般療法には，安静，保温，栄養補給，輸液，呼吸管理，基礎疾患や合併症に対する治療などがあり，適正な抗菌薬治療のもとではじめて有効となります．

口腔との関連

肺炎と口腔内とのかかわりは大きく，とりわけ**誤嚥性肺炎やVAPなどの肺炎予防における歯科診療の役割はきわめて重要です．**

高齢者や脳血管障害のある方では，不顕性誤嚥（寝ている間に気づかないうちに起こる誤嚥）が問題となります（図11）．高齢者では嚥下反射が低下しており，唾液が貯留したまま呼吸をする機会が多くなります．気管内に口腔内分泌物が侵入した場合には，本来強い咳嗽反射が起こり下気道への侵入を防ぎますが，これが低下しているため肺炎が起こりやすくなります．不顕性肺炎を完全に防ぐことは難しく，口腔衛生管理（口腔ケア）により口腔内の分泌物内の細菌量を少なくしておくことは理に適った方法となります．実際に口腔ケアにより肺炎が減少したというデータも多くみられます（図12）[1]．また，口腔ケアにより機械的に口腔内の知覚神経を刺激することは嚥下反射や咳嗽反射を回復させ，肺炎の予防につながるというデータや，歯科医療職による口腔衛生管理が肺炎予防により一層の効果を発揮したというデータもあります[2]．

歯科診療における注意点・対応

肺炎患者では，呼吸状態を知ることが大切です．誤嚥性肺炎の方やVAPの方などでは必ずSpO_2により呼吸状態を確認し，主治医との連携のもと注意して口腔衛生管理を行います．また，補綴物や抜去歯など歯科治療関連異物の誤嚥により肺炎が起こる例もあるので十分注意します．

顕性誤嚥

気道内にある程度の量の食物・分泌物などが流入し，むせなど明らかな症状が出る

不顕性誤嚥

気づかないうちに少量の口腔・咽頭分泌物や，常在菌が気道に入る

→食事中にむせることがなくても起こる
→夜間就寝時に起こりやすい

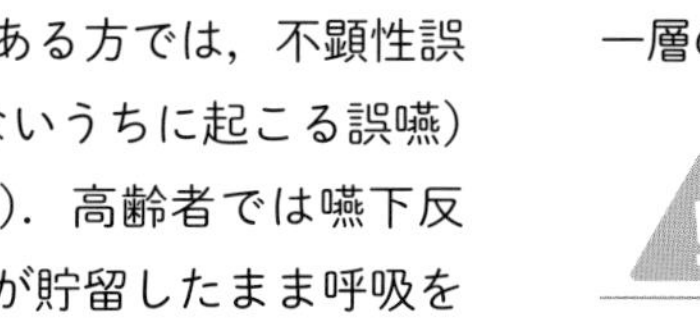

図11　顕性誤嚥と不顕性誤嚥

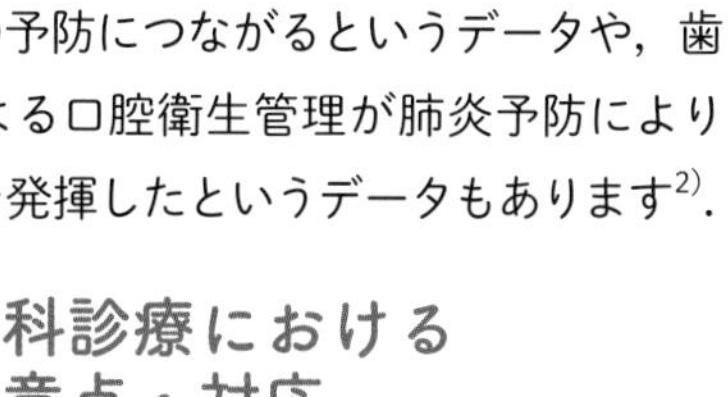

対象：施設入所中の平均年齢82歳の高齢者366人
方法：口腔ケアを行う群と行わない群で2年間の肺炎発症の有無を比べた

図12　口腔ケアによる肺炎の予防効果[1]

② 気管支喘息

聖隷浜松病院呼吸器科　橋本　大

■ 気管支喘息とは？

「喘息《ぜんそく》」は，咳，喘鳴《ぜんめい》*，呼吸困難が発作的に繰り返し起こる疾患で，成人の約5％（子どもは約10％）が罹患しているといわれています．喘息の本態は慢性の気道炎症で（図1），気道の過敏性が増しているため，さまざまな刺激によって喘息発作を起こします．患者は通常，発作予防のための常用薬と発作時の治療薬を持っています．

＊喘鳴：呼吸時のヒューヒュー，ゼーゼーとした音

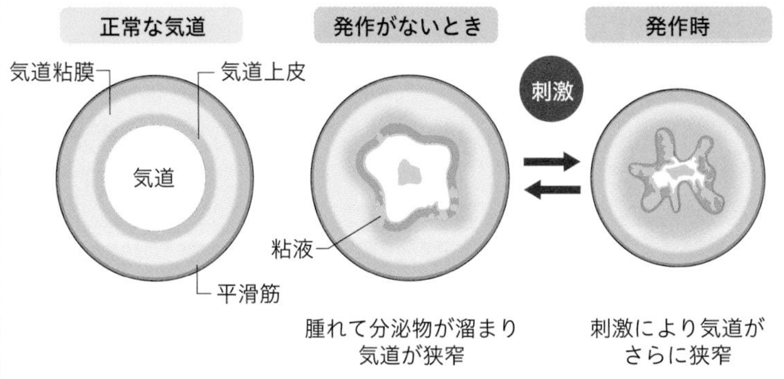

図1　喘息患者の気道狭窄

気管支喘息の原因

喘息の発症原因は，アレルギー疾患になりやすい遺伝的素因，アレルゲンや喫煙，呼吸器感染症など個々の患者により多彩です．また，ほこりやカビ，天候などで気管支が刺激されることにより喘息発作を引き起こします．

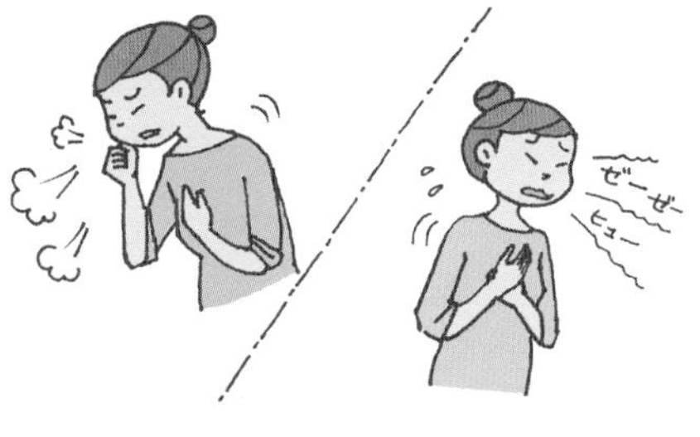

図2　喘息の症状

気管支喘息の病態と症状

発作がないときは基本的に無症状ですが，夜間や早朝に咳や喘鳴がある不安定な患者もいます．典型的な症状は，呼気時（息を吐くとき）の「ゼーゼー，ヒューヒュー」という症状です（図2）．これは，吸気時（息を吸うとき）の症状ではありません．

気管支喘息の治療法・治療薬（表1）

喘息薬は2種類あり，喘息治療の基本となります．

①長期管理薬

発作を起こさないように予防する薬で，毎日使用します．吸入ステロイド薬が治療の中心となり，重症度に応じて気管支拡張薬やほかの内服薬を追加します．

②発作治療薬

発作が起きたときの薬です．気管支拡張薬を吸入します．

表1　**喘息治療ステップ**

（日本アレルギー学会：喘息予防・管理ガイドライン2021．より転載）

		治療ステップ1	治療ステップ2	治療ステップ3	治療ステップ4
長期管理薬	基本治療	ICS（低用量）	ICS（低～中用量）	ICS（中～高用量）	ICS（高用量）
		上記が使用できない場合，以下のいずれかを用いる	上記で不十分な場合に以下のいずれか1剤を併用	上記に下記のいずれか1剤，あるいは複数を併用	上記に下記の複数を併用
		LTRA テオフィリン徐放製剤 ※症状が稀なら必要なし	LABA （配合剤使用可） LAMA LTRA テオフィリン徐放製剤	LABA （配合剤使用可） LAMA （配合剤使用可） LTRA テオフィリン徐放製剤 抗IL-4Rα抗体	LABA （配合剤使用可） LAMA （配合剤使用可） LTRA テオフィリン徐放製剤 抗IgE抗体 抗IL-5抗体 抗IL-5Rα抗体 抗IL-4Rα抗体 経口ステロイド薬 気管支熱形成術
	追加治療	アレルゲン免疫療法 （LTRA以外の抗アレルギー薬）			
増悪治療		SABA	SABA	SABA	SABA

ICS：吸入ステロイド薬，LABA：長時間作用性β_2刺激薬，LAMA：長時間作用性抗コリン薬，LTRA：ロイコトリエン受容体拮抗薬，SABA：短時間作用性吸入β_2刺激薬，抗IL-5Rα抗体：抗IL-5受容体α鎖抗体，抗IL-4Rα抗体：抗IL-4受容体α鎖抗体

口腔との関連

①口腔カンジダ症

吸入ステロイド薬を長期使用している患者では，口腔カンジダ症がみられる場合があります．吸入薬の使用後にはよくうがいをするよう指導します．また，感染に対する抵抗力が低下するため，創の治りも悪くなります．

②歯科治療時の喘息発作

口腔衛生管理，スケーリングなどでは特別な注意は不要ですが，口腔内の刺激や乾燥，水や切削物の誤嚥により発作が誘発されることがあります．レジンモノマー，根管貼付薬，消毒薬等の刺激臭により発作を誘発することもあるため，注意が必要です．

③鎮痛薬使用による喘息発作

アスピリン喘息は「NSAIDs過敏喘息」ともいい，発熱や疼痛時に使用される消炎鎮痛薬によ

り喘息発作を起こします．成人喘息の5〜10％にみられます．強い鼻閉と鼻汁，顔面紅潮を伴った発作になります．

以前にアスピリン喘息といわれたことがあるか，消炎鎮痛薬を含む薬で喘息発作を起こしたことがあるかを尋ね，アスピリン喘息の既往がある場合は，使用薬剤に注意が必要です．ガイドラインにより使用可能とされている薬剤は表2のとおりです．

表2　AERD（NSAIDs過敏喘息，N-ERD，アスピリン喘息）に対する使用可能な薬剤

1. 多くのAERDで投与可能
ただし喘息症状が不安定なケースで増悪が生じることがある（COX-1阻害の可能性がある） 特に④〜⑥は安全性が高い ①PL顆粒（アセトアミノフェン*などを含有） ②アセトアミノフェン* 1回300 mg以下 ③NSAIDsを含まずサリチル酸を主成分とした湿布（商品名：MS冷シップ） ④選択性の高いCOX-2阻害薬　エトドラク*，メロキシカム*（高用量でCOX-1阻害あり） ⑤選択的COX-2阻害薬（セレコキシブ*，ただし重症不安定例で悪化の報告あり） ⑥塩基性消炎薬（チアラミド塩酸塩*など，ただし重症不安定例で悪化の報告あり）
2. 安全
喘息の悪化は認めない（COX-1阻害作用なし） ①モルフィン，ペンタゾシン ②非エステル型ステロイド薬（内服ステロイド薬） ③漢方薬（地竜，葛根湯など） ④その他，鎮痙薬，抗菌薬，局所麻酔薬など，タートラジンなどの添加物のない一般薬はすべて使用可能

*添付文書では，アスピリン喘息において禁忌とされている薬剤．ただし，禁忌とされた薬剤でも医学的根拠に乏しい場合もある（例：セレコキシブ）

（日本アレルギー学会：喘息予防・管理ガイドライン2021．より転載）

歯科診療における注意点・対応

持病に喘息がある患者には，喘息発作の頻度と程度，治療内容，発作時の対処法を聞いておきます．安定していることを確認し，発作時の吸入薬を歯科受診時に持参してもらうように伝えます．

喘息発作が落ちついていないときは治療を避けます．心配ならば主治医に喘息の状況・発作時の対応を問い合わせてください．

治療中に発作が起こった場合はただちに治療を中止して，呼吸が楽な座位にします．持参している場合は，気管支拡張薬である短時間作用性吸入β_2刺激薬を使用してもらってください．発作が改善しなければ病院への転送を考慮します．

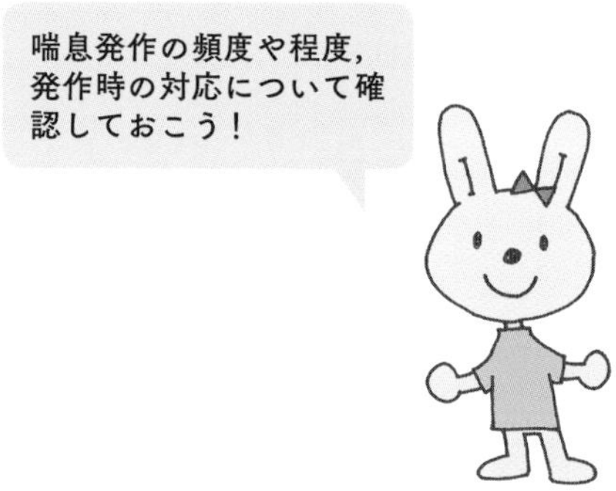

③慢性閉塞性肺疾患（COPD）

浜松労災病院呼吸器内科　豊嶋幹生

■慢性閉塞性肺疾患（COPD）とは？

「慢性閉塞性肺疾患（COPD：Chronic Obstructive Pulmonary Disease）」とは，タバコ煙を主とする有害物質を長期に吸入曝露することによって，肺胞が破壊されたり（肺気腫），気管支が炎症を起こし狭くなる（慢性気管支炎）ことで空気の流れが悪くなり，咳や痰が出たり，呼吸がしづらくなる疾患で，進行性の経過をたどります．日本人の死亡原因の10位を占めており，将来，COPDで死亡する人が増え，死亡原因の上位を占めるといわれています．

COPDの診断・治療

タバコを吸ったことがある人で，咳，痰や息切れがある場合にCOPDを疑います（図1）．呼吸機能検査（スパイロメトリー：簡単にいえば，思い切り息を吸い込んで肺を空気で満たしてから，できるだけ早く息を吐き出してもらい肺活量などを測る検査）で1秒率（最初の1秒間に吐き出した量を肺活量で割った数字）が70%未満の場合に診断されます（図2）．また，胸部CTを撮影した場合は，肺気腫の所見がみられます（図3）．

治療としては，長時間作用型気管支拡張薬の吸入を行います．喘息合併例や急性増悪（ウイルス感染などをきっかけにCOPDの症状が悪化すること）を繰り返す場合には，吸入ステロイド薬も投与されます．呼吸不全に陥った例（血液中の酸素が一定以下に下がっている場合）では在宅酸素療法が行われます．タバコ煙が原因であるため，禁煙が必須です．また，感染による急性増悪や進行を予防するために，インフルエンザワクチンや肺炎球菌ワクチンなどの予防接種も重要です．

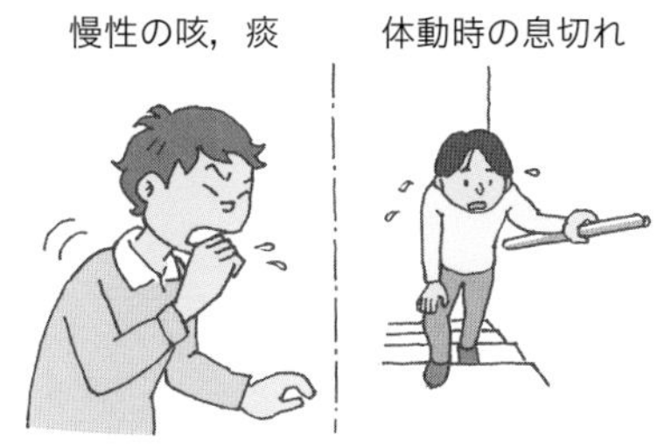

図1　COPDの症状

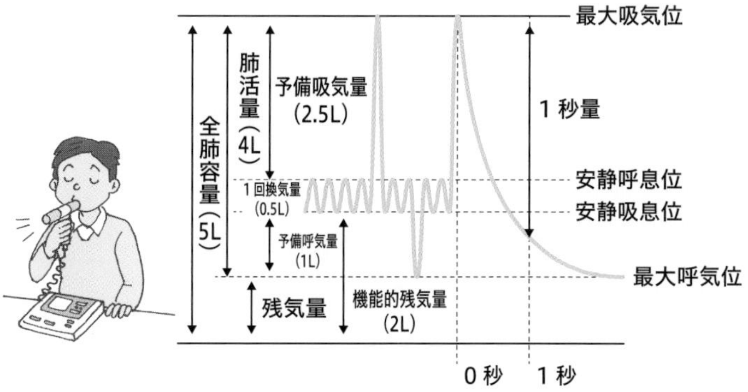

図2　呼吸機能検査

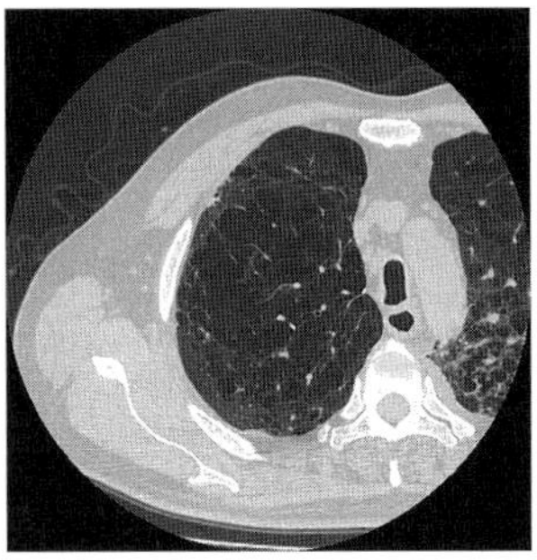

図3　COPD患者の胸部CT像
肺気腫が認められる

口腔との関連

COPDは進行すると，呼吸不全や心不全を起こす命にかかわる病気ですので，早期発見・早期治療が重要です．また，肺だけでなく全身に影響をもたらして，全身性炎症，心血管疾患，骨粗鬆症，糖尿病，歯周病などを併発しやすいことが知られています．歯周病はCOPDの独立したリスク因子になることも報告されています．

歯科診療における注意点・対応

咳，痰，息切れなどの症状が軽度であれば，通常の歯科治療には，支障はありません．咳や痰が多い場合や息切れがひどい場合には，歯科治療を延期して体調のよい時期に行う，長時間の治療を避け，休み休み行うなどの配慮が必要です．治療中はパルスオキシメータで動脈血酸素飽和度（SpO_2：酸素と結合した赤血球の割合）をモニタリングすることが推奨されます（図4）．歯科治療中に動脈血酸素飽和度が低下した場合は，酸素吸入（図5）を行います（在宅酸素療法中の患者では，酸素吸入量を増やします）．酸素吸入は低濃度（1 L/分）から始めて，動脈血酸素飽和度は90％台前半を目標にするのがよいでしょう．呼吸不全の患者に高濃度の酸素を吸入させると，呼吸抑制によってCO_2ナルコーシス*をきたし，意識障害に陥ってしまうことがあります．

*CO_2ナルコーシス：換気量の低下による高二酸化炭素血症によって意識障害を起こしたもの

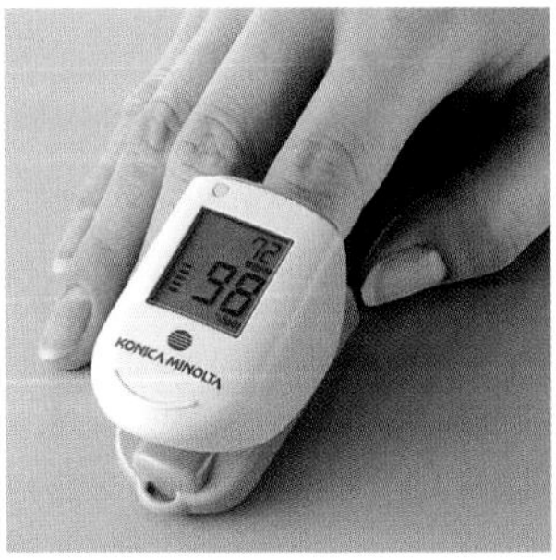

図4　パルスオキシメータ

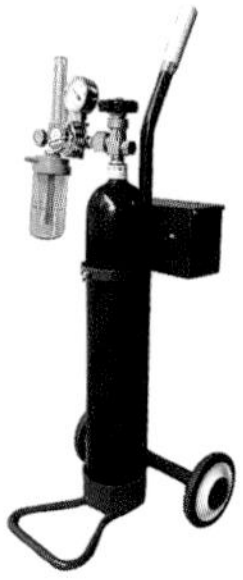

図5　歯科医院でも備えておきたい酸素吸入器
（オキシカート500/セキムラ）

歯周病はCOPDのリスク因子であるため，タバコを吸っている歯周病患者には，禁煙を勧めることが重要です．また，タバコを吸ったことがある歯周病患者で，咳，痰，息切れなどの症状がある場合には，早めに医科を受診して，COPDの合併の有無についての検査を受けることを勧めることが重要です．歯周病がCOPDのリスクとなる理由についてはわかっていませんが，デンタルプラークが炎症を惹起することによってCOPDのリスクになるのではないかと考えられているようです．ですから，COPDの発症や進行の予防には，禁煙とプラークコントロールの両方が重要であるといえます．

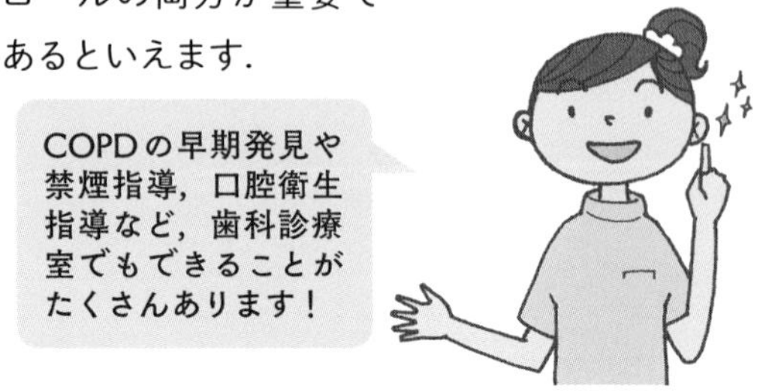

④結核

国立病院機構天竜病院　白井正浩

結核とは？

「結核」は，結核菌に空気感染して引き起こされ（図1），診断した場合には「ただちに」最寄りの保健所に発生届けを提出しなければならない「二類感染症」です．痰の中の結核菌を調べる検査で喀痰塗抹陽性となった患者は，陰圧設備*を整えた施設での治療が必要です．わが国では，患者数は毎年減少していますが，世界的にはいまもって，エイズ，マラリアと並んで三大感染症の1つに数えられます（図2, 3）．2020年の新型コロナウイルスの感染拡大に伴い10年ぶりに結核による死亡者数は増加しており，コロナ感染による死亡者数に次いで第２位です．

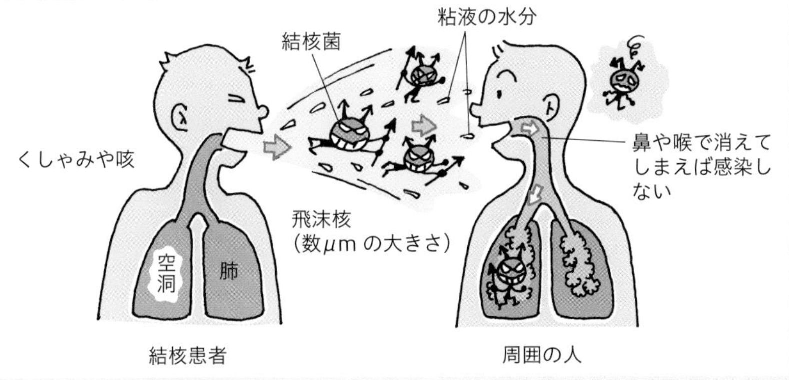

図1　結核への感染
（結核予防会：結核の常識．2007.）

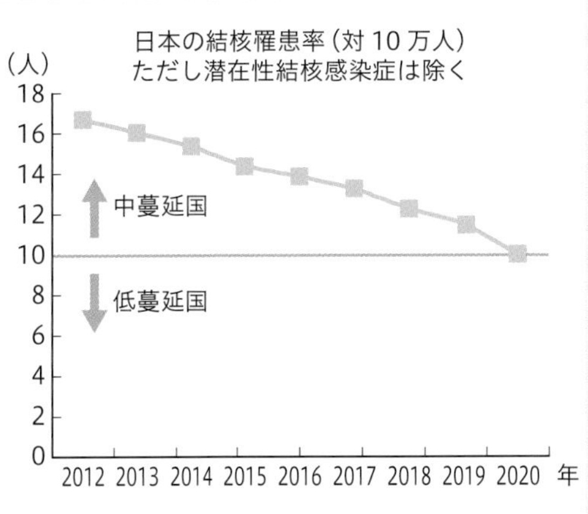

図2　日本の結核罹患率（対10万人）
結核患者の発生は減少してきている

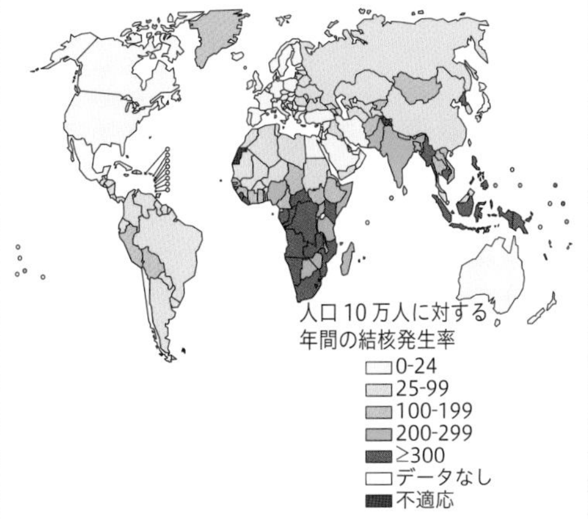

図3　世界の結核感染者（WHO Global Tuberculosis Report 2018）
アジア・アフリカで多い感染症である

*陰圧設備：空気感染する可能性のある細菌が外部に流出しないように気圧を低くしてある設備のこと

結核の分類

肺内に病変が限られているものを**「肺結核」**といいます．一方，**「肺外結核」**は，肺以外に病変が存在する状態で，胸腔に水が溜まる（結核性胸膜炎），リンパ節が腫脹する（リンパ節結核），血流に乗って肺に粟粒《ぞくりゅう》状の影が広がる（粟粒結核），腎臓に発症する腎結核，皮膚結核なども含めます．

結核の病態，症状

結核菌は，酸素が豊富な環境のみで生息しほぼヒトからヒトへとしか広がりません．普通の細菌と比較して分裂が遅いため，診断が難しく，毒素を発生せず，菌が肺の奥に到達してから感染が起きるため，最初の症状は軽く，風邪と見分けがつかないことが多いです．もっとも多い症状は咳で，2週間以上続く場合には積極的に結核を疑い，X線検査，さらに喀痰の検査をすることが望ましいとされています（図4）．高齢者では症状がない場合も多いため，注意が必要です（図5）．2020年の日本の新規登録者数は，新型コロナウイルス感染症の流行に伴う感染防止策による感染機会の減少や受診抑制によって2019年より16.7%減少しています．また世界では，治療へのアクセスの低下に伴い結核の死亡者数は10年ぶりに150万人を超えたことが報告されました[2]．

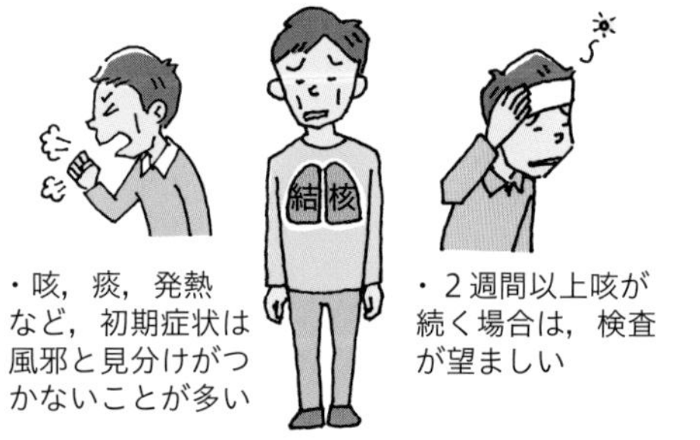

図4　**結核の症状**

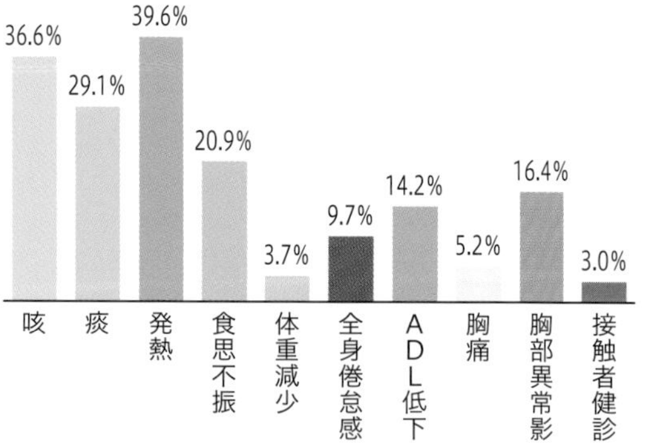

図5　**肺結核入院患者発見動機**

国立病院機構天竜病院（2018年～2020年134例）．特に高齢者は全身症状のみの場合が多い

結核の検査，数値の読み方

①喀痰塗抹検査

採取した痰をチールニールセン染色や蛍光染色し，直接顕微鏡で観察する方法です．感度を上げるためには唾液成分が少なくて膿性部分の多い濃厚な喀痰を得る必要があり，3回の検査で陽性率は90%以上になります．

②培養検査

培地にて生きている菌かどうかを確認します．感度は塗抹検査よりも高いです．陽性が明らかになるまで6～8週間培養します．

③同定検査

近年，結核以外の抗酸菌*感染症（非結核性抗酸菌症）が急増しており，塗抹検査や培養検査にて抗酸菌が陽性の場合は必ず菌種を確認しておく必要があります．

*__抗酸菌__：いったん染色されると酸で脱色されにくい細菌のグループで，結核菌のほか癩《らい》菌，非定型抗酸菌などがある

④薬剤感受性試験

薬の効果を知り，適切な治療を行うために必要です．最近は海外において薬の効果がない菌（多剤耐性結核）が増加しており，注意が必要です．

⑤感染の検査

1) ツベルクリン反応

結核菌の抽出液からつくった試薬を皮内注射して，皮膚に紅斑ができるかどうかで結核の感染を判定する方法です．わが国ではBCG接種が繁用されているため，疑陽性が多く，最近では下記のIGRAが多く使われています．

2) インターフェロン-γ遊離試験（IGRA：Interferon-Gamma Release Assays）

BCGや多くの非結核性抗酸菌に含まれない，結核菌にだけ存在する抗原で血液中のリンパ球を刺激し，インターフェロン-γを測る方法です．ツベルクリン反応と比較してBCGの影響を受けないこと，1度の採血ですむこと，測定の技術的問題がないことが長所ですが，検体の取り扱いが煩雑であることや再現性が低いこと，10倍以上高価であることなどが短所として指摘されています．陽性になった場合には，必ず呼吸器内科を受診して発病していないか（喀痰検査や画像検査）をチェックします．

結核の画像所見

結核のX線画像はさまざまな陰影を示します．典型的な画像は気道に沿って木から芽が吹き出ているような陰影（分岐線状構造：Tree-in-Bud Appearance）とされます（図6）．よくみられるとされる肺に空洞を呈する症例は高齢者では少ないです（図7）．治療をしていなくてもどんどん悪くなるのではなく，条件によって変わり，その経過もよくなったり悪くなったりを繰り返すので注意が必要です．

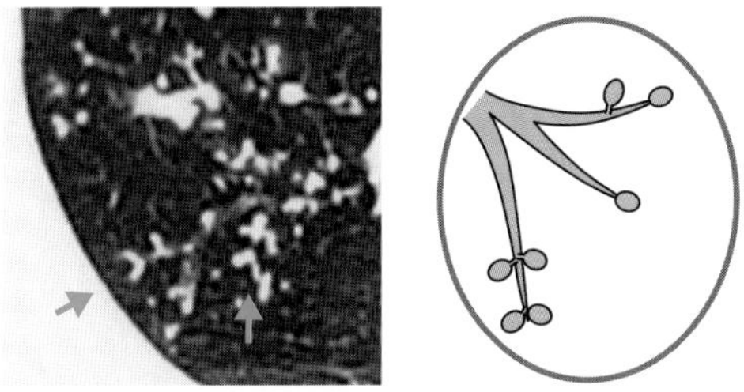

図6　**典型的な結核のX線像**
結核菌が気管支に浸潤して，細気管支が描出される

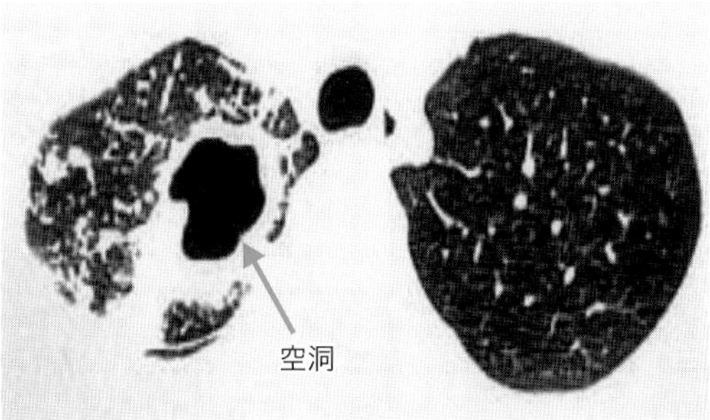

図7　**肺に空洞がみられる結核のX線像**

結核の診断

わが国の結核患者の発生は人口10万人に対して10.1人（2020年）まで減少してきており，呼吸器内科医であっても診断に苦労しているのが現状です．結核を早期に診断するためのもっとも大事なポイントは，まず疑うことです．わが国では大都市に多く，高齢者やホームレスなどの生活困窮者やステロイド性抗炎症薬などの免疫抑制薬治療中の患者に多くみられます．また，20%近くが糖尿病患者です．若年患者の多くが外国出身者になっているのも特徴です．これらの社会的な背景や合併症がある場合には，X線検査を定期的に施行し，疑いがあれば喀痰検査を積極的に行うことが肝心です．診断は結核菌を証明することが原則であり，画像所見やIGRA陽性だけでは診断できません．

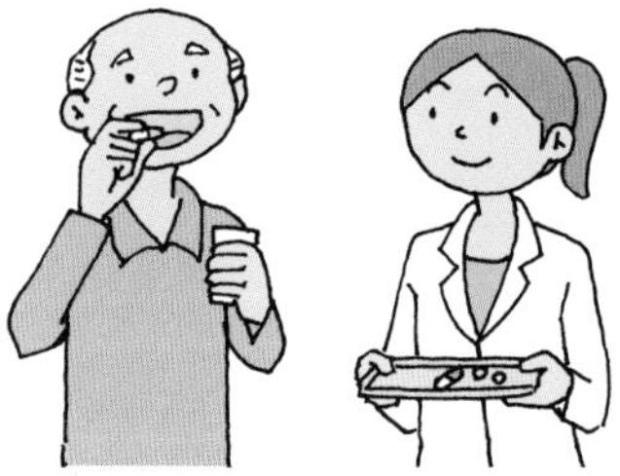

図8　直接服薬確認療法（DOTS）

結核の治療法・治療薬

結核は慢性的な経過をとり，治療をしなければ致死的になりえます．薬剤耐性の防止のためイソニアジド，リファンピシンを主体とする多剤併用療法が基本です．治療期間は通常6〜9カ月で，確実な治療を行うため直接服薬確認療法（DOTS：Directly Observed Treatment Short-course，ドッツ）*が行われています（図8）．高い菌量を排出している患者であっても，適切な治療が始まれば2〜3週間で塗抹陰性に転じることが多いです．

入院の基準は感染の危険性が高い喀痰塗抹陽性に限られており，気管支鏡検査のみの塗抹陽性や喀痰の塗抹陰性かつPCR・培養陽性の場合は外来で対応します．複数回の塗抹陰性が確認されたら退院可能です．

*直接服薬確認療法（Directly Observed Treatment Short-course）：患者が薬を服用するところを医療従事者が目の前で確認し，治癒するまでの経過を観察する治療方法．わが国では，全結核患者を対象にして，服薬中断リスクに応じて支援の頻度や方法を決定し，保健所を中心に多職種協働で治療支援と評価を行っている

歯科診療における注意点・対応

歯科や口腔領域における結核の頻度は低いですが，結核に感染した職員や患者が歯科診療をとおして院内感染を引き起こす事例があり，結核の感染対策について知ることは歯科医療従事者として重要です．

結核患者の歯科治療においては，空気感染対策が必要です．患者の時間的・空間的隔離に配慮し，患者にはサージカルマスク，治療者はN95マスク*の装着が必須です（図9）．

*N95マスク：0.3 μmの粒子を95%以上捕集できるマスク．顔面とマスクの密着性が重要であり，サイズ確認のためフィットテストを行う

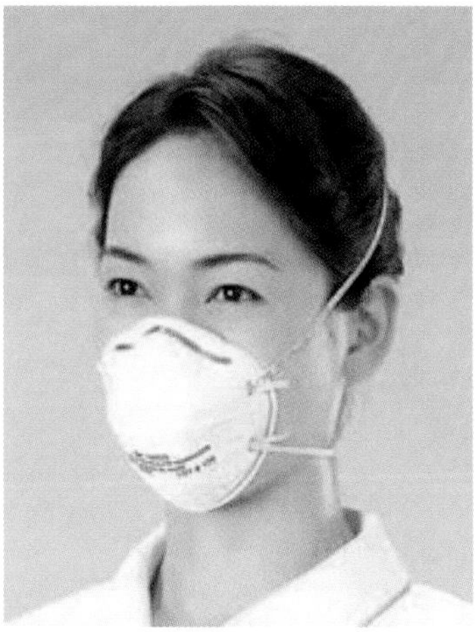

図9　N95マスク

呼吸器疾患

⑤睡眠時無呼吸症候群（SAS）

浜松医科大学耳鼻咽喉科・頭頸部外科学講座　三澤　清

▪ 睡眠時無呼吸症候群とは？

「睡眠時無呼吸症候群（SAS：Sleep Apnea Syndrome）」は，激しいいびきや無呼吸，あえぎ様の呼吸といった睡眠中のイベントと，著しい日中の眠気（EDS：Excessive Daytime Sleepiness）や倦怠感，起床時の頭痛などの臨床症状を伴う睡眠関連疾患です（図1）．

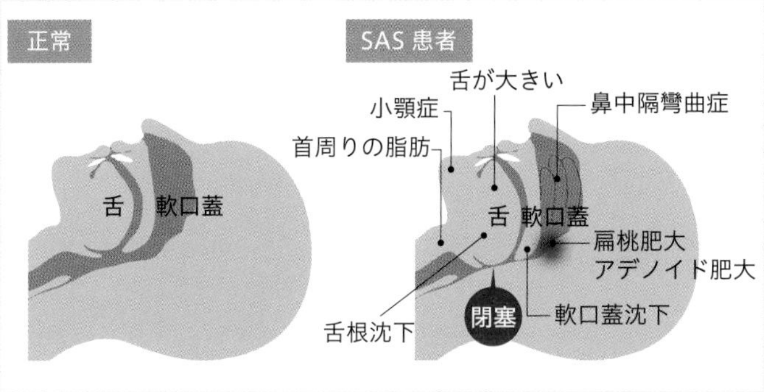

図1　正常な気道と睡眠時無呼吸症候群患者の気道

睡眠時無呼吸症候群の原因と症状

睡眠時無呼吸症候群は，原因ごとに表1の3種類の分類があり，さまざまな症状を引き起こします（図2）．

睡眠時無呼吸症候群の診断・検査

睡眠中に呼吸が10秒以上止まる状態を無呼吸といい，1時間に無呼吸が起こる回数を**無呼吸指数（AI：Apnea Index）**といいます．一方，呼吸による換気が50％以下に低下する状態が10秒以上持続することを低呼吸といい，1時間に低呼吸が起こる回数を**低呼吸指数（HI：Hypopnea Index）**といいます．現在は，睡眠ポリグラフ検査（図3）により1時間あたりの無呼吸と低呼吸の和を**無呼吸低呼吸指数（Apnea-Hypopnea Index：AHI）**とし，AHI＞5を睡眠呼吸障害と定義しています．

表1　睡眠時無呼吸症候群の分類

①閉塞性睡眠時無呼吸症候群（OSAS：Obstructive SAS）
気道の閉塞によるもっとも頻度が高いタイプ
②中枢性睡眠時無呼吸症候群（CSAS：Central SAS）
脳の呼吸中枢の活動低下が原因で，呼吸筋の運動が停止するタイプ
③混合性睡眠時無呼吸症候群（MSAS：Mixed SAS）
閉塞性と中枢性の混合型

覚醒時の症状	睡眠時の症状
①日中の眠気（EDS）・知的能力の低下 高度な睡眠不足は，疲労感や集中力の低下を引き起こす．仕事中の居眠り，交通事故の原因にもなりうる	**①いびき** OSASのもっとも主要な症候．配偶者や家族などからの指摘が受診の動機となることがもっとも多い
②起床時の頭痛・頭重感 睡眠時から持続する高酸素血症によって脳血流量が増大することが原因とされる	**②異常体動** 無呼吸後の呼吸再開時の覚醒反応に伴い，四肢を激しく動かすなどの行動を示すことがある
③性欲低下・インポテンツ（ED） OSASとEDは相互に高頻度で合併すると報告されている	**③不眠・中途覚醒** 夜間の不眠症状を訴える場合がある．その多くは中途覚醒を訴えることが多い
④性格変化・抑うつ状態 EDS，記憶力低下により，しばしば社会的適応障害を生じる	**④夜間頻尿** 無呼吸による胸腔内圧の陰圧化，還流静脈血の増加により，睡眠中に心房性ナトリウム利尿ペプチドが持続分泌することが原因

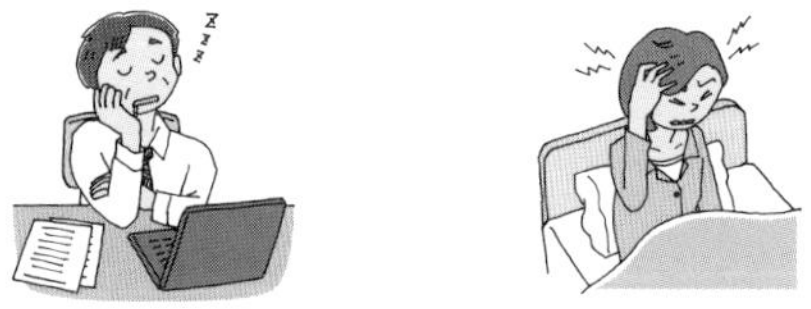

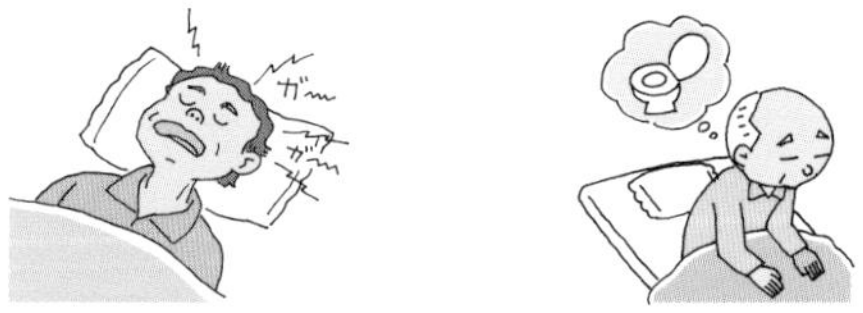

図2　**睡眠時無呼吸症候群の症状**

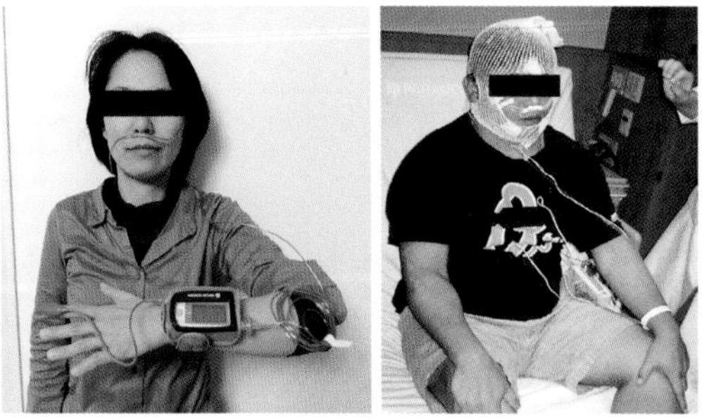

図3　**簡易睡眠ポリグラフ検査（左）と終夜睡眠ポリグラフ検査（右）**

睡眠時無呼吸症候群の治療

わが国の睡眠時呼吸障害のデータでは，無呼吸指数（AI）≧20の無治療群の生存率は，AI＜20の群と比べ有意に予後不良であり，かつAI≧20の治療群と比べても有意に予後不良でした．これらのことから，AI≧20の群では，積極的な治療が必要になります．

①気管切開・鼻マスク式持続陽圧呼吸

現在のところ，OSASに対する治療法で有効性が確実とされているのは気管切開と，マスクを鼻に密着させて機械で圧を加えた空気を鼻から気道へ送り込む鼻マスク式持続陽圧呼吸（NCPAP：Nasal Continuous Positive Airway Pressure，図4）です．世界的なスタンダード治療はNCPAPであり，NCPAP治療患者の長期成績は一般人と差がなく，予後向上に寄与するとされています．

②生活習慣の改善

体重減量は，OSAS患者において重要です．しかし，実際には減量だけでOSASを消失させることはきわめて困難です．

③手術

口蓋垂軟口蓋咽頭形成術（UPPP：Uvulopalatopharyngoplasty）は，上気道の拡大手術であり，閉塞型無呼吸を改善します．NCPAP

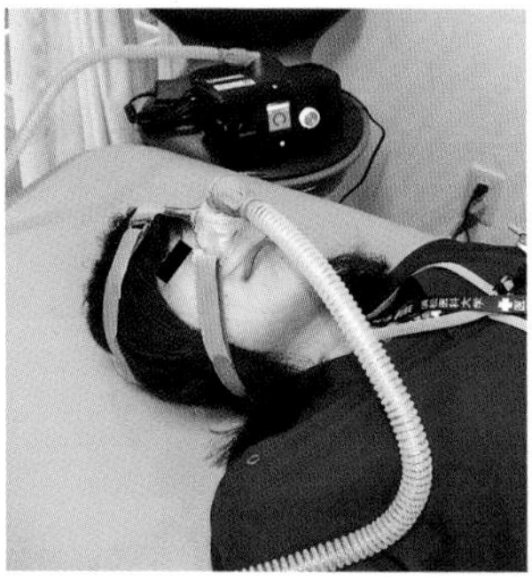

図4　**鼻マスク式持続陽圧呼吸の装着**

に比べ有効性は低いですが，軽症から中等症で，NCPAPのように継続的な治療を希望しない患者に有用です．

④口腔内装置

口腔内装置（OA：Oral Appliance）は，NCPAPと比べ，安価・簡便で治療コンプライアンス面で軽症から中等症においてNCPAPより優れていることがあります（図5）．

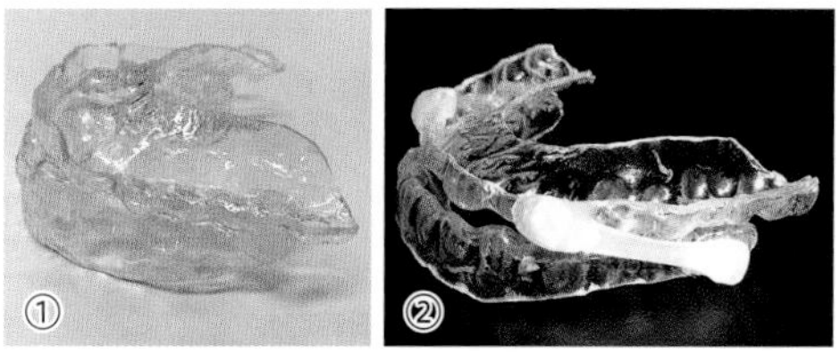

図5　**口腔内装置（OA：Oral Appliance）**
下顎とともに舌を前方に牽引して固定し，後下方に押し出されていた舌を口腔内に納めて舌根部の気道を拡大する装置
①固定式，②可動式

口腔との関連

睡眠中に下顎を前方移動位で固定するOAは，咽頭周囲の解剖バランスを改善するため，NCPAPと並んで重要な治療手段です．OAは，おもに軽症から中等症の治療に応用されますが，その効果はAHIが60を超すような重症例であっても20％前後の症例に有効であるとされています（表2，図6）．

歯科診療における注意点・対応

SAS治療には歯科チームによるOA治療はもちろんのこと，副作用の早期発見やコントロールが重要であり，日常臨床においても本症を疑う所見（図2）がないか観察し，必要に応じて精査を勧めることも大切です．

表2　**OAの適応基準/適応除外基準**

OAの適応基準	OAの適応除外基準
①軽症OSASで減量や睡眠時の体位変換による治療が困難な症例 ②中等症から重症OSASでNCPAP治療を拒否するか，継続できない症例	①重篤な呼吸不全状態の合併 ②治療が困難でOAを維持するのに耐えられないような不良歯が存在する場合 ③治療が困難な歯周病がある場合 ④顎関節の障害がある場合 ⑤鼻呼吸が不可能な鼻閉（鼻閉の治療を優先） ⑥マッケンジーⅢ度の扁桃肥大（まず扁桃摘出を行う）

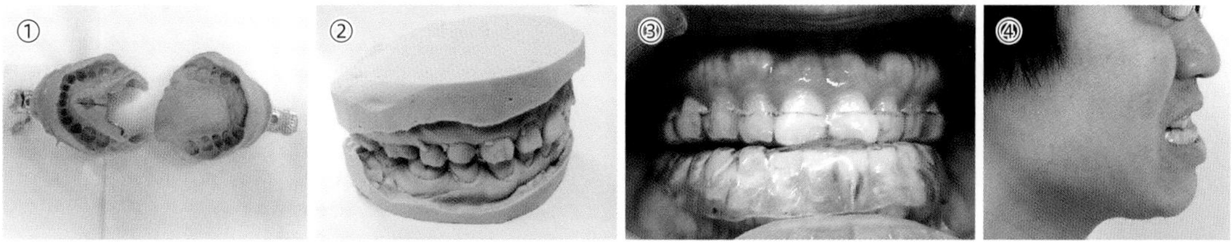

図6　**OAの作製実例**
①SAS患者の上下顎歯列の印象採取を行う，②石膏模型を作製する，③顎位の決定を行う，④下顎前方保持固定OAの完成

Column 2

誤嚥性肺炎予防と歯科衛生士の役割

米山歯科クリニック　米山武義

誤嚥性肺炎とは？

口腔内の細菌を含んだ唾液などが気管内に入り，肺の深部まで侵入して炎症を起こした状態です．胃液や胃の内容物が逆流（胃食道逆流現象）することでも発症し，重症化すると死に至ることがあります．誤嚥性肺炎を含む肺炎全体では日本人の死因の第3位を占め（詳細はp.60参照），その多くが高齢者です．また，肺炎で病院に入院する方の多くが誤嚥性肺炎であるという実態調査があり（**図1**），抗菌薬によりいったん改善しても，再び肺炎を発症し入院を繰り返す人が非常に多い疾患でもあります．再発を繰り返す背景には，日常生活のなかに肺炎を引き起こす原因があるにもかかわらず改善策を実践しないことや，誤嚥性肺炎を疑う症状に周囲が気づかずにいることがあげられます．歯科衛生士は診療室や在宅医療の現場において患者さんに肺炎のリスクを認めたら，積極的に医師，歯科医師，看護・介護職さらには家族に注意喚起し，誤嚥性肺炎の予防に努めることが求められます．

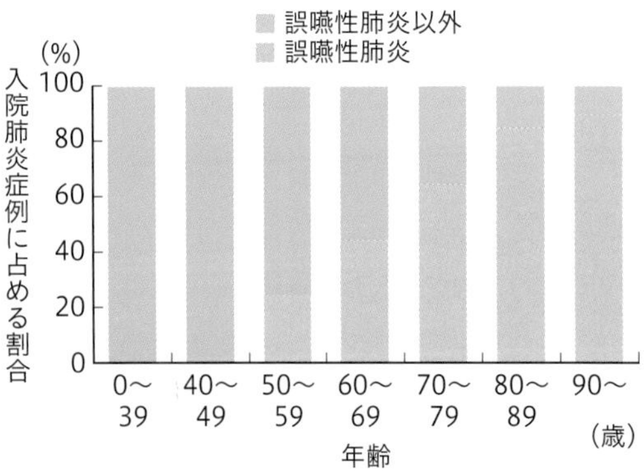

図1　年代別の入院肺炎症例に占める誤嚥性肺炎の割合[1)]

誤嚥性肺炎の原因

発症原因は大きく分けて3つあります．1つめは食事中の**食物の誤嚥**，2つめは**胃の内容物などの誤嚥**，3つめは**就寝中の唾液などの誤嚥**です．

1つめは食事中に口腔内の食べ物をうまく飲み込めずに誤って気管に入れてしまったタイプです．食べ物を誤嚥したからといってすぐに肺炎になるというわけではなく，慢性的に食べ物を誤嚥し続けることによって，細菌が増殖し肺炎を発症するのです．

2つめは意識状態が悪く，吐いた物を吸引（誤嚥）してしまった場合に起こります．これが「メンデルソン症候群」という急性の誤嚥性肺炎です．この場合，胃液を含む大量の嘔吐物を誤嚥するので，急速に化学性肺炎（胃酸などの化学作用によって発症する肺の炎症）を起こしてしまいます．3つめは就寝中に起こる誤嚥で，自覚できないことから「不顕性誤嚥（静かな誤嚥）」ともよばれます．ヒトは仰向けで寝ている間も唾液を無意識に嚥下します．仰向けで飲み込もうとすると下顎が落ちて非常に飲み込みにくく，特に高齢の方は口腔，咽頭の筋肉が衰えてさらに誤嚥しやすい状況になります．

誤嚥性肺炎の直接の原因は細菌の繁殖です．鼻腔や口腔にはさまざまな細菌がいますが，誤嚥性肺炎を発症した患者さんから検出された細菌を調べると，肺炎球菌が多数を占めました．そのほかにも多種の口腔内細菌が原因となることがわかっています．

なぜ高齢者に多いか？

誤嚥性肺炎に高齢者がよくかかる理由は，慢性的な誤嚥や嚥下反射の低下だけでなく，誤嚥したものを除去する咳反射の能力が低下していることがあります．加えて，誤嚥性肺炎を起こす高齢者の多くで口腔衛生状態が悪く，誤嚥したものに細菌が付着していることが理由にあげられます．さらに高齢者は栄養状態が悪く，抵抗力が低下していることも重要なポイントです．嚥下機能をはじめとする口腔機能の低下が著しいケースも多く認められます．

誤嚥性肺炎を見分けるためのポイントと誤嚥性肺炎の予防

誤嚥性肺炎の初期の症状の特徴は「なんとなく」です．つまり「なんとなく最近元気がない」という生活上の変化に対する観察が大切です（**表1**）．

誤嚥性肺炎の予防では，第1には誤嚥の回数を減らすこと，第2には誤嚥しても肺炎にならないようにすることが大切です．誤嚥の回数を減らすためには嚥下能力を鍛えることが必要です．また，誤嚥をしても肺炎にならないための取り組みは**表2**のとおりです．

表1　誤嚥性肺炎の徴候「なんとなく」

①食欲がなくなってきた
②食事時間が長くなった
③食後，ぐったりしている
④口の中に食べ物を溜め込む
⑤微熱が続く
⑥ボーっとしていることが多い
⑦失禁するようになった
⑧体重が減ってきた
⑨夜間に咳き込む
⑩痰が絡んだ声を出す
⑪口が臭う
⑫口が常時開いている

	口腔ケア群（%）	対照群（%）
発熱発生者数	27（15）	54（29）**
肺炎発症者数	21（11）	34（19）*
肺炎死亡者数	14（7）	30（16）**

（＊：$p<0.05$，＊＊：$p<0.01$）

図2　口腔ケア群と対照群の比較[3]

これらの項目を多職種と連携して，役割分担して取り組むことが求められます．継続の力は非常に大きく，口腔管理に重きを置いた結果，何年にもわたって誤嚥性肺炎を発症していない老人福祉施設も出ています．**図2**，p.63**図12**に示すように，専門的な口腔衛生管理（口腔ケア）によって，発熱や肺炎の発症，肺炎による死亡者数が減少することが介入研究によって報告されています[2]．

また，義歯を装着し続け，口腔機能を保つことで肺炎の発症を抑制できることも示唆されています（**図3**）．そのほか，医療的・薬物的な予防方法として，サブスタンスPという脳内から出る嚥下反射を改善する物質を増やすACE阻害薬やシロスタゾールが応用されています．このように口腔衛生管理や口腔機能管理を担う歯科衛生士の役割は非常に大きく，今後ますます施設における誤嚥性肺炎予防や病院における院内感染，術後の感染症予防のための周術期口腔管理が広く認識され，強く求められてくるでしょう．

専門医や他職種との連携も重要になり，口腔管理をコーディネートする人材が必要になってきます．

表2　誤嚥しても肺炎にならないための取り組み

①口腔衛生状態を高いレベルで管理する
②口腔機能の向上，特に舌の機能の向上
③嚥下，口腔機能の向上，直接・間接的な摂食・嚥下機能訓練
④栄養管理
⑤食後の上体起こし（1時間以上）
⑥歌を歌う，おしゃべりを楽しむ，心を健康にし免疫力を上げる

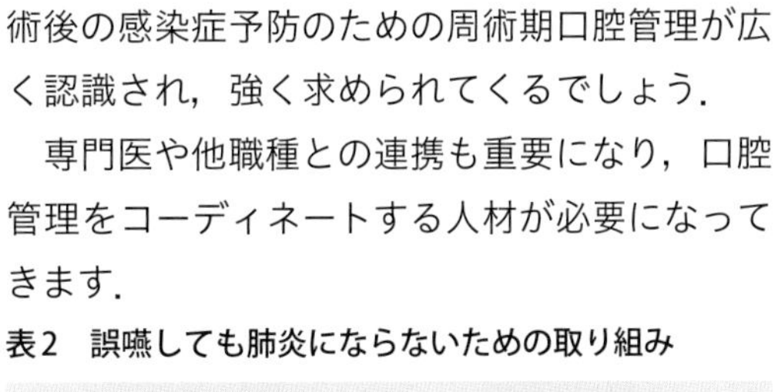

図3　無歯顎者の肺炎発症率[3]

腎疾患

浜松医科大学附属病院血液浄化療法部　石垣さやか
浜松医科大学第一内科診療科群腎臓内科　安田日出夫

■ 腎疾患とは？

腎臓は腰の両側にある握りこぶし大の左右1対の臓器で（図1），血液から尿を生成することで，①老廃物の排泄，②水電解質の調節，③酸塩基平衡を調整しています．

腎機能は30〜40歳以降，加齢に伴い徐々に低下しますが，「慢性腎臓病（CKD：Chronic Kidney Disease）」では2倍以上の速さで低下します．わが国における慢性腎臓病患者は1,330万人，大人の8人に1人と推定され，国民病といわれています．慢性腎臓病は心血管イベントのリスクであり，心筋梗塞や脳卒中の発症や死亡のリスクが高くなります．慢性腎臓病が進行して末期腎不全に至ると，透析療法や腎移植が必要となります．

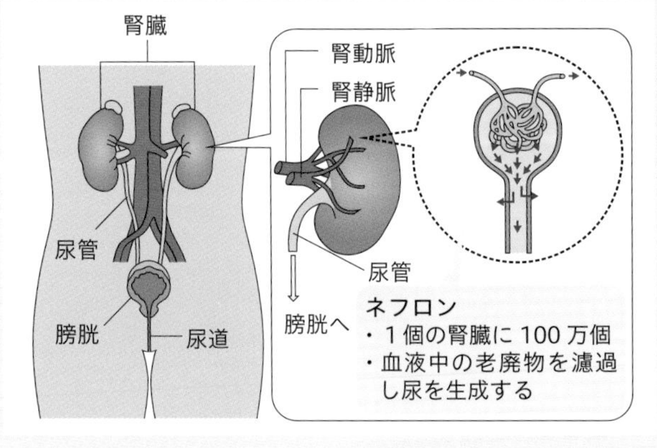

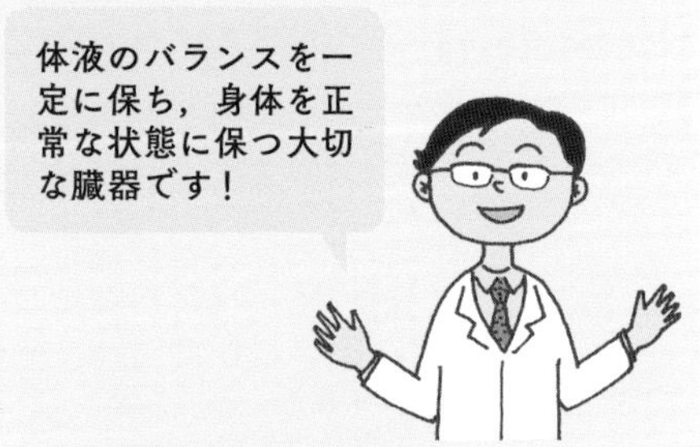

図1　腎臓の位置と解剖（ネフロン）
そら豆のような形をした握りこぶし大の1対の臓器．背骨の両側，横隔膜の下に位置する

慢性腎臓病の原因

多くは，高血圧や糖尿病が原因となる二次性の慢性腎臓病です．透析導入時の慢性腎臓病の原疾患でもっとも多いのは糖尿病性腎症[*1]で，4割以上を占めています．また，慢性腎臓病のなかには，慢性糸球体腎炎[*2]，原発性ネフローゼ症候群[*3]，急速進行性糸球体腎炎[*4]やループス腎炎[*5]などで免疫抑制療法を行っている患者がいます．

[*1] **糖尿病性腎症**：網膜症や神経障害とともに糖尿病の3大合併症とよばれる
[*2] **慢性糸球体腎炎**：腎臓にある糸球体に慢性的な炎症が起こるために，血尿・タンパク尿を認める疾患の総称．原因としてIgA腎症がもっとも多い
[*3] **原発性ネフローゼ症候群**：多量のタンパク尿と低タンパク血症をきたす病態．腎疾患による一次性ネフローゼ症候群と全身疾患に伴う二次性ネフローゼ症候群に分類され，その原因は多岐にわたる
[*4] **急速進行性糸球体腎炎**：腎臓の糸球体に高度の炎症が起き，血尿やタンパク尿が出現し，数日〜数週間の間に急速に腎機能が低下して腎不全となる疾患
[*5] **ループス腎炎**：全身性エリテマトーデスに合併する腎炎

慢性腎臓病の重症度分類

慢性腎臓病とは原因にかかわらず，尿異常がみられる病態から徐々に腎機能が低下して，最終的に末期腎不全*に進行する病態までを指します．その定義は，「腎臓の障害」が3カ月以上持続する病態とされ（表1），「腎臓の障害」は臨床上「検尿異常，特にタンパク尿」「画像でわかる腎形態異常」「腎機能低下」をもって判断することが一般的です．

慢性腎臓病の重症度はタンパク尿と腎機能の程度で分類されます（表2）．ステージが進むほど，死亡，末期腎不全，心血管疾患のリスクが上昇します．

*末期腎不全：老廃物が体内に蓄積すること（尿毒症）により生じる悪心（吐き気），嘔吐，倦怠感，意識障害，呼吸困難，出血傾向，高カリウム血症，高度のアシドーシス（血液の酸性化）をきたす病態をいう．血液透析や腹膜透析などで，血液を浄化しなければ生命維持が困難な状態

慢性腎臓病の病態，症状

慢性腎臓病は自覚症状がないことも多く，健診でみつかることも多くあります．末期腎不全になると図2のような症状が出現します．生活習慣の乱れに基づくメタボリックシンドロームや喫煙などは，慢性腎臓病の発症・進展に関与するとされ，慢性腎臓病は生活習慣病でもあると考えられています．

表1　慢性腎臓病の定義[1]

①尿異常，画像診断，血液検査，病理検査で腎障害の存在が明らか
特に0.15 g/gCr以上のタンパク尿（30 mg/gCr以上のアルブミン尿）の存在が重要
②糸球体濾過量（GFR：Glomerular Filtration Rate）<60 mL/分/1.73 m^2
①，②のいずれか，または両方が3カ月以上持続する

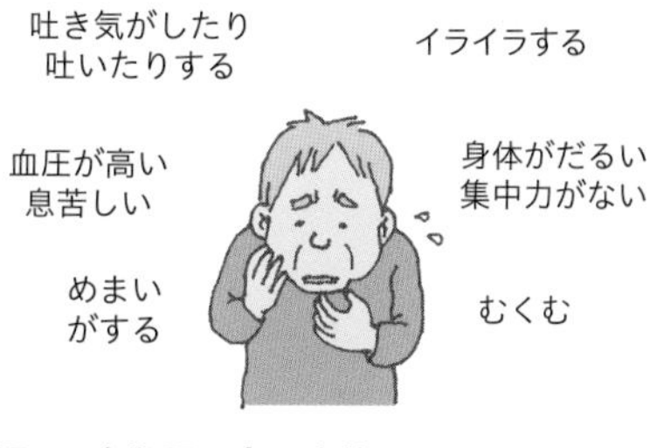

図2　末期腎不全の症状

表2　慢性腎臓病の重症度分類[1]

原疾患		タンパク尿区分		A1	A2	A3
糖尿病		尿アルブミン定量（mg/日） 尿アルブミン/Cr比（mg/gCr）		正常	微量 アルブミン尿	顕性 アルブミン尿
				30未満	30〜299	300以上
高血圧，腎炎，多発性囊胞腎，移植腎，不明など		尿タンパク定量（g/日） 尿タンパク/Cr比（g/gCr）		正常	軽度 タンパク尿	高度 タンパク尿
				0.15未満	0.15〜0.49	0.50以上
GFR区分（mL/分/1.73 m^2）	G1	正常または高値	≧90			
	G2	正常または軽度低下	60〜89			
	G3a	軽度〜中等度低下	45〜59			
	G3b	中等度〜高度低下	30〜44			
	G4	高度低下	15〜29			
	G5	末期腎不全	<15			

重症度は原疾患・GFR区分・タンパク尿区分を合わせたステージにより評価する．CKDの重症度は死亡，末期腎不全，心血管死亡発症のリスクに関連し，緑　を基準に，黄　，オレンジ　，赤　の順にステージが上がるほどリスクは上昇する

検査値の読み方

①タンパク尿

タンパク尿は腎疾患の早期発見や治療効果の指標となります．タンパク尿が多いと腎機能低下のリスクとなります．半定量検査（−〜3＋）は尿の濃縮の程度によって変動するため，スポット尿（診療時に採取された尿）での尿タンパク定量，尿中クレアチニン値を同時に測定して，「尿タンパク/クレアチニン比」でタンパク尿の程度を評価することが勧められています．

②腎機能

腎機能とは，老廃物を排泄する機能を指します．その指標となるのが血清クレアチニン値と年齢，性別によって推算される推算糸球体濾過量（eGFR：Estimated Glomerular Filtration Rate）です（表3）．このeGFR式は簡便法であって，75％の症例が実測GFR±30％の範囲に入る程度の正確性しか有しないことに留意する必要があります．

表3　eGFRの計算式[1)]

男性

推算GFR（mL/分/1.73 m^2）＝194×$Cr^{-1.094}$×年齢$^{-0.287}$

女性

推算GFR（mL/分/1.73 m^2）＝194×$Cr^{-1.094}$×年齢$^{-0.287}$×0.739

Cr：血清クレアチニン値（mg/dL）

慢性腎臓病の治療法・治療薬

①生活指導・食事療法

減塩（3〜6g/日），タンパク制限（ステージG3では0.8〜1.0g/kg体重/日）を中心とした食事療法を行います．

②血圧管理

慢性腎臓病患者における血圧の管理目標は130/80mmHg未満であり，適宜降圧薬を用います．高齢者においては140/90mmHgを目標に降圧し，腎機能の悪化や臓器の虚血症状がみられないことを確認して，130/80mmHg未満を目指して慎重に降圧します．

③血糖，脂質，尿酸値の管理

慢性腎臓病の進行抑制のみならず，心血管合併症の発症や進行抑制のために，血糖，脂質，尿酸値の管理など集約的に行います．

④肥満の是正と禁煙

適切な体重管理のため運動や生活習慣の改善を行います．禁煙することも大切です．

⑤貧血の管理

透析導入前の貧血管理目標値は，ヘモグロビン値11〜13g/dLであり，適宜赤血球造血刺激因子製剤を用います．

⑥慢性腎臓病患者のステロイド療法

慢性糸球体腎炎，原発性ネフローゼ症候群，急速進行性糸球体腎炎，ループス腎炎などに対してはステロイド療法を行います．長期間のステロイド療法を行うにあたって，感染症やステロイド性骨粗鬆症*は管理上重要な合併症としてあげられています．

*__ステロイド性骨粗鬆症：__日本骨代謝学会によるステロイド性骨粗鬆症の管理と治療ガイドラインが2014年に改訂された．ガイドラインでは，経口ステロイドを3カ月以上使用中もしくは使用予定で骨折のリスクを有する症例でビスホスホネート系薬剤（アレンドロン酸ナトリウム：ボナロン，フォサマック，リセドロン酸ナトリウム：アクトネル，ベネット）を第一選択薬として推奨している．また，ステロイド投与開始から数カ月間がもっとも骨減少率が高いことから，ステロイド療法開始後速やかに骨密度低下を予防する対策をすることが勧められている

口腔との関連，歯科診療における注意点・対応

①透析患者について

日本には約34万人の透析患者がおり，その多くが血液透析を受けています．高齢者や糖尿病のある患者が増加しています．

1）透析患者の口腔内の特徴

透析患者の約半数にドライマウスがあり，健常人と比較して齲蝕や喪失歯が多く，重度の歯周病の罹患率も高いことが報告されています[3,4]．背景として，唾液の減少，慢性炎症，糖尿病のような基礎疾患，歯科受診の頻度の低さなどさまざまな要因が関与しています．歯磨きやフロスなどの口腔ケアが習慣化している患者ほど，生命予後がよいことが報告されており[5]，積極的なケアが求められます．

2）透析施設との連携

一般的な血液透析は週3回行います（月・水・金もしくは火・木・土曜日）．透析治療中には血液の凝固を抑制するため，ヘパリンナトリウムなどの抗凝固薬を使用しています．そのため，歯科治療は非透析日に行うことが安全でしょう．

また，抜歯などを行った翌日の透析中に出血する可能性もあるため，治療を行う際は透析施設と情報を共有しましょう．

②慢性腎臓病患者（透析患者を含む）の薬

1）抗菌薬

慢性腎臓病の患者では，薬剤の腎排泄能が低下しているため，抗菌薬を投与する場合には腎機能に応じて減量する必要があります．

投与量に関しては「薬剤性腎障害診療ガイドライン2016」[6]や日本腎臓病薬物療法学会ホームページ（腎機能低下時に最も注意の必要な薬剤投与量一覧：https://www.jsnp.org/docs/JSNP-yakuzai_dosing_33.pdf）等に示されています．

2）鎮痛薬

歯科診療で使われるおもな鎮痛薬に，NSAIDsとアセトアミノフェンがあります．NSAIDsはおもに腎血流の低下により，腎障害をきたすことがあります．脱水時に認められやすく，夏場は特に注意が必要です．NSAIDsのなかでもCOX-2選択的阻害薬（セレコキシブ）は胃腸障害が少ないため選択されることもありますが，腎障害に関しては非選択的NSAIDs（ロキソプロフェンなど）と同様に起こりえます．よって，**慢性腎臓病患者への鎮痛薬は，アセトアミノフェンを基本とし，NSAIDsを使用する際は必要最小限としましょう**．

透析患者はすでに腎機能が廃絶しているため，腎血流の低下を気にする必要はありませんが，胃腸障害のリスクが高いため，やはりNSAIDsは漫然と使用しないほうがよいでしょう．

3）抗血小板薬や抗凝固薬の内服の確認

慢性腎臓病患者は心血管系の合併症を有することが多く，抗血小板薬や抗凝固薬を使用している場合があるので，抜歯などの観血的処置を要する場合は，事前に内服薬を確認する必要があります（p49，表6「各種抗血小板薬・抗凝固薬と抜歯」参照）．

③サルコペニア・フレイルと口腔

近年高齢者のサルコペニア*，フレイル**が問題となっています（p.127，Column 5参照）．慢性腎臓病患者では腎機能が低下するほど筋肉量が低下し，サルコペニアの合併頻度も高くなります[7]．

サルコペニアと口腔機能には密接な関連があり，十分に咀嚼できないと，食生活が大きく偏り，低栄養，全身のサルコペニアを生じます．サルコペニアにより，さらに摂食や嚥下機能が低下し，負の連鎖が生じます[8]．サルコペニア予防の観点からも，口腔機能を維持することは大切です．

④腎炎におけるステロイド療法

腎炎の治療でステロイド療法を行う際には，齲蝕や歯周病などのチェックを行うことが推奨されています．この目的には，①ステロイド性抗炎症薬の副作用である易感染性により口腔内の感染症が増悪するのを避ける，②ステロイド療法を行う患者では，骨粗鬆症予防のためにビ

スホスホネート系薬剤を投与することが多く，ビスホスホネート関連顎骨壊死***を予防する，などがあります．

⑤腎炎と齲蝕

動物モデルに齲蝕病原菌（*Streptococcus mutans*）を投与すると腎炎を引き起こすとの報告[9,10]や，歯周病とIgA腎症との関連[11]などの報告があり，口腔内感染症が腎疾患の発症や増悪に関与している可能性が指摘されています．

***サルコペニア**：骨格筋量の低下に加えて，筋力の低下あるいは身体能力の低下を伴うもの
****フレイル**：加齢に伴う予備能力の低下のため，外的ストレスに対する回復力が低下し，要介護状態となりやすい状態
*****ビスホスホネート関連顎骨壊死**：p.22参照．ステロイド療法の際には，骨粗鬆症予防のために骨吸収抑制薬であるビスホスホネート系薬剤の併用が推奨されている．ステロイド療法は骨吸収抑制薬関連顎骨壊死のリスクファクターにあたるため，骨吸収抑制薬開始前は歯科受診により口腔衛生状態の改善をはかり，すべての歯科治療は骨吸収抑制薬治療開始の2週間前までに終えておくことが望ましい．ステロイドおよび骨吸収抑制薬治療中は定期的に歯科を受診し，主治医と歯科医師が緊密に連携することで顎骨壊死の発生減少に努めることが大切である

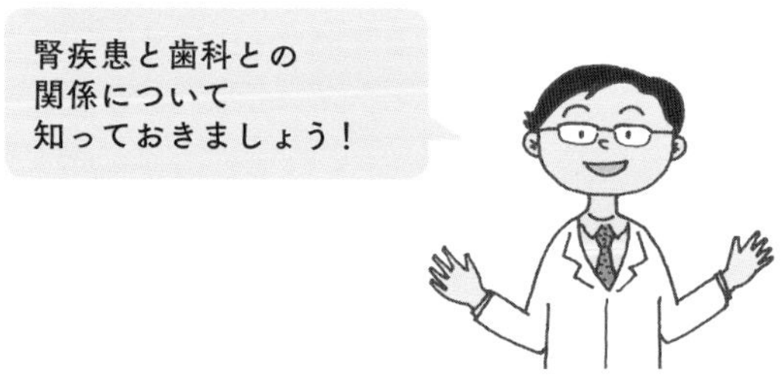

Column 3

頻尿・尿失禁

浜松医科大学泌尿器科学講座　三宅秀明

頻尿

一般的には起床から就寝までの排尿回数が8回以上の場合，頻尿と定義されます．しかし，1日の排尿回数は人によってさまざまですので，一概に1日に何回以上の排尿回数が異常とはいえず，8回以下の排尿回数でも，自身で排尿回数が多いと感じる場合には頻尿として扱うこともあります．

頻尿の原因となる病態は，過活動膀胱，残尿，多尿，尿路感染症，腫瘍，心因性など多岐にわたりますが，おもなものを以下に概説します（**表1**）．

頻尿の病態のなかでも「過活動膀胱」は，日本で800万人以上が罹患していると考えられており，非常に頻度が高く注意を要します．膀胱に尿が十分に溜まっていないにもかかわらず，膀胱が自身の意思とは無関係に収縮するため，急に尿意を感じ我慢ができなくなり，何度もトイレに行くというのが典型的な症状です．脳卒中などの脳神経系の病気による膀胱機能の制御不良，前立腺肥大症に伴う排尿障害による膀胱の知覚過敏などのほか，老化現象が原因になることもありますが，明らかな原因を同定しえないことも珍しくありません．

残尿とは，排尿後も膀胱内に尿が残存する状態のことであり，前立腺肥大症による排尿障害進行の結果として発症することがよく知られています．このほかにも，糖尿病，椎間板ヘルニア，骨盤内手術による膀胱周囲の神経損傷などが原因で残尿が発生します．膀胱内に残尿があると，結果的に尿を溜められるスペースが減少するため，1回の排尿量が少なくなり，頻尿を招いてしまいます．

糖尿病などの内分泌疾患，水分の多量摂取，利尿薬などの服用が原因で多尿となり，その結果頻尿をきたすことがあります．この場合，1回の排尿量は正常であるにもかかわらず，何回もトイレに行くことになります．また，膀胱炎，前立腺炎などの尿路感染症あるいは膀胱癌などが原因で，膀胱の知覚神経が刺激されても頻尿になることがあります．

以上のように，頻尿の原因は非常に多彩です．もし，水分を多く摂取していることが明らかなら，水分摂取の調節により改善が期待されますが，何らかの病気により頻尿となっている場合には，原因そのものを適切に治療する必要があります．

表1　頻尿の病態とおもな原因

過活動膀胱	脳神経疾患，前立腺肥大症，老化
残尿	前立腺肥大症，糖尿病，椎間板ヘルニア，骨盤内手術後
多尿	糖尿病，水分多量摂取，薬剤性
その他	尿路感染症，膀胱癌，心因性

表2　尿失禁の分類とおもな原因

腹圧性	加齢，出産，前立腺全摘除術後
切迫性	前立腺肥大症，糖尿病，椎間板ヘルニア，骨盤内手術後
溢流性	前立腺肥大症，骨盤内手術後，骨盤臓器脱
機能性	身体運動機能低下，認知症

尿失禁

尿失禁とは自分の意思とは関係なく尿が漏れてしまうことと定義されます．特に40歳以上の女性に限ると，その4割以上が経験していると想定されています．尿失禁もさまざまな病態が原因で発症し，その状態や原因に応じて適切な治療法があります．

尿失禁は，腹圧性，切迫性，溢流性および機能性尿失禁の4つに分類されます（**表2**）．腹圧性尿失禁とは，お腹に力が入ったときに尿が漏れてしまうのが特徴です．特に加齢や出産を契機に骨盤底筋群という尿道括約筋を含む骨盤底の筋肉が緩むために，女性に起こりやすいことで知られています．

切迫性尿失禁は，急に尿がしたくなり，我慢できずに漏れてしまうのが特徴で，外出中や乗り物に乗っているときなどには，大変悩まされます．原因の多くは前述の過活動膀胱と重複します．

一方，尿を出したいのに自力で出せずに，尿が少しずつ漏れ出てしまうのが溢流性尿失禁です．溢流性尿失禁は，前立腺肥大症や骨盤内手術などに伴う排尿障害が原因で発症します．

機能性尿失禁とは，排尿機能が正常にもかかわらず，身体運動機能の低下や認知症などが原因で起こる尿失禁です．

尿失禁の治療は，その種類や程度によりさまざまです．腹圧性尿失禁では骨盤底筋体操や減量で改善が期待できることもあれば，メッシュを尿道の下に通して尿道を支える手術が適応になることもあります．また，切迫性尿失禁の治療には，効果を期待できる多くの薬物療法があります．

いずれにしても，尿失禁は生命に直接影響しませんが，生活の質を著しく低下させてしまう病気ですので，恥ずかしがらずに泌尿器科専門医に相談するのが重要です．

歯科診療での注意点

歯科治療は非常に長時間に及ぶことはまれだと思います．しかし，頻尿・尿失禁は頻度の高い疾患であり，問診票や医療面接をとおした全身状態の把握の一環として，はじめて来院された方の排尿状態を確認することで，より適切な患者対応が可能になるでしょう．

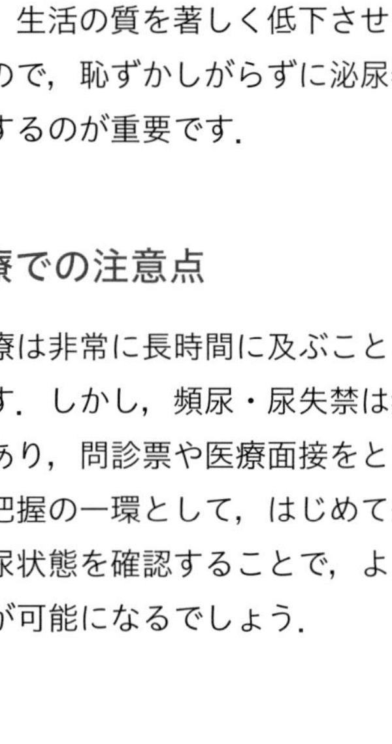

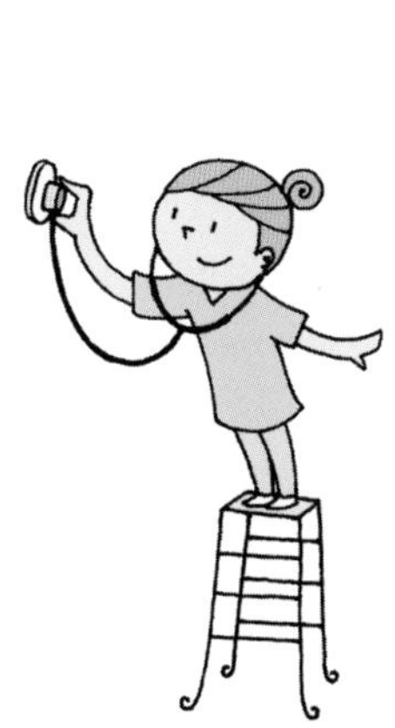

①アレルギー

静岡県立総合病院呼吸器内科　白井敏博

■アレルギーとは？

生体外からの異物（抗原）を排除する防御反応を「免疫反応」とよぶのに対して，免疫反応が特定の抗原に対して過剰に起こることを「アレルギー」といいます．アレルギーは，抗原に対して産生される物質（抗体）の関与の有無やその種類，中心となる細胞，反応までの時間などから4つのタイプに分類され，古くからCoombs & Gellのアレルギーの分類が用いられてきました（表1）．さまざまな疾患をアレルギーの発症機序から分類すると理解しやすいです．

表1　アレルギーの分類（Coombs & Gell, 1963）

分類（反応までの時間）	発症機序	代表的な疾患
Ⅰ型　即時型 （5～15分）	肥満細胞表面のIgE抗体にアレルゲンが結合する	喘息，アナフィラキシー，アレルギー性鼻炎，蕁麻疹
Ⅱ型　細胞障害型	標的細胞上のIgGまたはIgM抗体が認識され障害される	溶血性貧血，血小板減少性紫斑病
Ⅲ型　免疫複合体型 （3～8時間）	抗原とIgGまたはIgM抗体が免疫複合体を形成し組織が障害される	血清病，全身性エリテマトーデス，糸球体腎炎
Ⅳ型　遅延型 （24～48時間）	抗原に対するT細胞の活性化による細胞性免疫反応	接触皮膚炎，薬疹，結核

口腔との関連

歯科領域のアレルギー疾患には，金属アレルギー，金属以外の歯科材料によるアレルギー，歯科医療従事者にもみられるラテックスアレルギーなどが含まれ，おもに即時型または遅延型アレルギーの機序に基づいて発症します．各疾患の特徴をよく理解し，皮膚科や内科の医師と緊密な連携をとりながら適切に対処することが重要です（表2，図1）．

表2　歯科領域におけるアレルギーの原因と発生機序

分類	原因	発症機序
金属アレルギー	パラジウム，ニッケル，コバルト，クロム，金	Ⅳ型アレルギー
金属以外の歯科材料によるアレルギー	レジン ラテックス ホルマリン 局所麻酔薬 瞬間接着剤	Ⅳ型アレルギー Ⅰ型アレルギー Ⅰ型アレルギー Ⅰ型・Ⅳ型アレルギー Ⅰ型アレルギー

金属	ラテックス	その他
歯科における金属の修復・補綴物，ネックレス，ピアス，ヘアピン，眼鏡のフレームなど 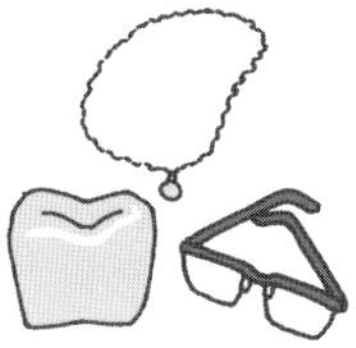	ゴム製手袋，玩具，カテーテル，コンドームなど ※ラテックスはメロン，キウイフルーツ，バナナなどと交差反応性がある 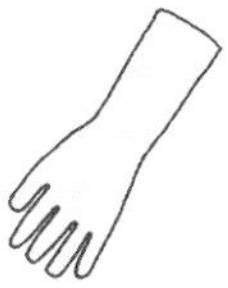	消毒用ホルマリン，麻酔薬，接着剤，化粧品など 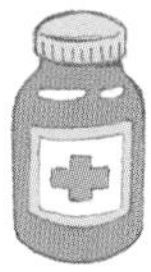

図1　歯科領域に関連するアレルギーのおもな原因

歯科領域におけるアレルギーの原因と特徴

歯科領域におけるアレルギー疾患は，金属アレルギーと金属以外の歯科材料によるアレルギーに大別することができます．

①金属アレルギー

金属の修復・補綴物で合金として使用される頻度の高いものには，パラジウム，ニッケル，コバルト，クロム，金などがあります．以前から指輪やネックレスなどの金属でかぶれやすい人が，歯科治療後の体調不良や口内炎，歯肉炎，口唇炎，舌炎を訴える場合には金属アレルギーを疑います（表3）．歯科治療による金属アレルギーでは口腔内の症状だけでなく，金属が溶出して全身に皮膚疾患を引き起こすことがあるので注意が必要です．診断にはパッチテストが有用で（図2），皮膚科と連携して行います．原因が確定したら，原因金属の除去と他材料への変更が根治的治療となります．

②レジンアレルギー

レジンの用途は，仮歯，人工歯，充填材料，セメントなどであり，広く普及しています．接触皮膚炎などを起こし，診断にはパッチテストが必要ですが，十分認知されているとはいえません．医療従事者が頻回に接触して職業性アレルギーを発症することもありえます．金属アレルギーに比較して患者数は少ないものの今後増加する可能性が考えられます．

表3　歯科領域における金属アレルギー（Ⅳ型アレルギー）の診断と治療

問診	検査	治療
・歯科治療後の口内炎，歯肉炎，口唇炎，舌炎 ・ピアスなどのアクセサリー類（ニッケル）の使用に伴う皮膚傷害の有無 ・局所だけでなく全身症状があるか	・パッチテスト（皮膚科と連携して行う） ・口腔内金属成分検査分析 ・リンパ球刺激試験	・対症療法（ステロイド外用薬） ・原因の除去と他材料への変更

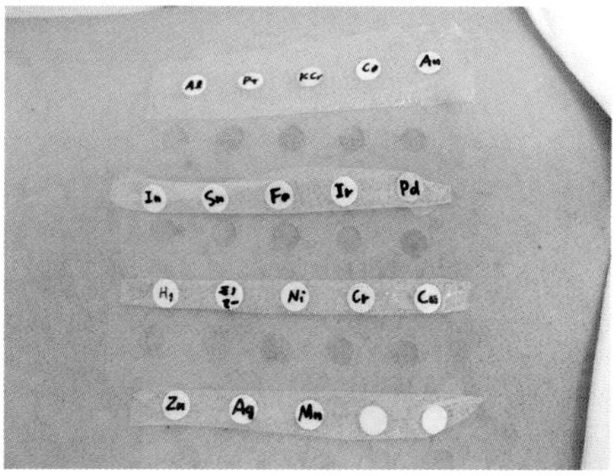

図2　パッチテストによる金属アレルギー検査
疑いのあるものは発赤が強く，大きい（榛原総合病院歯科口腔外科・松下文彦先生提供）

表4　歯科領域におけるラテックスアレルギー（I型アレルギー）の診断と治療

問診	検査	治療
・天然ゴム製品の使用に伴う症状の有無を確認 ・患者だけでなく歯科医療従事者でも起こりうる ・食物アレルギー（メロン，キウイ，バナナなど）の有無 ・ラテックス製品を用いた医療行為を繰り返していないか	・プリックテスト ・採血によるラテックス特異的IgE抗体価 ・皮膚科・内科と連携して行う	・ラテックス製品の使用を控える ・グローブはプラスチック製などへ変更 ・アナフィラキシーへの緊急対応（119番に連絡，アドレナリン注射，酸素吸入）

③ラテックスアレルギー

ラテックスは天然ゴムの原料である樹液から得られるタンパク質で，手袋をはじめとするゴム製品の主成分です．ラテックスアレルギーの主症状は接触蕁麻疹であり，医療従事者が発症すると手袋を装着した部分に掻痒，発赤，膨疹などがみられ，まれには全身性にアナフィラキシーを起こす場合もあります．歯科において患者がアレルギーを有する場合には，グローブの接触部分に口唇炎や口角炎を生じることがあります．また，ラテックスはメロン，キウイフルーツ，バナナなどと交差反応性があり，これらのフルーツに対する食物アレルギーを有する場合があります（表4）．このような患者にはラテックス製以外のグローブを使用し，アナフィラキシー発症時には緊急対応が必要です．

④その他（図3）

ホルマリンは歯の根管治療の際に消毒薬として使用され，まれにではありますがI型アレルギーによるアナフィラキシーを発症することがあります．局所麻酔薬は現在改良されており，アレルギー反応を起こすことは一般にまれです．麻酔薬そのもの，あるいは添加されている防腐剤（パラベン）が原因とされています．シアノアクリレート系瞬間接着剤でもI型アレルギーが起こることがあり，口唇炎，口内炎，舌炎，さらには喘息症状がみられることがあり，注意が必要です．

アナフィラキシー発症時の緊急対応

アナフィラキシーは原因物質に接触して5～15分で起こるので，過去にそのようなことがあったかどうか事前に聴取することが大事です．既往があれば，緊急対応の準備をしておきます．多尿，呼吸困難，低血圧，脳炎，失神，意識不明，蕁麻疹，紅潮，血管性浮腫の場合は，生命の危機を伴います．アナフィラキシーと診断されたら，原因を除去し，身体を動かさず，仰向けに寝かせ，足を高くし楽な姿勢をとらせます．嘔吐を伴う場合は，顔を横に向けて，吐物が喉に詰まらないようにします．119番に通報し救急車を呼ぶとともに，アドレナリンの筋肉注射を行い，10分で効果がなければ，2回目，3回目と追加投与します．いったん収まっても，再び症状が現れることがあるので，しばらくは様子をみます．

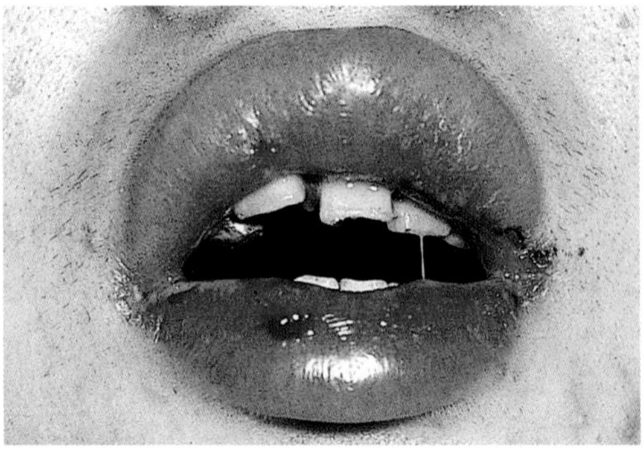

図3　薬によるアレルギー性口唇炎
薬の服用により起こったアレルギー性口唇炎．上下唇は発赤・腫脹し，一部にはびらんが認められる

②膠原病・リウマチ性疾患（シェーグレン症候群を除く）

浜松医科大学内科学第三講座（免疫・リウマチ内科学分野）　古川省悟・小川法良

■膠原《こうげん》病とは？

「膠原病」とは，狭義には関節リウマチ，全身性エリテマトーデス（SLE），強皮症，皮膚筋炎，結節性多発動脈炎にリウマチ熱を加えた，膠原線維（コラーゲン）の異常を認める6疾患を指します．これは約70年前に提唱された概念ですが，広く知られている呼称のため，現在では関節痛や炎症を起こすリウマチ性疾患と同義で使用されています（図1）．

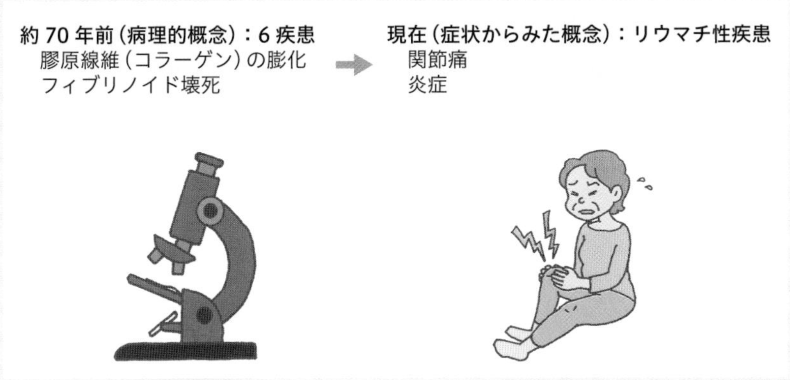

図1　膠原病の概念の変化

膠原病の原因

いまだに膠原病の原因は不明ですが，感染，喫煙，薬との関連が報告されています．一般には，遺伝要因に環境要因が加わり，発症するものと考えられています（図2）．

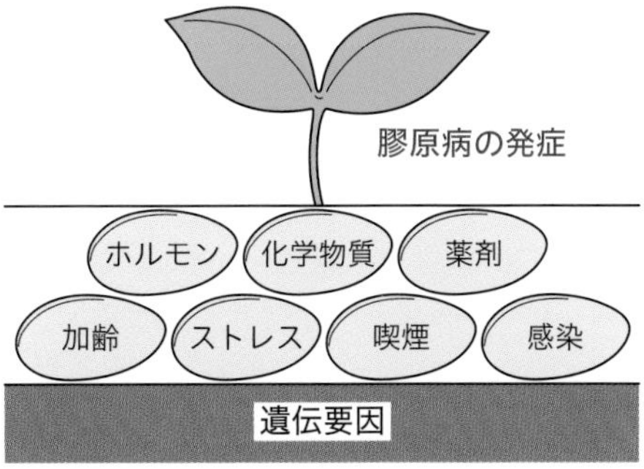

図2　膠原病発症におけるさまざまな因子

膠原病の症状・病態

症状はきわめて多彩であり，疾患ごとに障害される臓器に特徴があります（図3）．

膠原病は，自己免疫疾患と自己炎症疾患に分けられます（図4）．

①自己免疫疾患

自己抗体による炎症・臓器障害（獲得免疫の異常）．SLEが代表的

②自己炎症性疾患

自己抗体がなく起こる炎症（自然免疫の異常）．ベーチェット病や家族性地中海熱が代表的

関節痛（炎）
多くの疾患で認められる．関節変形・破壊に至る関節リウマチが代表的

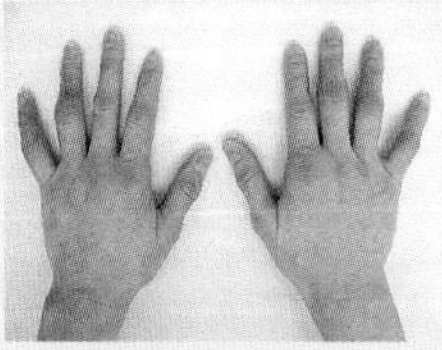

▲関節リウマチによる関節腫脹

発熱
微熱から高熱までさまざま．原因不明の発熱において，考えうる代表的な原因の1つに膠原病がある

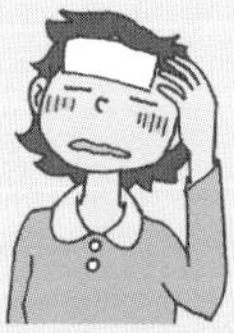

皮疹
顔面や関節伸側などに多い．皮膚筋炎やSLEで高頻度に生じる．潰瘍・壊死も起こす

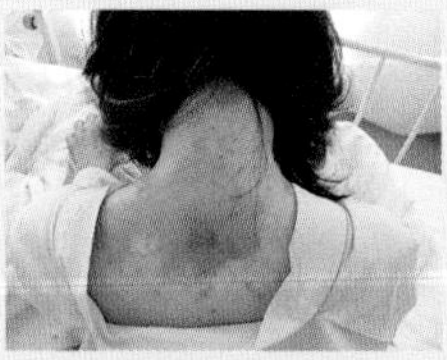

▲頸部の皮疹（皮膚筋炎）

その他
神経障害（中枢神経，末梢神経），間質性肺炎，腎炎，レイノー症状（寒冷による指の蒼白化）など

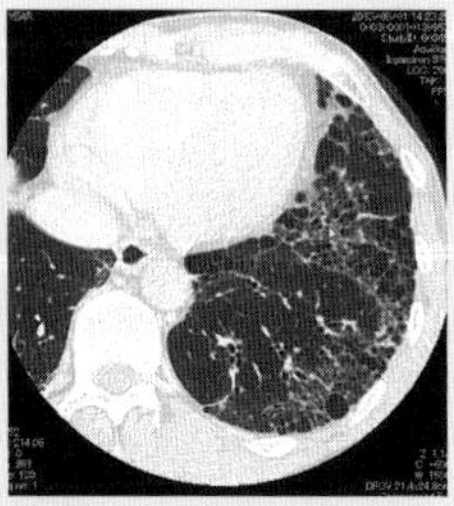

▲間質性肺炎

口内炎
反復する口内炎はベーチェット病で認められる．SLEでも起こりやすい

筋肉痛
多発性筋炎・皮膚筋炎，リウマチ性多発筋痛症で認められる

図3　膠原病の症状

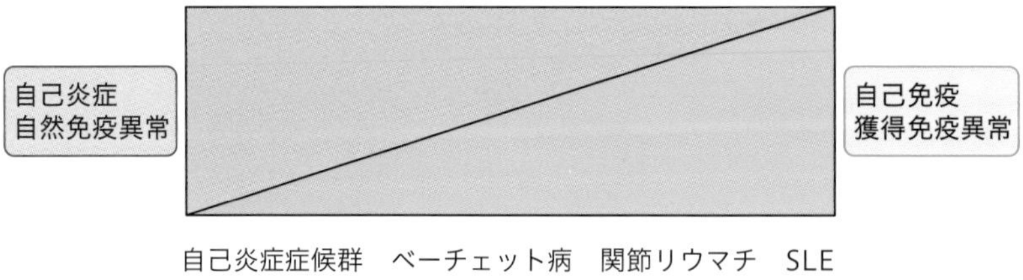

図4　**自己免疫疾患と自己炎症疾患の相関**[1)]
自己免疫と自己炎症という2つの病態があり，病態ごとにその割合が異なっている

膠原病の診断（図5）

膠原病のスクリーニング検査として，抗核抗体*を計測します．ある特定の膠原病が疑われる場合は，疾患特異抗体を測定します．たとえばSLEでは抗二本鎖DNA抗体が陽性となります．各々の疾患は症状と検査結果をもとに診断（分類）基準を参考にして診断されます．

*__抗核抗体：__細胞内に存在する核内の成分に対する自己抗体．多くの膠原病で抗核抗体陽性を示すことから膠原病の検査に用いられる

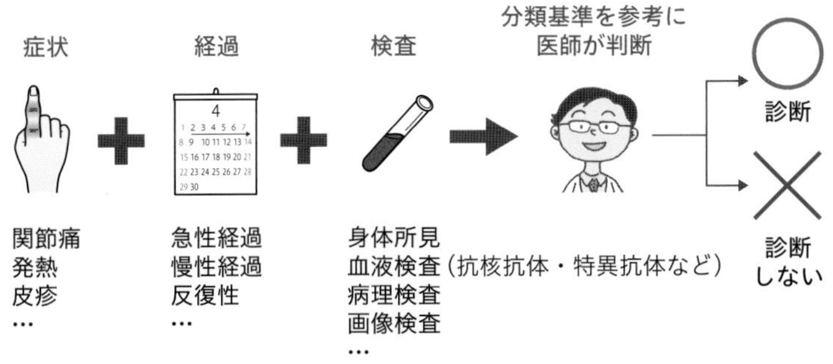

図5　膠原病の診断の流れ

膠原病の治療

治療においては，臓器障害を改善させることと，膠原病の基礎となっている免疫の異常を改善することが目標となります．関節リウマチの場合はメトトレキサートを中心とする抗リウマチ薬が，それ以外の膠原病はステロイド性抗炎症薬が治療の中心となります．これに副作用予防薬や，副作用に対応した薬が加わるため，薬の種類が増えます．

①関節リウマチの治療

- 抗リウマチ薬：メトトレキサートが主体的薬で，そのほかにもさまざまな薬があります
- 生物学的製剤：関節リウマチにかかわる物質や細胞を抑制します．有効性が非常に高い一方高価です
- 分子標的薬：細胞内の情報伝達に影響を与えます．有効性が非常に高いものの高価です
- 非ステロイド性抗炎症薬：疼痛の緩和目的に用います
- ステロイド性抗炎症薬：疼痛の緩和を目的に短期・少量投与が原則です

②関節リウマチ以外の膠原病の治療

- ステロイド性抗炎症薬：臓器障害があるときの第一選択薬
- 免疫抑制薬：重症例や難治例でステロイド性抗炎症薬に追加．ステロイド性抗炎症薬の減量を期待します
- 血管拡張薬：末梢血流障害やレイノー症状に対して用います
- 抗凝固薬・抗血小板薬：抗リン脂質抗体症候群，血管炎での血栓予防に使用します
- その他：生物学的製剤，γグロブリン製剤，血漿交換療法など

③副作用と予防薬

- 骨粗鬆症：ビスホスホネート系薬剤が中心
- 感染症：抗真菌薬，ST合剤
- 胃潰瘍：プロトンポンプ阻害薬，H_2阻害薬

口腔との関連

膠原病そのものによる問題と，薬剤による問題があります．

①膠原病そのものによる問題

- 口内炎：ベーチェット病やSLEでは，口内炎を発症することがあります（図6）
- 頸椎病変（可動域制限）：関節リウマチ，強直性脊椎炎によって起こり，歯科診療にも影響します．チェアにまっすぐに座れないこともあるので，タオルやクッションを腰や背中に入れて楽な姿勢が保てるように配慮します
- 顎関節障害（疼痛，開口障害）：関節リウマチ，巨細胞性動脈炎，強皮症で起こります（図7）

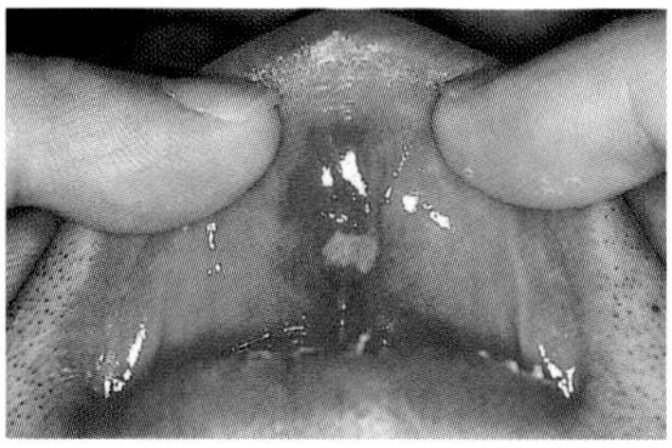

図6　ベーチェット病による口内炎
アフタに比して辺縁が不規則．神経ベーチェットと診断された

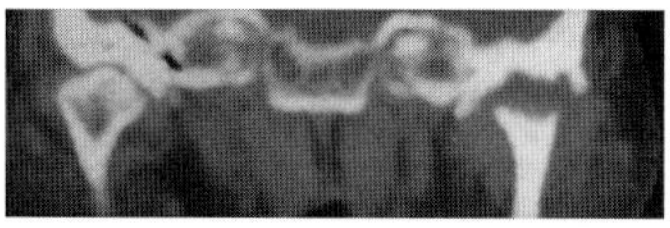

図7　関節リウマチによる開口障害
長期にわたる関節リウマチで顎関節が破壊・吸収されて開口障害をきたした（榛原総合病院歯科口腔外科 松下文彦先生提供）

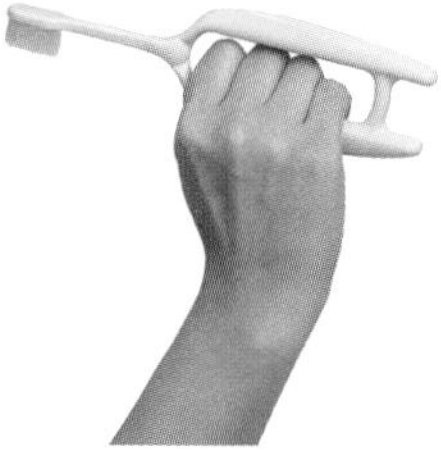

図8　取っ手つきの歯ブラシの例
（2way Easy Grip/Ciメディカル）

②薬による問題

・顎骨壊死：ビスホスホネート系薬剤，デノスマブ，ロモソズマブの使用により顎骨に壊死がみられることがあります（p.22参照）
・縫合不全：ステロイド性抗炎症薬により，組織が脆弱になり，創傷の治癒が長引きます
・味覚障害：亜鉛吸収阻害などによる薬剤性味覚障害が起こることがあります
・口腔カンジダ症，ヘルペス，歯周炎などの感染症：ステロイド性抗炎症薬などに起因する易感染性によります
・薬剤性口内炎：多くはメトトレキサートによるものです

歯科診療における注意点・対応

①膠原病患者が来院したら……

膠原病の疾患名と合併症を確認し，服用薬，特にステロイド性抗炎症薬，免疫抑制薬，ビスホスホネート系薬剤をはじめとする骨粗鬆症治療薬，抗凝固・抗血小板薬，鎮痛薬の種類と服用状況を確認することが大切です．また，口腔内のトラブルについても注意深く問診しましょう．

②歯科治療を行ううえでの注意事項

抜歯の際には，顎骨壊死のリスクがあるビスホスホネート系薬剤の休薬について主治医に照会し，リスク・ベネフィットを考慮したうえで判断します．同時に口腔清掃を指導します．また，観血的な処置の際には止血を確実に行い，感染と縫合後の創傷の離開に留意します．薬の処方時には，相互作用に注意し，鎮痛薬などは重複しないように配慮することも大切です．すでに治療中の患者で口腔内のトラブルが出現した場合は，服用薬の影響も否定できないため，主治医にも伝えるように説明しましょう．

③診療における配慮

罹病期間の長い関節リウマチでは頸椎病変があることが多く，処置時にはクッションを使用するなど，頸部への負担がかからないポジションをとるよう工夫します．また，開口障害のある方（図7）に対しては，無理に開口させないようにし，開口器により歯や軟部組織を傷つけないように注意します．

患者には日ごろから口腔清潔を心がけ，歯だけでなく舌や粘膜も観察するよう伝えるとよいでしょう．手指の変形によりブラッシングが十分に行えない患者に対しては，持ち手を工夫した取っ手つきの歯ブラシ（図8）を使用したり，清掃用具の工夫や家族・介護者が手助けするなど，可能な口腔清掃の方法をともに検討することが大切です．

④膠原病の早期発見と医科との連携

反復する口内炎で，特に口腔以外の症状もある場合，顎関節痛，発熱，多関節痛がある場合などは，医科との連携のうえ膠原病の検査を勧めます．

③シェーグレン症候群

浜松医科大学内科学第三講座（免疫・リウマチ内科学分野）　下山久美子・小川法良

■シェーグレン症候群とは？

「シェーグレン症候群」(SS：Sjögren's Syndrome)は，眼科医ヘンリック・シェーグレンによって報告された，慢性炎症による唾液腺・涙腺破壊と分泌障害を呈する全身性自己免疫疾患です．ほかの自己免疫疾患や悪性リンパ腫を合併することもあります．2015年，難病法により指定難病に認定されました．また，2017年に厚生労働科学研究費補助金難治性疾患等政策研究事業・自己免疫疾患に関する調査研究班より診療ガイドラインが発行されました．

シェーグレン症候群の原因

原因不明の疾患です．遺伝的素因に何らかの環境要因が加わって自己免疫現象が成立し，外分泌腺の系統的炎症をきたすと考えられています（自己免疫性外分泌腺症，Autoimmune Exocrinopathy）．免疫学的には活性化T細胞から産生されるサイトカイン（IFN-γ，IL-6など）が中心となり，B細胞の活性化，Fas/Fas L，CD40/CD40 L，細胞傷害性リンパ球による唾液腺・涙腺組織の破壊が起こると考えられています．病理学的には，唾液腺や涙腺などの導管周囲のリンパ球浸潤，腺房の破壊，萎縮がみられます．腺外病変として肝，腎，膀胱などにおいても，同様にリンパ球浸潤が認められます．

シェーグレン症候群の症状

単なる乾燥症状のみでなく，乾燥に伴う随伴症状，腺腫脹，不定愁訴が前面となることがあります（図1）．

シェーグレン症候群の分類

無症状の**潜在性シェーグレン症候群**と，症状が現れた**シェーグレン症候群**（I期，II期，III期）に分けられます（図2）．潜在性シェーグレン症候群は外分泌腺の破壊が進行していないため，無症状の状態です．I期は外分泌腺症状のみ，II期は外分泌腺症状に加え，腺外症状，ときに重篤な臓器障害を伴います．III期はリンパ増殖性疾患を発症した状態です．必ずしもI期

腺症状

- 口腔乾燥症状，眼乾燥症状，鼻腔乾燥，唾液腺や涙腺の腫脹などがみられる
- 口腔乾燥症状（ドライマウス）……口が乾く，飲水切望感，クラッカーやパンなどのぱさぱさしたものが食べにくく，水分を多く必要とする
- 嗄声，味覚異常，口内炎，嚥下困難，口臭，多発性齲蝕，舌痛など
- 眼症状……眼異物感，眼痛，羞明，眼精疲労など

腺外症状

- 腺外症状が主体のこともあり，うつ病や更年期障害と診断されていることもある
- リンパ増殖性疾患は，約5%にみられ，注意すべき合併症である

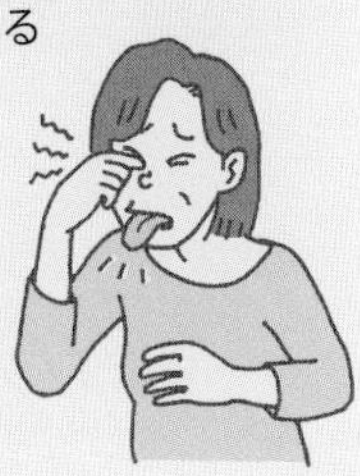

図1　シェーグレン症候群の症状

から III 期まで進行するわけではありません．異なる分類として，原発性シェーグレン症候群がほかの膠原病に合併した二次性シェーグレン症候群があります．

シェーグレン症候群の診断

2016年に米国リウマチ学会シェーグレン症候群分類基準が発表されました．わが国ではおもに厚生省シェーグレン症候群改訂診断基準（1999年）が用いられ（表1），指定難病における診断基準にも採用されています．抗Ro/SS-A抗体，抗La/SS-B抗体陰性例もあり，血清学的評価のみでは診断には不十分です（図3）．また，組織学的検査は十分な検体による評価が必要となります．近年，唾液腺造影はMRシアログラフィによる評価が可能となり，患者負担が軽減されました．

疾患活動性を表す指標として，ESSDAI（EULAR Sjögren's Syndrome Disease Activity Index），ESSPRI（EULAR Sjögren's Syndrome Patient Reported Index）が用いられており，ESSDAIは指定難病における重症度基準に採用されています．

シェーグレン症候群の治療

唾液腺・涙腺および腺外病変における慢性炎症抑制という観点から，ステロイド性抗炎症薬や免疫抑制薬の効果が期待されます．しかし，おもに副作用に対する懸念や明確なエビデンスがないことから，積極的な使用は一般に勧められておらず，対症療法が主体となります（図4）．

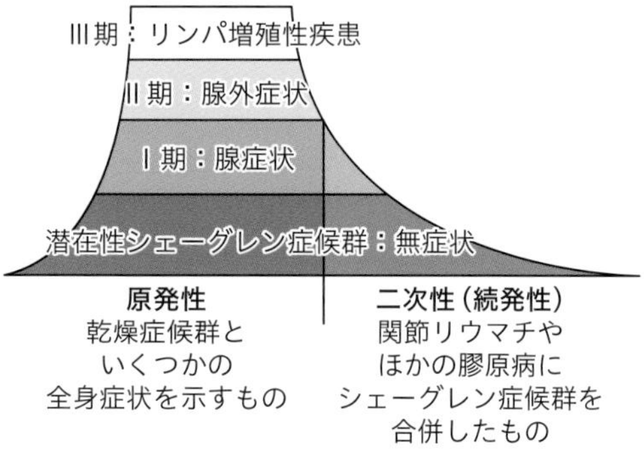

図2　シェーグレン症候群の分類

①腺症状

1）口腔乾燥

含嗽，飲水，室内の加湿などは症状軽減に有効ですが，効果は短時間です．強い乾燥症状には人工唾液や保湿成分が入ったジェルなどが使用されますが，特有の味や臭気により長期間使用できる患者は限られ，施設独自の院内製剤や市販の口腔ケア製品を使用することもあります．保険適応を有する唾液分泌促進薬として，セビメリン塩酸塩，ピロカルピン塩酸塩，アネトールトリチオンがあります．セビメリン塩酸塩およびピロカルピン塩酸塩は唾液腺組織に存在するムスカリン受容体（M3）に選択的に作用

表1　シェーグレン症候群診断基準（1999年厚生省改訂基準）

1．生検病理組織検査で次のいずれかの陽性所見を認めること
　a）口唇腺組織で $4\,mm^2$ あたり1focus（導管周囲に50個以上のリンパ球浸潤）以上
　b）涙腺組織で $4\,mm^2$ あたり1focus（導管周囲に50個以上のリンパ球浸潤）以上
2．口腔検査で次のいずれかの陽性所見を認めること
　a）唾液腺造影でStage 1（直径1mm未満の小点状陰影）以上の異常所見
　b）唾液分泌量（ガムテスト 10mL以下/10分，サクソンテスト 2g以下/2分）かつ唾液腺シンチグラフィで機能低下の所見
3．眼科検査でいずれかの陽性所見を認めること
　a）シルマーテストで5mm以下/5分，ローズベンガルテスト スコア3以上
　b）シルマーテストで5mm以下/5分，蛍光色素試験陽性
4．血清試験で次のいずれかの陽性所見を認めること
　a）抗Ro/SS-A抗体陽性
　b）抗La/SS-B抗体陽性
以上の4項目中2項目以上を満たせばシェーグレン症候群と確定診断する

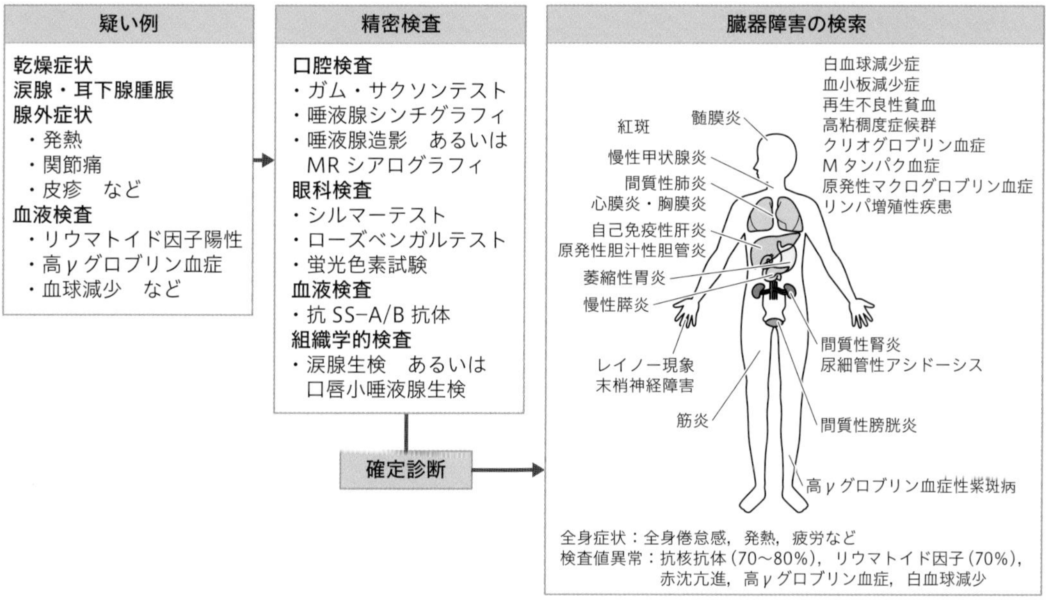

図3　診断ガイドライン

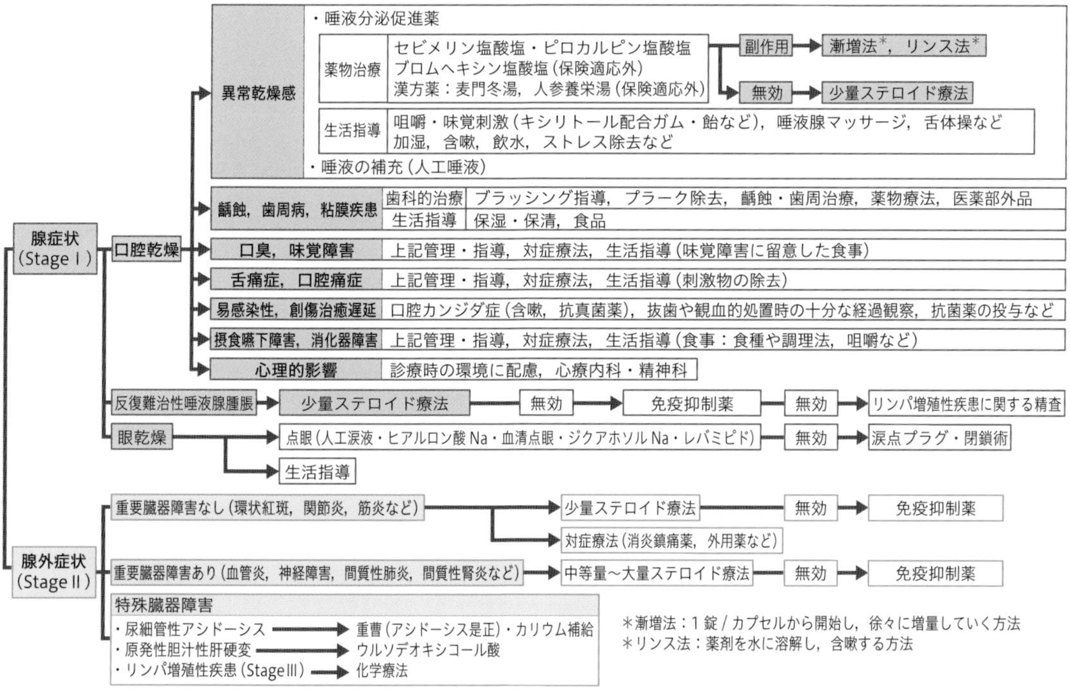

図4　シェーグレン症候群の治療法の分類

し，唾液分泌を促します．消化器症状（嘔気，心窩部痛など），発汗などの副作用の軽減を目的とし，漸増療法（1錠から徐々に増量する方法），トリメプチンマレイン酸塩併用や，水に溶解して含嗽する使うリンス法などが試みられています．保険適応はないものの，ブロムヘキシン塩酸塩，麦門冬湯，人参養栄湯なども用いられます．短期間の少量ステロイド（プレドニゾロン換算で15 mg/日），生物学的製剤の有用性は確立されておらず，漫然と使用しないように心がけます．

2）眼乾燥

人工涙液による補充療法，ヒアルロン酸ナトリウム，レバミピド，ジクアホソルナトリウム，自己血清点眼，生理食塩液による洗眼などにより治療を行います．難治例には，涙液排出を抑えるため，涙点プラグ挿入術や涙点閉鎖術が行われます．

②腺外症状

難治例または重要臓器障害を有し，致死的ないしは重篤な後遺症を残しうる腺外病変を有する症例は，ステロイド性抗炎症薬や免疫抑制薬，生物学的製剤の使用が検討されます．特殊な合併症を有する症例は個々の合併症に応じた治療を行います．一方，重要臓器障害や特殊合併症のない症例においては，対症療法が主体となります．この点から，臓器障害や合併症の有無に関して精査が必要です．

歯科診療における注意点・対応

シェーグレン症候群は一般的な認知度が低く，患者の病気に対する受け入れは良好とはいいがたい場合があります．多彩な愁訴ゆえ，投薬が多くなりがちですが，薬物アレルギーや有害事象の頻度が高いこと，薬により口腔乾燥や粘膜障害を増悪させる可能性があることに注意が必要です．薬の使用は最小限とし，漫然と投薬を継続することは避けます．症状は緊張や不安などの影響を受けやすいため，リラックスした状態で診察が受けられるよう配慮し，多彩な愁訴に耳を傾け，疾患の特徴や予後，症状への具体的な対処法を根気よく指導することが重要です．

シェーグレン症候群は乾燥症状以外にさまざまな影響をもたらすため（図5），個々に合わせた生活指導が必要です（表2）．また，齲蝕や歯周病予防のために，定期的な歯科受診は欠かせません．歯科においてもエアコン，低湿度，煙・ほこり・ストレスの多い環境の回避，禁煙などを指導します．また，乾燥食品，香辛料，アルコール飲料の摂取は控え，食事の温度を工夫することを伝えるとよいでしょう．口腔乾燥に対しては，頻回の水分補給や含嗽，人工唾液，保湿成分含有ジェルの使用など具体的な指導を行います．

薬剤の有害事象による口腔症状の悪化も経験します．特に，抗ヒスタミン薬を含む感冒薬などは注意が必要です．口腔乾燥のある患者には，治療中に長く開口させたままにせず，こまめに含嗽などで口腔内を湿らせるようにします．口腔乾燥や齲蝕を主訴に歯科医院に来院する場合もあるため，シェーグレン症候群を疑う場合は，臓器障害の有無について専門医の受診を勧めます．

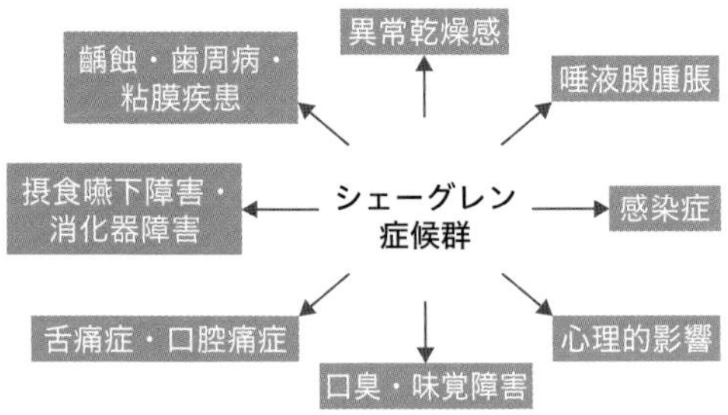

図5　シェーグレン症候群の口腔への関連

表2　歯科における対応

歯科医院に来院されたら	対応のポイント
・シェーグレン症候群の特徴や予後，具体的な対処法を根気よく説明する ・標準的治療・ガイドラインはないため，個々の病態に応じた治療の選択を要する ・口腔乾燥（感）は，加齢や薬，精神状態でも起こるが，本症などの全身疾患が原因の場合もあるため，専門医（内科・眼科）の精査を勧める ・薬物アレルギーは高頻度に起こる．薬による口腔乾燥や粘膜傷害などにも注意する	・齲蝕・歯周病予防のため，定期的受診を勧める ・ブラッシング指導を徹底する ・加湿，禁煙などの環境指導，刺激物の摂取を控えるなど食事指導を行う ・薬物の使用は最小限に抑える ・頻回の水分補給や含嗽，人工唾液や保湿成分含有ジェルが使用される ・飴をなめている場合は糖分やカロリーの過剰摂取，齲蝕の多発などに注意する

④アトピー性皮膚炎

中東遠総合医療センター アレルギー疾患研究センター／皮膚科・皮膚腫瘍科診療部　戸倉新樹

■ アトピー性皮膚炎とは？

「アトピー性皮膚炎」とは，体質的な湿疹で，通常，乳児期から発症することが多く，成人になってから増悪する場合もあります．皮膚のバリア機能の異常がアレルギーを引き起こすことが多い疾患です．

皮膚のバリア機能は角層が担っており，角層があるからこそ，外界のタンパク質，化学物質，微生物などが皮膚に侵入しません*（図1）．しかし，この角層のバリア機能が破綻すると，外界から種々のタンパク抗原が侵入し，皮膚の免疫が働き，T細胞（特にTh2細胞）を刺激します．これにより皮膚炎が起こり，血中のIgE**値は上昇します．

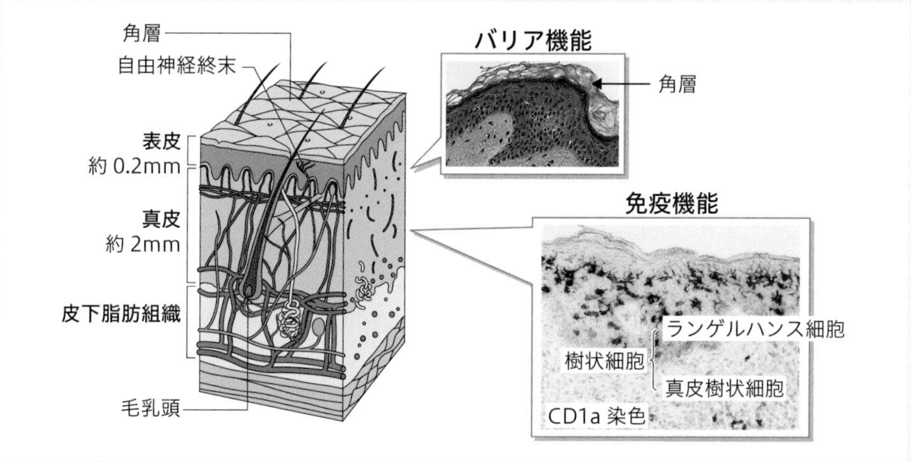

図1　皮膚の構造
皮膚は表皮，真皮，皮下脂肪組織の3層構造になっており，バリア機能と免疫機能をもつ臓器である

*__角層と表皮の免疫担当細胞__（図1）：皮膚は外界側から表皮，真皮，皮下脂肪組織の3層構造になっている．表皮の細胞の90％以上は角化細胞であり，外界に向かって分裂増殖し，最後は死んで角層をつくる．この角層が外的刺激に対してバリアの働きをする．同時に，皮膚は免疫臓器であり，表皮と真皮には免疫担当細胞である樹状細胞が存在する．表皮の樹状細胞はランゲルハンス細胞といい，アトピー性皮膚炎においてタンパク抗原（アレルゲン）を取り込み，T細胞にその情報を受け渡す．アトピー性皮膚炎では角層バリアの機能が低下し，ランゲルハンス細胞が活性化される．近年，角層バリア異常の原因として，フィラグリン遺伝子変異によるフィラグリン欠乏が重要な原因の1つとされている

**__IgE__：免疫グロブリンの一種で，アレルゲン（抗原）が体内に侵入すると肥満細胞と結合し，肥満細胞からヒスタミンなどの化学伝達物質が放出されアレルギー症状を引き起こす．一般に血中IgE値が高いほどアレルギーが強いとされる

アトピー性皮膚炎の症状

①乳児

最初の症状は，脂漏性湿疹（あるいは乳児脂漏性湿疹）です（図2）．この症状は約6人に1人の乳児が起こすので，アトピー性皮膚炎の頻度はきわめて高いといえます．

②小児

乾燥肌が顕著で，毛穴に一致して小さな丘疹が多発します（鳥肌様皮膚炎，図3）．膝窩《しっか》，肘《ちゅう》窩《か》など折れ曲がるところに湿疹ができやすく，皮膚を掻くとその部分が白くなります（白色皮膚描記症）．冬には足底が厚くなり，皮膚が割れやすくなります．

③成人

上半身や四肢に慢性の湿疹がみられ（図4），顔面は赤ら顔になり（Red face），眉毛は薄くなり（ヘルトーゲ徴候），頸部には色素沈着がみられます．皮膚は乾燥し，はなはだしい場合は，下腿の皮膚が鱗状になります（尋常性魚鱗癬，図5）．

女性では手湿疹（主婦湿疹）もよく現れます．俗にいう手荒れのことであり，アトピー性皮膚炎の素因をもつ患者が，水仕事や頻回の手洗いを日常的に行うと出現します．

合併症には，皮膚の感染症である伝染性膿痂疹（とびひ），伝染性軟属腫（みずいぼ），単純疱疹ウイルス感染症があり（図6），また白内障，網膜剥離，円形脱毛症もみられます．

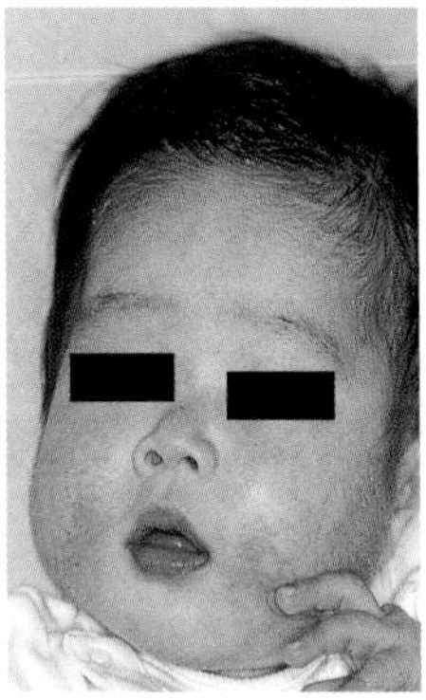

図2　乳児のアトピー性皮膚炎
乳児脂漏性湿疹ともよばれる

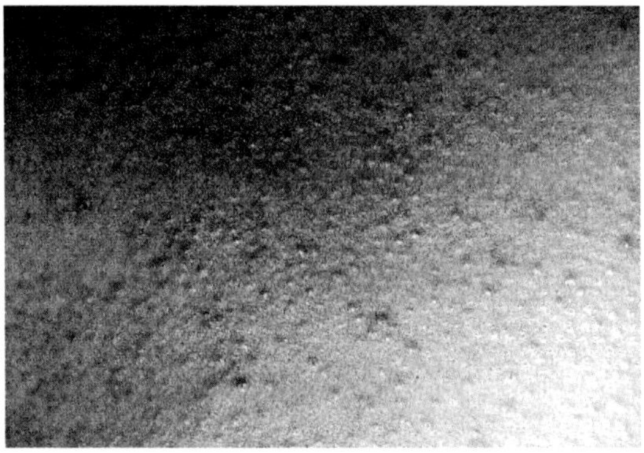

図3　アトピー性皮膚炎における乾燥肌（鳥肌様皮膚炎）

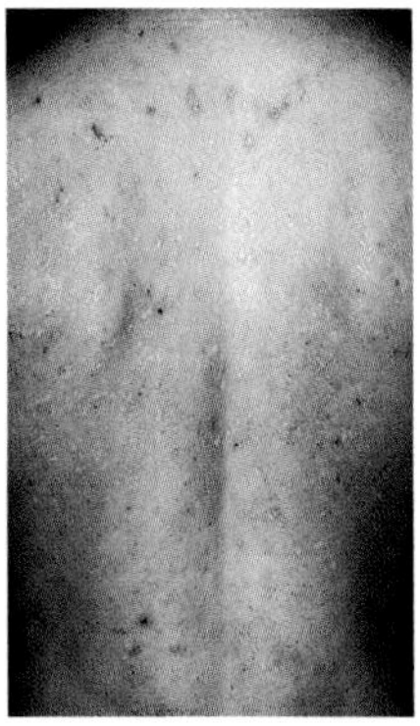

図4　アトピー性皮膚炎患者の背部の湿疹と掻破痕

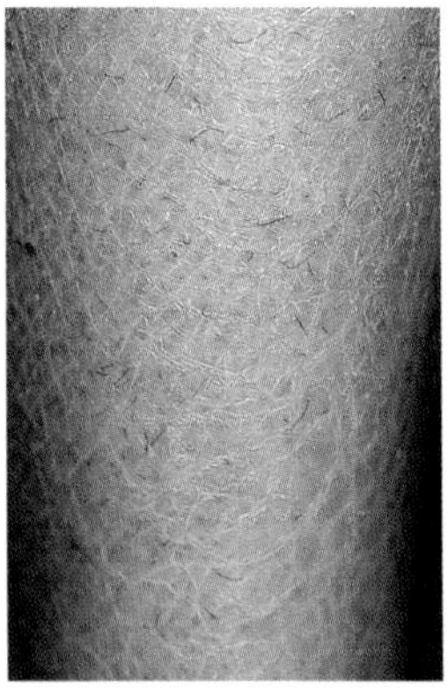

図5　アトピー性皮膚炎患者にみられる下腿の乾燥（尋常性魚鱗癬）

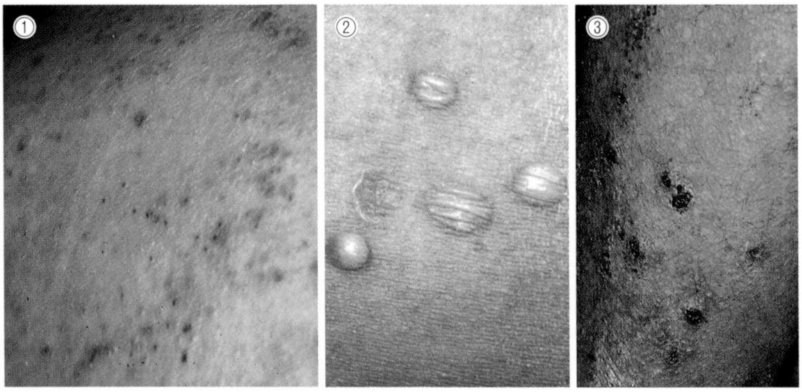

図6　アトピー性皮膚炎に合併する感染症
①カポジ水痘様発疹症（単純疱疹ウイルス），②伝染性膿痂疹（黄色ブドウ球菌），③痂皮性膿痂疹（溶血性連鎖球菌）

アトピー性皮膚炎の治療と生活指導

アトピー性皮膚炎の薬物療法には，外用療法，内服療法，光線療法があります．外用療法は，保湿剤，ステロイド外用薬，タクロリムス外用薬を用います．内服療法には，抗ヒスタミン薬を用いますが，重症例ではシクロスポリンを投与します．光線療法はナローバンドUVB療法*が使われます．重症例では，デュピルマブという皮下注射の生物学的製剤も使われます．

アトピー性皮膚炎は薬物療法などの治療も大切ですが，生活指導が必須です．掻かないことがもっとも重要で，我慢ができそうにない場合は冷やすよう指導します．入浴は問題ありませんが，石鹸でごしごし洗いすぎると脱脂して乾燥を招きます．手湿疹は石鹸で洗いすぎないことが重要です．プールに入った後はシャワーを十分に浴びます．入浴，プールの後は保湿剤を塗ります．改善は保湿剤を塗るかどうかにかかっているため，風呂場に保湿剤をつねに置いておく必要があります．日光浴や海水浴は問題ありませんが，熱くなって痒みが増すことがあります．食事療法は2歳までで，特に食べると悪化するもののみ制限します．小児の場合，保護者の理解と協力は重要であり，ストレスの回避も考慮すべきです．

*ナローバンドUVB療法：中波紫外線に含まれる幅の狭い波長（311±2 nm）の紫外線を照射する治療法

口腔との関連

口唇が乾燥しやすいため，よく舐めます．乾燥するとまた舐めるため，これを繰り返すうちに舐める範囲が広がり，口唇炎と口唇周囲の湿疹が激しくなります（舌舐めずり皮膚炎：Lick Dermatitis）．口角炎もできやすく，しばしば繰り返します．また，口唇に数個から十数個の色素沈着がみられることもあり，アトピー性皮膚炎を疑う症状となっています（図7）．

歯科診療における注意点・対応

肌荒れが激しい患者の多くは，アトピー性皮膚炎です．顔面の発疹がはなはだしい場合，特に口腔周囲の皮膚病変が強い場合には，極力皮膚への刺激を減らすように工夫したいところです．診療中でも顔や四肢の湿疹を掻くことがあり，器具を使用して口腔内を診察・処置するときは安全に留意しましょう．

アトピー性皮膚炎患者はアレルギー体質をもっています．そのため，食物や薬のアナフィラキシーを合併することもあります（アナフィラキシー発症時の緊急対応はp.88，172参照）．局所麻酔薬による副作用の既往には十分注意し，通常の薬や貼付薬による副作用も聴取しましょう．

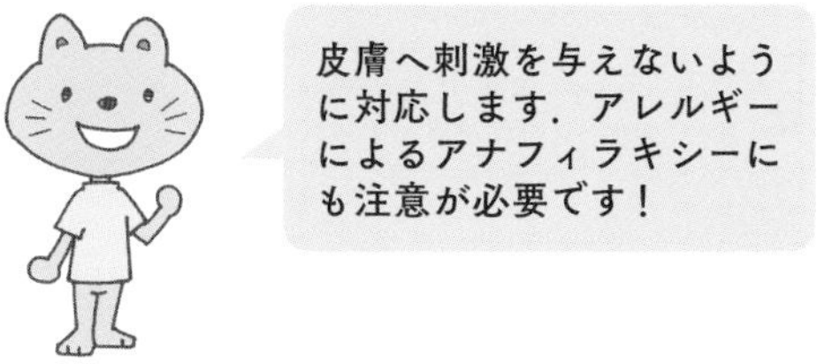

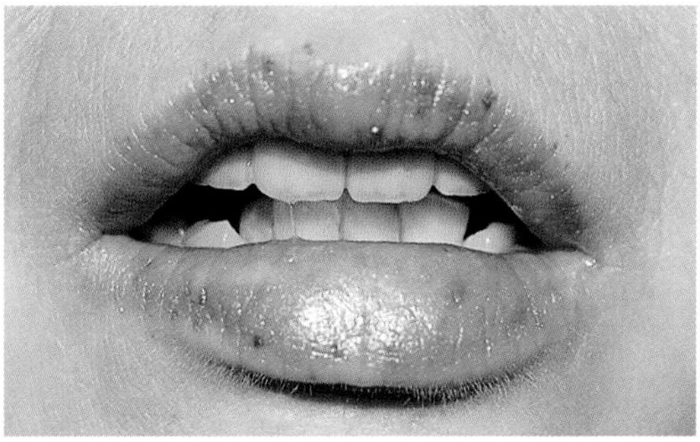

図7　アトピー性皮膚炎患者にみられる口唇の多発色素斑

① インフルエンザ

磐田市立総合病院呼吸器内科　妹川史朗

インフルエンザとは?

「インフルエンザ」は，突然38℃以上の高熱と咽頭痛，鼻汁などの上気道症状で発症し，悪寒，全身倦怠感や関節痛などの全身症状を伴うことが多く，脳炎や肺炎を併発すると重篤となることがあります．治療は，感染細胞からのウイルスの遊離を抑制するノイラミニダーゼ阻害薬が有効です．予防のためにはワクチン接種，手洗い，うがい，マスクの着用とともに口腔ケアも大切です．2018年のわが国のインフルエンザによる死者数は3,325人となっています(厚生労働省：人口動態統計，2018)．

インフルエンザの原因と分類

インフルエンザウイルス(図1)による呼吸器感染症です．

インフルエンザウイルスは内部タンパクの抗原性の違いから，A型，B型，C型に分類されます．

- A型はHAが16種類，NAが9種類あり，その組み合わせによりH1N1〜H16N9までの亜型に分類されます．
- B型，C型の宿主はヒトに限定されますが，A型ではヒト以外の哺乳類や鳥類にも分布します．
- C型は4歳以下の小児，乳幼児に感染しますが，症状が現れないことも多いです．

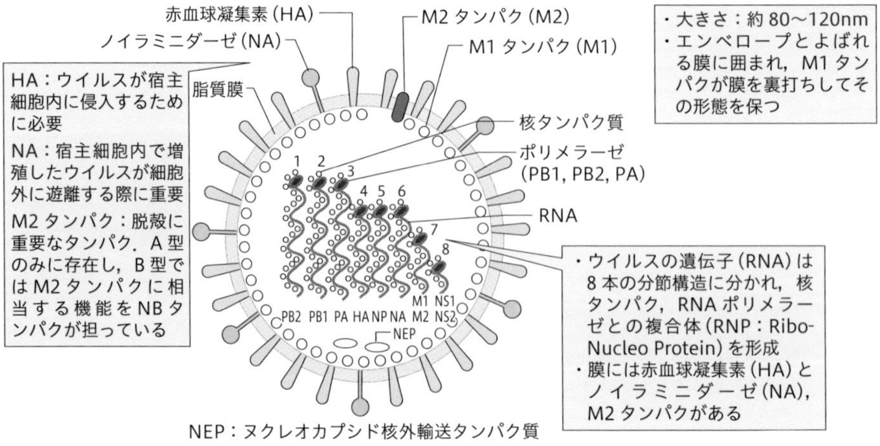

図1　インフルエンザウイルスの構造

インフルエンザの病態・症状

①インフルエンザウイルスは呼吸とともに鼻腔や咽頭から侵入して，上気道の粘膜に吸着します．その後細胞内へ侵入・増殖して，次の細胞へと感染を拡大します．

②ウイルスの増殖に伴い，体内でIL-6やIFN-α，TNF-αなどのサイトカインが産生されます．そのため，発熱，悪寒，全身倦怠感，食欲不振，腰痛，関節痛などの全身症状を伴います（図2）．

③感染の拡大に伴い病変も上気道から下気道へ広がり，鼻炎，咽頭炎，喉頭炎，気管支炎などの症状が出現します．

④合併症として，小児では脳症，高齢者では肺炎（図3）があり，いずれも予後不良です．そのほか，筋炎や横紋筋融解症，心筋炎，心外膜炎などを認めることがあります．

インフルエンザの診断

迅速診断キットが広く用いられており，検体は鼻腔拭い液がもっとも頻繁に使用されています．検体採取法としては，スワブを顔に対して垂直に鼻腔底に数cm挿入し，抵抗があるところで止め，鼻汁をしみこませた後，ゆっくりと回転させながら引き抜きます（図4）．

インフルエンザの治療

症状に応じた対症療法を行います．抗インフルエンザ薬としては，現在，2種類の作用機序のものがあります（表）．ノイラミニダーゼ阻害薬（図5の⑤の作用を阻害）が4種類，キャップ依存性エンドヌクレアーゼ阻害薬（図5の③を阻害）が1種類，合計5種類の治療薬があり，A型，B型ともに有効です．

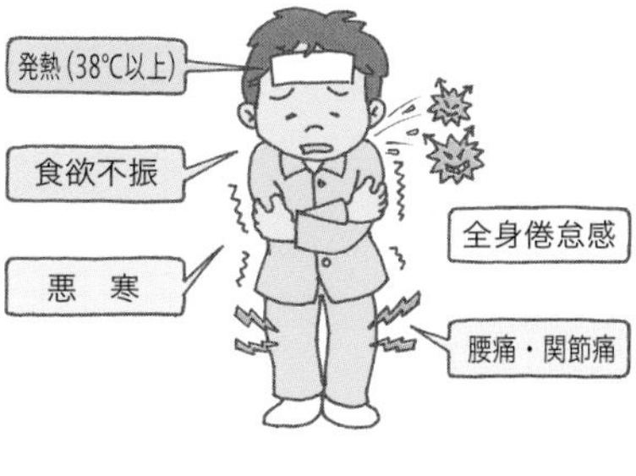

図2　インフルエンザによる全身症状

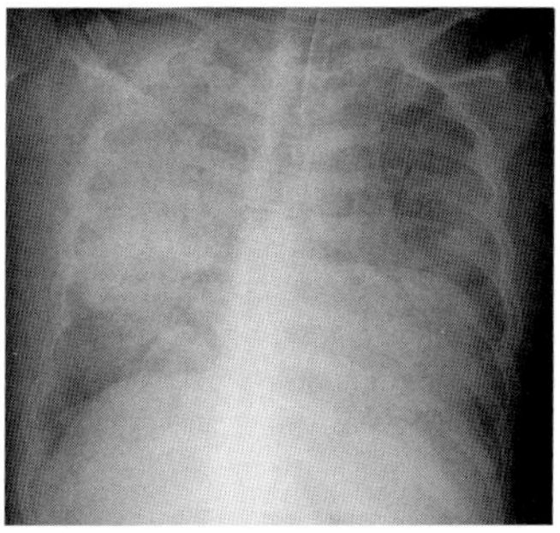

図3　インフルエンザに合併した純ウイルス性肺炎

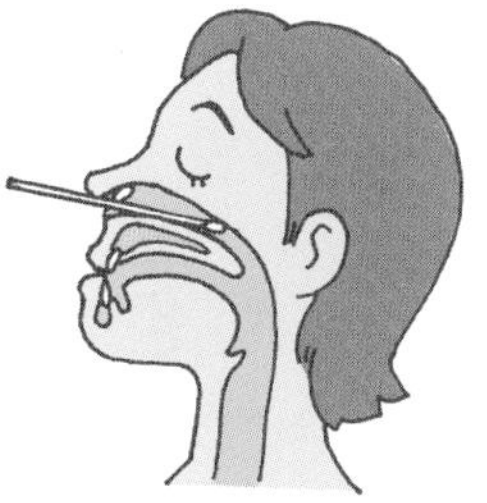

図4　迅速診断のための検体（鼻腔拭い液）採取

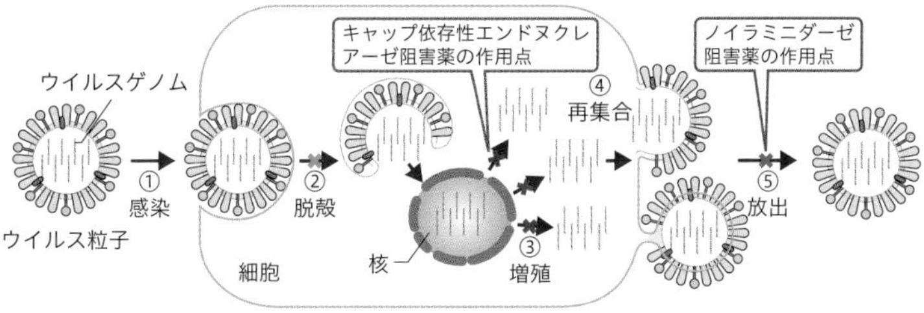

①HAの作用により宿主細胞と吸着し，膜融合を起こして細胞内へ侵入
②M2タンパクの作用により脱殻し，RNPは細胞内に放出される
③その後RNPは核内に運ばれ，RNAポリメラーゼの作用によりRNPの複製，タンパクの合成を行う
④RNP，タンパクが再集合し，ウイルス粒子となる
⑤NAの作用により細胞外へ放出される

図5　インフルエンザウイルスの増殖過程

表　インフルエンザの治療薬

分類	ノイラミニダーゼ阻害薬				キャップ依存性エンドヌクレアーゼ阻害薬
一般名	ザナミビル	オセルタミビル	ペラミビル	ラニナミビル	バロキサビル マルボキシル
商品名	リレンザ	タミフル	ラピアクタ	イナビル	ゾフルーザ
投与経路	吸入	経口	点滴静注	吸入	経口
作用機序	インフルエンザウイルスが感染細胞から遊離する際，感染細胞とウイルスを切り離すノイラミニダーゼを阻害				キャップ依存性エンドヌクレアーゼを阻害
用法・用量	1回10 mg 1日2回 5日間	1回75mg 1日2回 5日間	単回投与 （複数回可） 1回300 mg （600 mgまで増量可）	単回吸入 40 mg	単回投与 1回40 mg 体重80 kg以上80 mg
予防投与	1日1回 10 mg, 10日間	1日1回 75 mg, 7～10日間		単回吸入40 mg （20 mgを1日1回，2日間も可）	単回投与 1日40 mg 体重80 kg以上80 mg

口腔との関連

口腔内衛生環境の悪化により歯周病原細菌をはじめとする細菌数が増加すると，これらの産生するトリプシン様酵素（TLP）*やNAなどのタンパク質分解酵素も増加します．その結果，口腔や咽頭の粘膜を覆っている保護層を破壊し，上気道細胞に炎症を惹起してウイルスが侵入しやすくなります．高齢者では，不顕性誤嚥（p.63参照）により口腔内細菌が唾液とともに下気道に流入するため，下気道でも分泌物中のTLPやNAが増加します．

口腔衛生管理により口腔内細菌を減少させ，ウイルスの活性化を阻止することにより，インフルエンザ感染の予防効果が期待できます．

*TLP：ウイルスの侵入に必要なHAの働きを助ける作用をもつタンパク質分解酵素

歯科診療における注意点・対応

冬季の湿度低下に伴い口腔内が乾燥すると，口腔内の自浄作用が低下して口腔内の細菌が増加することが考えられます．特に高齢者においては，ブラッシング指導を行い，口腔衛生管理によって口腔内の保清を心がけることが必要です．

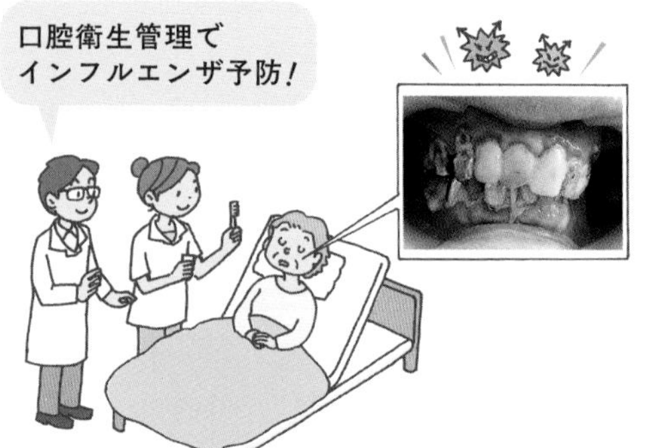

②カンジダ症

磐田市立総合病院血液内科　深津有佑

カンジダ症とは？

「カンジダ症」とは，酵母様の形態をとるカンジダ属の真菌（かび）による感染症です．環境内に広く存在しており，皮膚，口腔，腸管，膣などの常在菌でもあります．通常は免疫力が低下している際に発症する日和見感染症であり，口腔・咽頭カンジダ症，食道カンジダ症，カンジダ血症（血流にのって肺，肝臓，腎臓，脾臓，眼，脳など各臓器に広がる）を引き起こします（図1）．

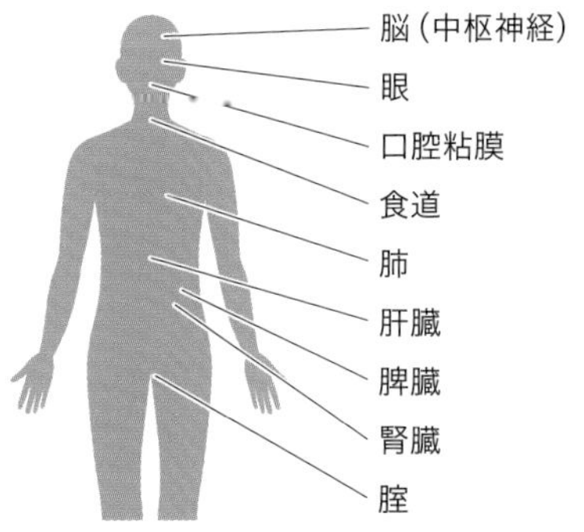

図1　おもな罹患臓器

カンジダ症の原因・病態

カンジダ属真菌にはもっとも多くみられる *Candida albicans* のほかに *C. tropicalis*, *C. parapsilosis* などがあります．HIV感染，ステロイド性抗炎症薬による治療，長期間の抗菌薬投与，糖尿病，悪性腫瘍，中心静脈カテーテル留置，好中球減少などがリスクファクターとなります（図2）．中心静脈カテーテルなどの血管内への留置により，皮膚から血液中に入り込み，感染することがあります．抗がん薬治療や血液疾患などにより好中球が減少し，免疫抑制状態になっていると，腸管内に常在しているカンジダ属真菌が腸管粘膜下に入り込み，血液中に侵入することがあります（トランスロケーション）．血液中に入り込むと，血流にのって肺，肝臓，腎臓，脾臓，眼，脳などのさまざまな臓器に感染巣をつくります．

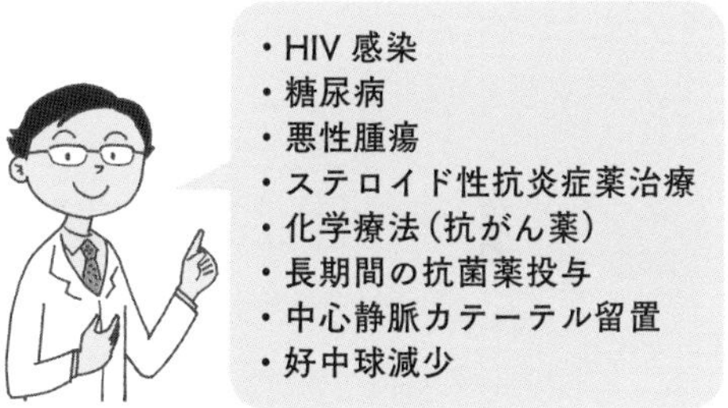

図2　カンジダ症のリスクファクター

カンジダ症の症状

口腔カンジダ症では口内痛，口腔粘膜や舌に白苔を認めます（図3）．食道カンジダ症では嚥下痛や胸やけを認めることが多く，内視鏡検査では食道粘膜に白苔や潰瘍を認めます．悪性腫瘍，好中球減少，中心静脈カテーテル留置患者で，抗菌薬投与にもかかわらず遷延する発熱をみたら，カンジダ血症*を疑う必要があります．また，眼内に広がるとカンジダ眼内炎になり失明の危険性もあります．早期発見・早期治療が重要であり，カンジダ血症を認めた場合には眼科受診が必要です．

*カンジダ血症：カンジダ属真菌が感染源から血液中に入り込んだ状態．血流にのって全身に広がり，合併症を引き起こすリスクが高くなる．血液培養検査や病理学的所見が診断に有効である

カンジダ症の検査・診断・治療

培養検査，顕微鏡検査，病理組織学的検査によって，真菌が同定できれば確定診断となります．しかし，確定診断に至らない症例もあり，血清診断（β-D-グルカン測定，カンジダマンナン抗原測定）や画像診断などの補助診断により，暫定的診断がされる場合もあります．

治療として，抗真菌薬の投与が行われます．使用薬剤は多彩であり，疾患，患者背景によって判断します（表）．

抗真菌薬の使用に際しては，他薬剤との相互作用に注意が必要です．たとえば，抗凝固薬であるワルファリンは，アゾール系抗真菌薬（ホスフルコナゾール，ボリコナゾール，イトラコナゾールなど）との併用によって，作用を増強することがあります．

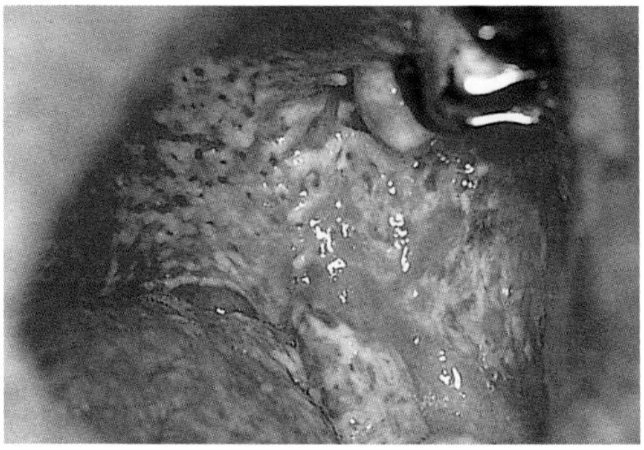

図3　口腔カンジダ症
HIV感染者の頬粘膜にみられた偽膜性カンジダ症（鹿児島大学名誉教授・杉原一正先生提供）

表　カンジダ症の治療薬

一般名	商品名
ホスフルコナゾール	プロジフ
ボリコナゾール	ブイフェンド
イトラコナゾール	イトリゾール
アムホテリシンBリポソーム製剤	アムビゾーム
ミカファンギンナトリウム	ファンガード
カスポファンギン酢酸塩	カンサイダス

歯科診療における注意点・対応

超高齢社会を迎え，高齢者の増加と，医療技術の進歩によるハイリスク患者の増加により，口腔カンジダ症の患者は増加傾向にあります（図4）．よって，歯科でも診察機会が増加することが考えられます．口腔カンジダ症の放置・悪化は，重篤な深在性真菌症への移行や口腔カンジダ症が難治性になることにつながります．そのため，歯科における積極的介入による予防や治療が内臓真菌症の発症の予防のためにも重要です．予防としては，アズレン等を用いた含嗽などによる口腔保清や口腔保湿剤の使用が有用であり，**歯科衛生士による専門的な口腔衛生管理が口腔カンジダ症の予防に寄与しています．**

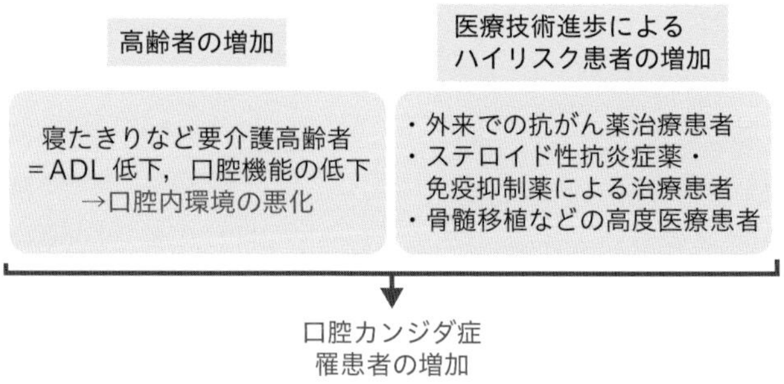

図4　超高齢社会における口腔カンジダ症罹患者増加の流れ

③後天性免疫不全症候群（AIDS）

磐田市立総合病院血液内科　深津有佑

後天性免疫不全症候群（AIDS）とは？

「後天性免疫不全症候群（AIDS：Acquired Immunodeficiency Syndrome）」とは，ヒト免疫不全ウイルス（HIV：Human Immunodeficiency Virus）が，免疫担当細胞（おもにCD4陽性リンパ球）に感染し，免疫系が徐々に破壊されていくことで，カンジダ症やクリプトコッカス症などの指標疾患（表1）を発症した状態です．“HIV感染症＝AIDS”ではないことに注意しましょう．HIVは血液，精液，膣分泌液，母乳に含まれ，その感染経路には性行為，汚染血液への接触，母子感染があります．抗HIV薬の進歩によりAIDS関連疾患とAIDSによる死亡数は大きく減少しています．

表1　AIDSと診断される指標疾患

1. カンジダ症（食道，気管，気管支，肺）
2. クリプトコッカス症（肺以外）
3. コクシジオイデス症（全身に播種*したもの，肺・頸部・肺門リンパ節以外の部位に起こったもの）
4. ヒストプラズマ症（全身に播種したもの，肺・頸部・肺門リンパ節以外の部位に起こったもの）
5. ニューモシスチス肺炎
6. トキソプラズマ脳症（生後1カ月以後）
7. クリプトスポリジウム症（1カ月以上持続する下痢を伴ったもの）
8. イソスポラ症（1カ月以上持続する下痢を伴ったもの）
9. 化膿性細菌感染症（13歳未満で，ヘモフィリス，連鎖球菌などの化膿性細菌により，下のいずれかが2年以内に，2つ以上多発あるいは繰り返して起こったもの．①敗血症，②肺炎，③髄膜炎，④骨関節炎，⑤中耳・皮膚粘膜以外の部位や深在臓器の膿瘍）
10. サルモネラ菌血症（再発を繰り返すもので，チフス菌によるものを除く）
11. 活動性結核（肺または肺外）
12. 非定型抗酸菌症（全身に播種したもの，肺・皮膚・頸部・肺門リンパ節以外の部位に起こったもの）
13. サイトメガロウイルス感染症（生後1カ月以後で，肝臓，脾臓，リンパ節以外）
14. 単純ヘルペス感染症（1カ月以上持続する粘膜・皮膚の潰瘍，生後1カ月以後で，気管支炎，肺炎，食道炎を併発するもの）
15. 進行性多巣性白質脳症
16. カポジ肉腫
17. 原発性脳リンパ腫
18. 非ホジキンリンパ腫
19. 浸潤性子宮頸癌
20. 反復性肺炎
21. リンパ性間質性肺炎/肺リンパ過形成
22. HIV脳症
23. HIV消耗性症候群（以下のすべてに該当するもの） 1）通常の体重の10％を超える不自然な体重減少 2）1日2回以上で30日以上持続する慢性の下痢，または30日以上にわたる持続性もしくは間欠性で慢性的な衰弱を伴う発熱 3）HIV以外にこれらの症状を説明できる病気や状況（がん，結核，クリプトスポリジウム症やほかの特異的な腸炎など）がない

*播種：ばらばらと全身に広がること

AIDSの原因

HIVが免疫担当細胞，主としてCD4陽性リンパ球に感染すると，徐々にCD4陽性リンパ球数が減少していき，免疫系が壊されていくことで，AIDSを発症します．無治療であった場合には，感染初期（急性期），無症候期，AIDS発症期と経過をたどります（図1，表2，3）．

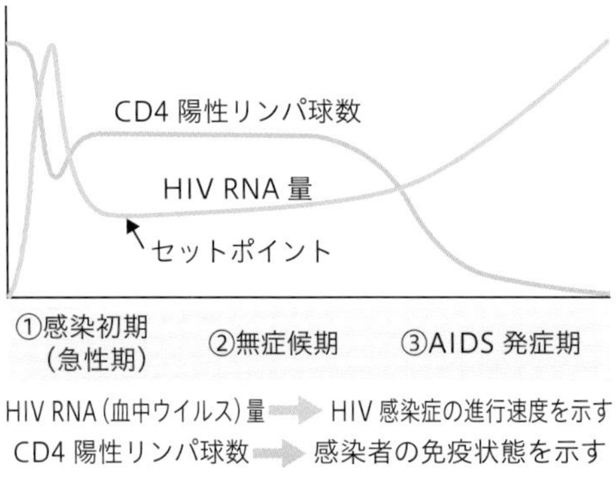

図1　HIV感染症の経過

表2　HIV感染の臨床経過

①感染初期（急性期）	HIVが急速に増殖する．発熱，倦怠感，リンパ節腫脹，喉の痛み，皮疹，関節痛や筋肉痛といったインフルエンザ様の症状がみられることがある
②無症候期	ウイルスは日々増殖をしており，CD4陽性リンパ球は次々と破壊されるが，無症状で経過する
③AIDS発症期	免疫不全状態となりAIDSを発症する

表3　AIDS指標疾患でみられる症状

- 発熱
- リンパ節腫脹
- 上下肢の麻痺，言語障害，末梢神経障害，精神異常，頭痛，嘔吐などの神経症状
- 咳，呼吸困難などの呼吸器症状
- 飲み込みづらさ，腹痛，下痢，下血などの消化器症状
- 黒色～紫色の色素斑

HIVの検査

HIV感染症の検査としては，血清中の抗HIV抗体，HIV抗原やHIVの遺伝子検査が行われます．全国の保健所や医療機関では即日検査が行われているところもあり，無料のHIV検査もできます（図2）．利便性の向上により検査機会を増加させ，早期発見に寄与しています．検査機関はインターネット上のHIV検査・相談マップ（URL：https://www.hivkensa.com/）で検索することができます．

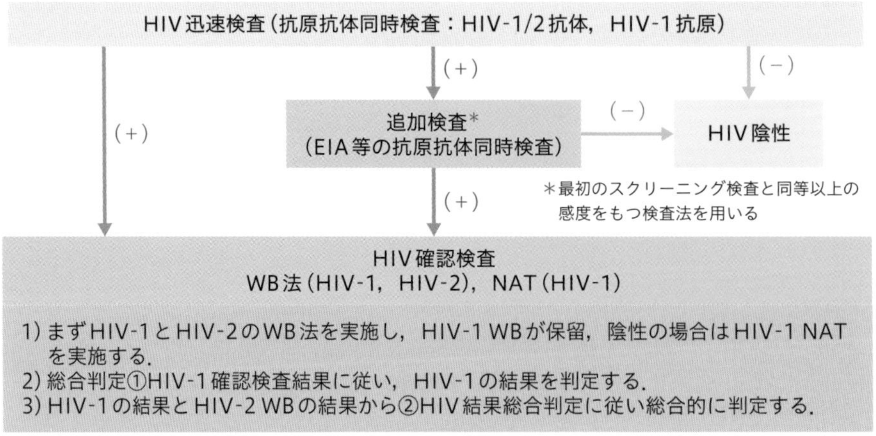

図2　保健所等HIV即日検査における実施フローチャート
（保健所等におけるHIV即日検査のガイドライン第4版より）

HIV感染による症状

HIVに感染後2〜6週間の時期（急性期）に，50〜90%の感染者に表2-①のような症状がみられます．HIV感染症ではCD4陽性リンパ球数と血中のウイルス量（HIV RNA量）が，それぞれ病態の程度と進行予測の指標となります．

CD4陽性リンパ球数は健常成人では700〜1,300個/μLですが，HIVに感染すると徐々に破壊され，200個/μL未満になると免疫不全状態となり，数々の日和見感染症（免疫力が低下した状態のときに感染しやすい感染症）を発症しやすくなります．表1のAIDS指標疾患を発症するとAIDSと診断されます．

HIV感染症の治療

抗HIV薬の多剤併用療法（ART：Antiretroviral Therapy）が標準療法です（表4）．それにより，血中ウイルス量を検出限界以下に抑え，HIV感染症の進行を抑え免疫機能を回復させることが目標となります．ウイルス量を低下させることで，感染者から非感染者への二次感染の減少も期待できます．治療薬の副作用（表5）についての患者への十分な説明が重要です．

表4　日本で承認されている抗HIV薬（2020年3月現在）
（HIV感染症及びその合併症の課題を克服する研究班：抗HIV治療ガイドライン2020年3月．に基づき作成）

一般名	商品名
核酸系逆転写酵素阻害薬（NRTI）	
ジドブジン	レトロビルカプセル
ラミブジン	エピビル錠
ジドブジンとラミブジンの配合薬	コンビビル錠
アバカビル	ザイアジェン錠
テノホビル	ビリアード錠
アバカビルとラミブジンの配合薬	エプジコム錠
エムトリシタビン	エムトリバカプセル
エムトリシタビンとテノホビルの配合薬	ツルバダ錠
エムトリシタビンとテノホビルアラフェナミドの配合薬	デシコビ配合錠LT・HT
非核酸系逆転写酵素阻害薬（NNRTI）	
ネビラピン	ビラミューン錠
エファビレンツ	ストックリンカプセル／錠
エトラビリン	インテレンス錠
リルピビリン	エジュラント錠
リルピビリン，エムトリシタビン，テノホビルアラフェナミドの配合薬	オデフシイ配合錠
ドラビリン	ピフェルトロ錠
プロテアーゼ阻害薬（PI）	
リトナビル	ノービア・ソフトカプセル/リキッド
ロピナビル（少量リトナビル含有）	カレトラ錠/リキッド
アタザナビル	レイアタッツカプセル
ホスアンプレナビル	レクシヴァ錠
ダルナビル	プリジスタナイーブ錠（800mg） プリジスタ錠（600mg）
ダルナビルとコビシスタットの配合薬	プレジコビックス配合錠
ダルナビル，コビシスタット，エムトリシタビン，テノフォビルアラフェナミドの配合薬	シムツーザ配合錠
インテグラーゼ阻害薬（INSTI）	
ラルテグラビル	アイセントレス400mg錠 アイセントレス600mg錠
エルビテグラビル，エムトリシタビン，テノホビル，コビシスタットの配合薬	スタリビルド配合錠
エルビテグラビル，エムトリシタビン，テノホビルアラフェナミド，コビシスタットの合剤	ゲンボイヤ配合錠
ドルテグラビル	テビケイ錠
ドルテグラビル，アバカビル，ラミブジンの配合薬	トリーメク配合錠
ドルテグラビル，リルピビリンの配合薬	ジャルカ配合錠
ビクテグラビル，エムトリシタビン，テノホビルアラフェナミドの配合薬	ビクタルビ配合錠
ドルテグラビルとラミブジンの配合薬	ドウベイト配合錠
侵入阻止薬	
マラビロク	シーエルセントリ錠

表5　抗HIV薬のおもな副作用

・肝機能障害　・腎機能障害　・心血管疾患（心筋梗塞，脳梗塞）
・精神神経系症状（眠気，傾眠，不眠，めまい，うつ，幻覚など）
・高血糖，糖尿病　・脂質代謝異常　・骨壊死，骨減少症，骨粗鬆症
・発疹　・横紋筋融解症，ミオパチー　・出血傾向
・乳酸アシドーシス（p.17参照）

口腔との関連

口腔病変はHIV感染症の早期発見や，AIDS発症の指標疾患として重要です（図3，4，表6）．

歯科診療における注意点・対応

①医院での対応と感染予防策

歯科診療においては，抜歯，切開など観血的処置が多く，患者の血液と接触する機会が多いため，歯科医療従事者は，スタンダードプリコーション（標準予防策，表7）と院内感染予防を適切に行う必要があります（表8）．

②HIV患者診療中に，体液暴露（針刺し事故など）があった場合の対応

落ち着いて，曝露部位を大量の流水と石鹸で洗浄し，ただちに最寄りのエイズ治療拠点病院に連絡し，担当医師に予防内服が必要な状況かを判断してもらいます．曝露後に予防内服を行わない場合の感染率は，針刺し事故の場合で0.3%，粘膜曝露の場合で0.09%とされています．

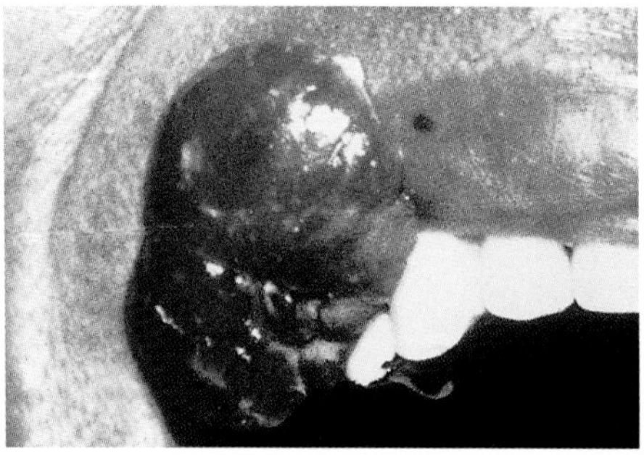

図3　**カポジ肉腫**
AIDS患者の上顎歯肉にエプーリスに似た，有茎性の暗赤色腫瘤がみられる．X線では歯槽骨の吸収，歯根膜腔の拡大がみられた
（鹿児島大学名誉教授・杉原一正先生提供）

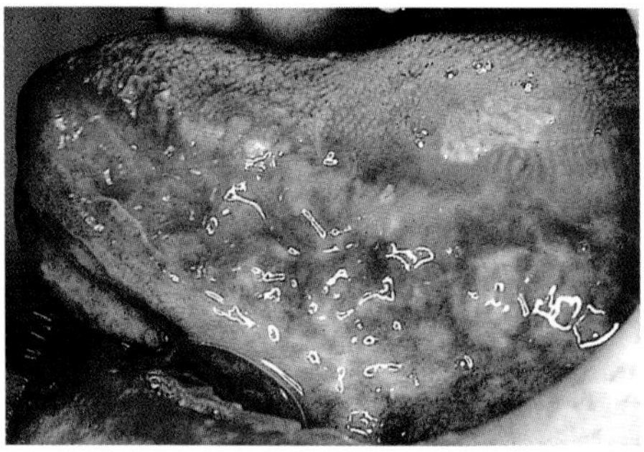

図4　**口腔毛状白板症**
HIV感染者にみられたもので，舌側縁に白色毛状の白斑があり，剥離できない（同左）

表6　**HIV感染/AIDSと口腔症状**

- 帯状疱疹，ヘルペス口内炎
- 再発性・難治性の口内炎
- 口腔カンジダ症
- カポジ肉腫（図3）
- 口腔毛状白板症（図4）
- ヒトパピローマウイルス感染症

表7　**スタンダードプリコーション（標準予防策）**

- 血液，汗以外の体液（唾液，痰，鼻汁，尿，便），傷のある皮膚，粘膜に接触する場合には，手袋，マスク，ガウン，アイシールド，ゴーグルなどの防護具を用い，処置の前後で十分な手洗いや手指消毒を行うものである
- 感染症の有無にかかわらずすべての患者，医療者が対象となる

表8　**院内感染予防**

- 流水下の十分な手洗い
- 手袋の使用は1回限りで患者ごとに使い捨てる
- 手袋をつけたまま消毒をしない
- ラバーダムや口腔外バキュームの使用

Column 4

新興ウイルス感染症（COVID-19，SARS，MERS）

国立病院機構天竜病院　白井正浩

新興感染症とは，最近みつかった新しい感染症のことです．後天性免疫不全症候群（AIDS：Acquired Immunodeficiency Syndrome）やエボラ出血熱がその代表ですが，2020年以降世界的な流行をみせているCOVID-19もその1つです．COVID-19はコロナウイルスの1種により引き起こされる人畜共通感染症です．

コロナウイルスの種類

これまでにヒトに感染するコロナウイルスは4種類が知られており，感冒の原因の10〜15%を占めるといわれています．2002年中国・広東省に端を発した重症急性呼吸器症候群（SARS：Severe Acute Respiratory Syndrome）は，コウモリのコロナウイルスがヒトに感染し，さらにヒト-ヒト感染を起こした結果，8,000人を超える感染者と800人を超える死者を出しましたが，2004年以降症例の報告はありません．また，2012年にはアラビア半島で中東呼吸器症候群（MERS：Middle East Respiratory Syndrome）が報告され，ヒトコブラクダからヒトに感染しました．確定した症例数は2,494例で，そのうち858人が死亡しました．大半がサウジアラビアで発生したもので，同国では現在も新たな症例の発生が続いています．

COVID-19（新型コロナウイルス感染症）

①SARS-CoV-2

2019年12月から中国・湖北省武漢市で発生した肺炎は，新型コロナウイルス（SARS-CoV-2）が原因であることが判明しました．SARS-CoV-2の宿主動物についてはいまだわかっていません．2020年12月現在，ヒト-ヒト感染によって世界的に流行が広がっている状況です．SARS-CoV-2による感染症を「COVID-19（Coronavirus Disease 2019）」，感染症法では「新型コロナウイルス感染症」とよびます[1]．

2類感染症相当に位置付けられ，診断した医師はただちに最寄りの保健所に届け，届出に基づいて患者に対して入院勧告や措置が行われます．2022年8月現在，全世界で感染者数は6億2,000万人，死者数は647万人を超え「スペイン風邪」以来の100年に一度のパンデミック

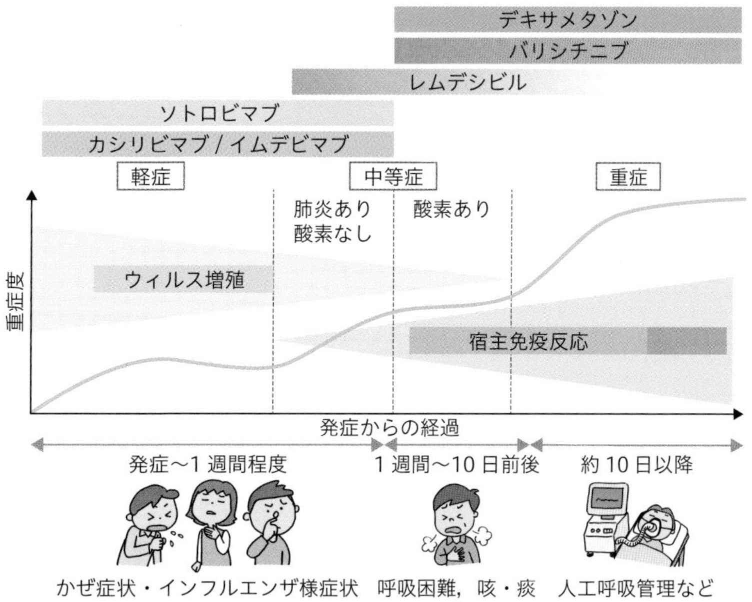

図1　新型コロナウイルス感染症の経過と治療薬[2]

となりました．高齢者や男性および基礎疾患（慢性呼吸器肺疾患や肥満など）がある患者は重症化しやすく，致死率も高いとされています．ワクチン接種により重症化リスクは低下します．

②変異株

2020年末にイギリスからアルファ株，南アフリカからベータ株，ブラジルからガンマ株，さらにインドからデルタ株が出現し世界中に脅威を与えました*．2021年11月には南アフリカからオミクロン株が出現し，2022年8月現在，爆発的に感染者数を増加させています．

③臨床経過（図1）[2]

COVID-19の症状には，発熱，倦怠感，呼吸器症状，頭痛などがあります．インフルエンザや感冒と比較して，鼻汁・鼻閉は少なく，嗅覚・味覚障害の多いことが特徴でしたが，オミクロン株では嗅覚・味覚障害の頻度は減少しています．さらにCOVID-19は，約8割の患者が軽症であり，また無症状の感染者も感染を広げるため，封じ込めが難しいのが現状です．

④治療

COVID-19の発症から1週間程度はウイルス増殖期と考えられるため，抗ウイルス薬によって増殖を抑えることが理にかなっています．一方感染者の2割は肺炎が増悪し，炎症反応が過剰に起こることによって重症化します．この時期はステロイド等の炎症を抑える薬を投与するのが合理的です．現在はこれらの薬を組み合わせて使うことが推奨されています．点滴の抗ウイルス薬のレムデシビルは重症例では効果が期待できませんが，発症7日以内の軽症・中等症の患者の入院または死亡を87%減少させたことより，重症化リスクを有する患者などに使用されます．経口の抗ウイルス薬としては，モルヌピラビルが入院あるいは死亡を31%，ニルマトレルビル/リトナビルは89%減少させたことが知られており，オミクロン株に対しても有効性が指摘されています．ただしニルマトレルビル/リトナビルは併用薬に禁忌が多いため注意が必要です．ウイルスの受容体に対する抗体薬のカシリビマブ/イムデビマブはオミクロン株に対しては有効性が減弱することが指摘され現在はあまり使われていません．一方SARSに感染した患者から得られた抗体をもとにしたモノクローナル抗体であるソトロビマブは，オミクロン株に対して有効性があり入院や外来で点滴が必要な患者に使用されています．

⑤感染対策

COVID-19に曝露されてから発症するまでの潜伏期は1～14日間であり，曝露から5日程度で発症することが多いとされてきましたが，

*変異株：変異株は当初，発見地名を付けて呼ばれていたが，差別や偏見につながることからWHOが発見順にギリシャ文字（α，β，γ等）を使用することを提唱した

表　医療機関での感染予防策

1．来院患者のトリアージ
- 1）発熱や咳といった呼吸器症状を確認する
- 2）海外渡航歴や国内流行地域への移動歴を確認する
- 3）同居家族が新型コロナウイルス感染症で行政の観察下にあるか確認する
- 4）2週間以内に国内流行地域へ行った人と接触したか確認する
- 5）上記に該当した場合は，「帰国者・接触者相談センター」へ連絡し指示を仰ぐ
- 6）感染が疑われる患者を診察しなければならない場合は，他患者と時間や場所を分けて診察するなど対応を決めておく

2．診察時の感染予防策
- 1）診察前後は手指消毒を行う
- 2）診察時は手袋，マスク，ゴーグル，フェイスシールド，エプロンを着用する
- 3）患者ごとに使用した機器や患者が座った椅子を洗浄・消毒する

3．環境調整や可能な限りの3密防止
- 1）手指衛生用のアルコールを設置する
- 2）待合室・トイレ・診察室の扉の取っ手を含めた洗浄・消毒作業を定期的に行う（1時間に1回程度）
- 3）待合室の雑誌・絵本・おもちゃを撤去する
- 4）待合室の入室制限などを行い，ソーシャルディスタンスを確保する
- 5）診察室や待合室の換気を行う（1時間に1回程度）

オミクロン株では短縮され潜伏期が2～3日，曝露から7日以内に発症する者が大部分であるとされます．PCR検査の感度には限界があり，偽陰性（実際は感染しているのに陰性と判定される）がかなりあり，検査のタイミングで偽陰性率が異なります．そのため，PCR検査のみによって感染の有無をスクリーニングすることは困難です．

感染経路の中心は，飛沫あるいはエアロゾルの吸入ですが一部接触感染もあります．3密（密閉，密集，密接）を形成する場面（カラオケ・スポーツジム・ライブハウス・接待を伴う夜の店等）での感染リスクは高いと考えられています．歯科においてはエアロゾルを発生させる処置を行うことが多いにもかかわらず，歯科医療を通じた感染拡大事例が少ないことが報告されています．しかし，その理由はよくわかっていないため今後も十分注意が必要です．

⑥ワクチン

新型コロナウイルスのワクチンとしては，ファイザーやモデルナのmRNAワクチン，アストラゼネカのアデノウイルスベクターワクチンおよび武田薬品工業の組み替えタンパクワクチンが国内で承認されています．有効性はファイザー95%，モデルナ94.5%，アストラゼネカ70.4%，武田薬品工業80～90%と高い効果が報告されています．またオミクロン株に対しても，デルタ株と比較してその効果は低下するものの，発症予防効果等があることがさまざまな研究のなかで報告されています．時間経過に従ってワクチンの効果が下がることより，予防効果の増強のため日本でも追加接種が行われます[4]．

COVID-19に対する感染対策として重要なことは，1）来院患者のトリアージ，2）診察時の感染予防策，3）環境整備および可能な限りの3密予防策，4）スタッフのワクチン接種の勧奨の4つです（**表**）．ソーシャルディスタンスをとる・マスクをするなどの人々の協力で感染者の発生をコントロールし，医学的に確かな感染予防策で院内感染を防ぐことが重要です．スタッフは毎日検温や症状チェックなどの健康管理を行い，異常があった場合は勤務を自粛することが必要です．また，自施設でCOVID-19が発生した場合の対応についても決めておく必要があります（**図2**）．

人類は知見を総動員し，コロナ感染症の病態や変異株の解明，ワクチンや治療薬の開発などを行ってきました．それらは確実に効果を上げてきています．しかしながら，世界では新たな変異株が出現し感染が広がっているのが現状です．今後も医学的に正しい情報をもとに感染対策を行っていくことが重要です．

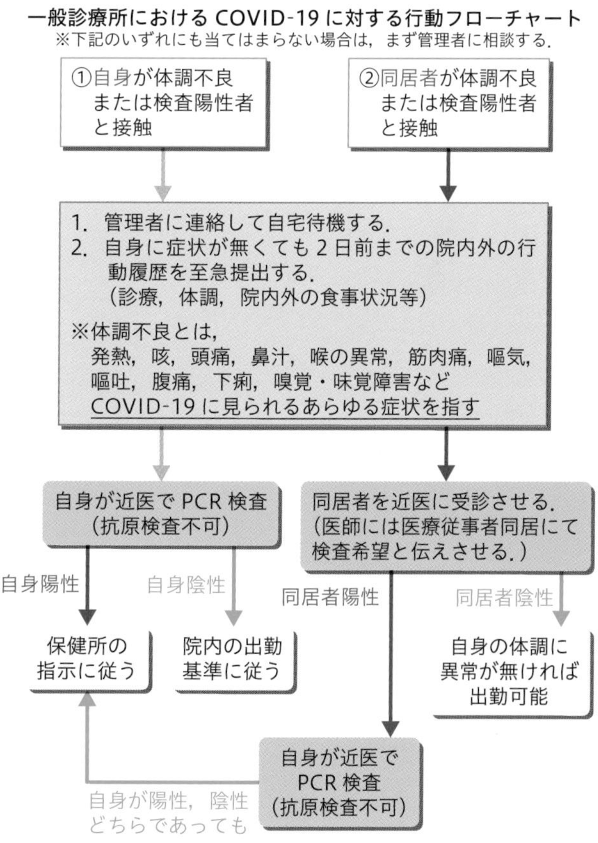

図2　スタッフに感染症状があった場合の対応方法（日本歯科医師会）[5]

①脳血管障害

静岡赤十字病院救急科・第三脳神経内科　小西高志

■ 脳血管障害とは？

「脳血管障害」とは，脳を養う血管，血液灌流圧《かんりゅうあつ》（血圧と頭蓋内圧の差），および血液成分の変化により，脳虚血や脳内外の出血を生じる状態の総称です．1970年以後，発症後の救命率の向上などにより，脳血管障害による死亡者数は減少傾向にありますが，脳血管障害の既往を有する患者に接する機会は今後も増加していくと考えられます．脳血管障害の既往がある患者においては，後遺症としての神経症状，出血傾向を有する再発予防薬の使用などに注意が必要です．

脳血管障害の種類と原因

脳血管障害の分類にはNINDS-III（National Institute of Neurological Disorders and Stroke）分類（表1）や，臨床病型診断に有用な改変TOAST分類がありますが，臨床的観点からは図1のように分けられます．

表1　NINDS-III分類

A. 無症候性（Asymptomatic）

B. 局所性脳機能障害（Focal Brain Dysfunction）

1. 一過性脳虚血発作（TIAs）
   - a. 頸動脈系
   - b. 椎骨脳底動脈系
   - c. 両者（a，b）
   - d. 部位不明
   - e. TIAの疑い
2. 脳卒中（Stroke）
   - a. 経過
     - 1）改善型（Improving）
     - 2）悪化型（Worsening）
     - 3）安定型（Stable）
   - b. 脳卒中のタイプ
     - 1）脳出血
     - 2）くも膜下出血
     - 3）脳動静脈奇形に伴う頭蓋内出血
     - 4）脳梗塞
       - a）機序
         - （1）血栓性（Thrombotic）
         - （2）塞栓性（Embolic）
         - （3）血行力学性（Hemodynamic）
       - b）臨床的カテゴリー
         - （1）アテローム血栓性梗塞（Atherothrombotic）
         - （2）心原性脳塞栓（Cardioembolic）
         - （3）ラクナ梗塞（Lacunar）
         - （4）その他
       - c）部位による症候
         - （1）内頸動脈
         - （2）中大脳動脈
         - （3）前大脳動脈
         - （4）椎骨脳底動脈
           - a 椎骨動脈
           - b 脳底動脈
           - c 後大脳動脈

C. 血管性認知症（Vascular Dementia）

D. 高血圧性脳症（Hypertensive Encephalopathy）

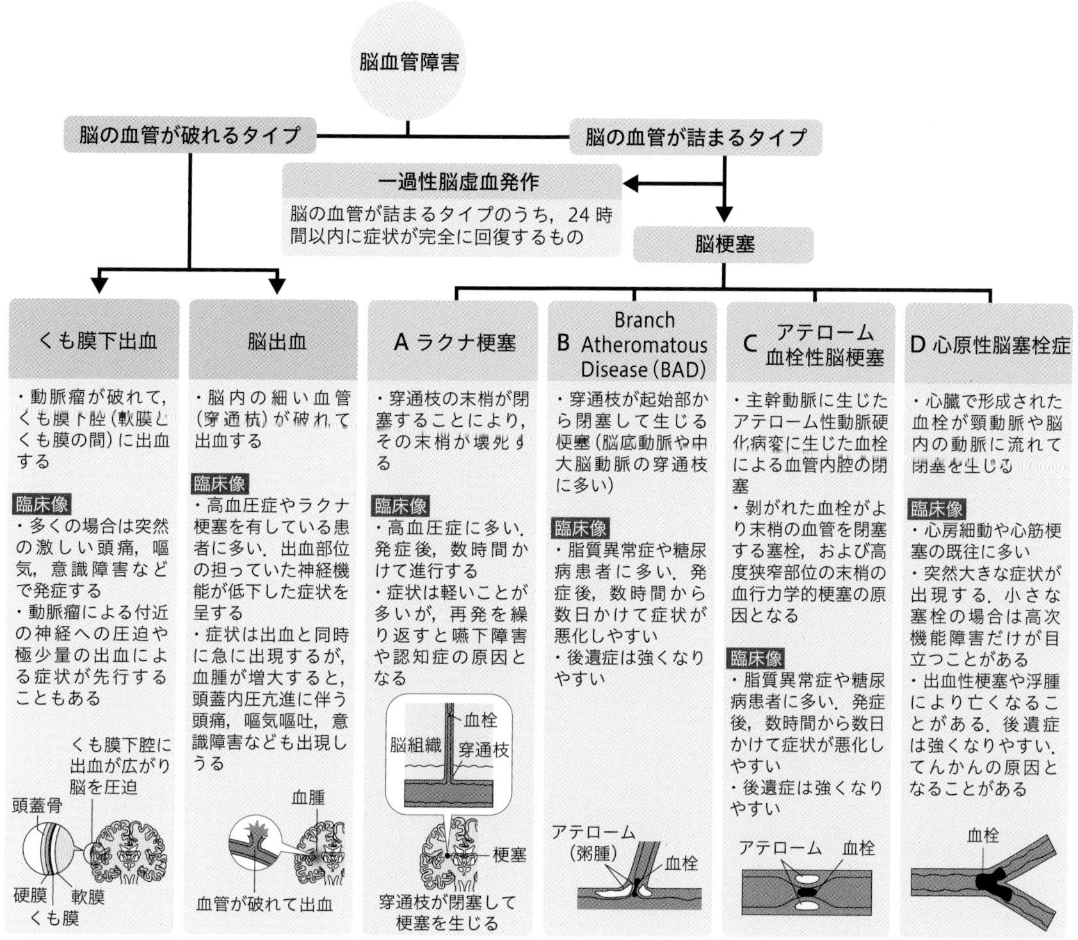

図1　脳血管障害の臨床的観点からの分類

表2　脳梗塞のおもな機序別分類

	血栓性	塞栓性	血行力学性
虚血発生の機序	動脈硬化により徐々に進行した狭窄部に生じた血栓が内腔を閉塞	心臓内や頸動脈，下肢静脈などにできた塞栓が流れてきて血管を詰まらせる	頸動脈や主幹動脈の閉塞あるいは狭窄によって，より末梢側の灌流圧が低下
梗塞巣の特徴	・比較的小さな梗塞が多い ・同様の梗塞巣がほかの部位にもあることが多い	・突然に発症する ・大脳皮質を含む	原因血管の末梢に多数が散在する
おもな再発予防法	・高血圧，糖尿病，脂質異常症などの管理 ・禁煙 ・抗血小板薬	抗凝固療法	・動脈硬化進展予防 ・抗血小板療法 ・脱水や急な血圧低下の予防 ・頸動脈ステントや頸動脈内膜剝離術，頭蓋内外バイパス術などの血行再建術

①脳梗塞

脳を養う動脈あるいは静脈の障害により，脳組織の灌流圧が低下することで脳組織が壊死に陥った状態で，さまざまな原因により生じます．発生の機序により**血栓性**，**塞栓性**，**血行力学性**に分類され(表2)，図1-A～Dのような臨床病型があります．

②脳出血

脳を養う血管から血液が漏れた状態で，表3のようなさまざまな原因により発病します．

③くも膜下出血

脳を覆っているくも膜と軟膜の間に出血した状態で，脳動脈壁の中膜の欠損部に加齢や血行力学的な影響によって生じた動脈瘤の破綻を原因としたものが多いです．外傷や脳出血や脳梗塞の結果，くも膜下出血を生じることもあります．

脳血管障害の病態，症状

脳の機能は部位ごとに分かれています（図2）．

脳出血と脳梗塞では，出血あるいは梗塞部位に局在する機能の低下がみられます．病変の拡大に伴い症状が悪化し，脳幹部の機能障害により致命的転帰となる可能性があります．くも膜下出血ではおもな病変が脳外にあるため，多くは麻痺などの局在性の症状よりも突然の激しい頭痛や意識障害で発症します．動脈性出血による急激な頭蓋内圧亢進により，短時間で致命的転帰となりえます．

いずれの病型においても，病変に応じた後遺症がみられます（図3，表4）．

脳血管障害の検査

頭部CTやMRIによって病変部位を正確に同定できます．脳梗塞やくも膜下出血ではMR angiography（磁気共鳴血管画像）や造影剤を用いた血管撮影により，原因となった血管の評価が可能です．CTやMRIで検出できない血流低下部位の確認は脳血流SPECTで行います．

心エコーにより塞栓症の原因となる心腔内血栓や壁運動異常を確認します．また，頸動脈エコーや脈波伝播速度（PWV：Pulse Wave Velocity）により動脈硬化性変化の評価を行いま

表3　脳出血の原因

- 高血圧症
- 脳の血管の異常によるもの
  - 脳動脈瘤
  - 脳動静脈奇形
  - 海綿状血管腫
  - もやもや病*
  - 脳静脈洞血栓症　など
- 頭部外傷によるもの
- 脳腫瘍からの出血　など

***もやもや病（ウィリス動脈輪閉塞症）**：ウィリス動脈輪の進行性の閉塞．それを代償するために発達した側副路が脳血管を造影した際にもやもやしたように見えるので「もやもや病」と命名された

表4　脳血管障害の代表的な後遺症

- 意識障害
- 構音障害，嚥下障害
- 病変の対側の運動麻痺や感覚障害
- てんかん
- 小脳病変による同側の協調運動障害
- 認知症　など

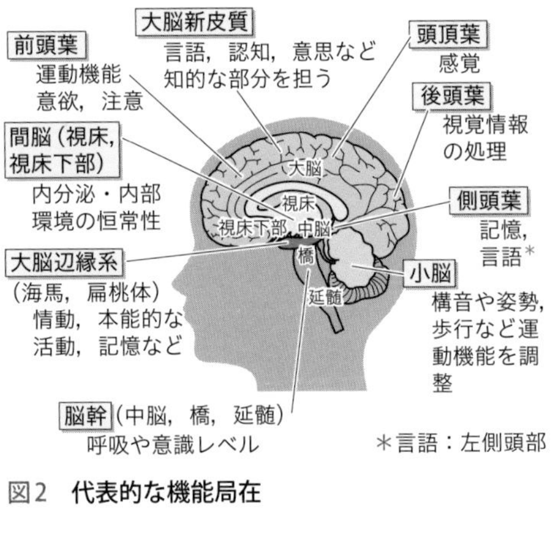

図2　代表的な機能局在

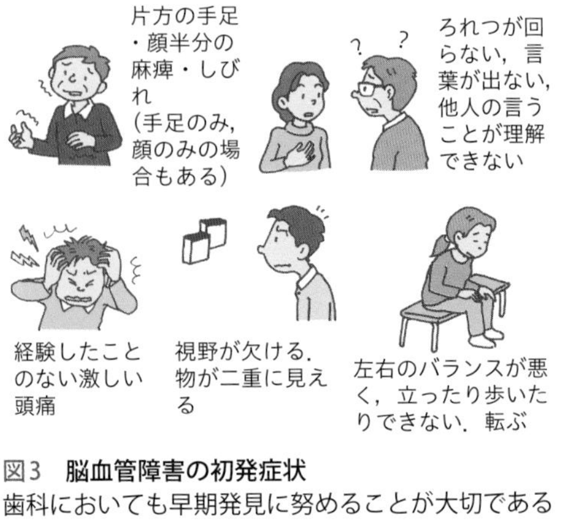

図3　脳血管障害の初発症状
歯科においても早期発見に努めることが大切である

す．血液検査では耐糖能異常や脂質異常症などを検索します．

脳血管障害の診断

数秒から数分以内に顕在化する意識障害，構音障害，左右いずれか片側の麻痺などの神経症状が出現した場合に脳血管障害の発生を疑います．緊急疾患であり，速やかに救急医療機関へ搬送します．呼吸や循環の確保のうえ，神経学的診察所見によって脳血管障害が疑われた場合には，頭部CTやMRI撮影を行い，診断します．画像検査で検出困難な少量のくも膜下出血が髄液検査で明らかになることがあります．

原因検索のため，病歴聴取のほか，心電図，血液検査，心エコー，頸動脈エコー，血管造影などを行います．

脳血管障害の治療

脳血管障害発症後の治療は経時的に，急性期，回復期，維持期に大まかに分けられます．

①脳梗塞急性期

フリーラジカルスカベンジャー*や遺伝子組み換え組織プラスミノーゲンアクチベーター投与による血栓溶解・血栓除去と，血行再建を目的としたカテーテルによる血管内治療を行うことがあります．次いで抗血小板薬，あるいは抗凝固薬の投与を行います．

②脳出血やくも膜下出血の急性期

安静と高血圧に対する管理を行います．くも膜下出血では，破裂動脈瘤に対する血管内治療や開頭動脈瘤クリッピング術を行います．

いずれの病型でも全身状態に合わせて早期から慢性期に至るまで，リハビリテーションを行うとともに，危険因子（表5）の適切な管理により再発予防を行います．

*フリーラジカルスカベンジャー：脳血栓症，脳塞栓症などの脳虚血により発生するフリーラジカルを消去し，脂質過酸化を抑制することで，脳細胞の酸化的障害を抑制し，脳保護作用を示す製剤

表5　脳血管障害の危険因子

- 加齢
- 心房細動や心不全などの心疾患
- 糖尿病
- 飲酒
- 血液粘稠度上昇
- 経口避妊薬
- 頸動脈狭窄の存在
- 高血圧
- 脂質異常症
- 喫煙
- 肥満
- 気温の低下

口腔との関連，歯科診療における注意点・対応

①病期によるかかわり

急性期では，絶飲食，意識障害，気管内挿管などの処置に伴い，口腔衛生の悪化を生じやすく，嚥下障害と相まって誤嚥性肺炎の危険性が高くなります．口腔内は常在菌が多く，歯の有無にかかわらず口腔内にバイオフィルムを形成しやすくなっています．そのため，急性期から口腔衛生管理に取り組むことが重要です．

慢性期になっても嚥下障害は残存することがあり，食形態の工夫を含む摂食嚥下リハビリテーションや口腔衛生管理が大切です．経口食が食べられるようになっても，うまく嚥下できるとは限りません．入院中は，経過により担当医や担当の看護師などと協力して口腔清掃や摂食・（咀嚼）・嚥下リハビリテーションに携わり，退院までに本人と介護者を含めて口腔清掃の方法を覚えてもらうようにします．外来通院が可能であれば引きつづき担当し，手指の麻痺や認知症がみられる場合は，症状や口腔内の状態を考慮した口腔清掃方法を指導します．患者本人が十分にケアできない場合は介護者や介護士，ヘルパーなどと協力していきます．

②歯科に関連の深い後遺症

歯科に関連の深い後遺症に，脳幹病変による顔面神経麻痺や，嚥下障害があります．嚥下障害は病変の部位や大きさによって，球麻痺か仮性球麻痺か，あるいは嚥下期（認知期から食道期）のうちどの障害が強いかなど特徴が異なりますが，実際はさまざまな要因が複合的に併存していることが多いです．

新患で来院した場合は，食渣の状態で麻痺の状態や口腔清掃の状況，嚥下障害などを知ることができます．

③嚥下障害の評価と摂食嚥下リハビリテーション

嚥下障害の評価では発症前の嚥下の状態や病巣部位に関する情報を収集し，呼吸状態，意識状態，構音障害の有無，高次脳機能障害の有無などに注意しながら，各種嚥下評価法を組み合わせて行います（表6，図4）．

摂食嚥下訓練には食物を用いない間接訓練と嚥下障害用の食物を用いた直接訓練があります．間接訓練では嚥下体操やアイスマッサージ*などを行うため安全性が高いですが，嚥下障害の種類や程度に応じて調整した食物を用いる直接訓練では誤飲や窒息を生じやすいため，呼吸状態をモニタリングしながら行います．

④吸引器の使用

嚥下障害があり，在宅療養を行う際には吸引器の使用を検討します．吸引器の購入にあたり，市区町村から給付を受けられる場合があるため，市区町村や取扱業者に確認するとよいでしょう．家族が患者に対して吸引器を使用する場合，適切に使用できるよう指導します．

*アイスマッサージ：口の中を冷やし刺激を与えることで，摂食嚥下をスムーズに行いやすくするリハビリの一種

表6　おもな嚥下評価法

水飲みテスト，改訂水飲みテスト
水を口腔内に入れて嚥下を行わせ，嚥下反射誘発の有無，むせ，呼吸の変化を評価する．改訂水飲みテストでは冷水3mLを患者の舌下部に入れ評価
食物（フード）テスト
小スプーン1杯のプリン，粥，液状食品を舌の上に乗せ，嚥下反射誘発の有無，むせ，呼吸の変化を評価
反復唾液嚥下テスト（RSST：Repetitive Saliva Swallowing Test）
検査者が被験者の咽頭隆起と舌骨相当部に指を当て，30秒間に可能な限り繰り返して唾液を飲み込んでもらい，その回数を計測する
嚥下造影検査（VF：Videofluoroscopic Examination of Swallowing）
X線造影撮影装置を使用し，造影剤や被験食物にバリウムなどの造影剤を混ぜたものを被験者が食べ，飲み込むところを撮影，評価する（図4-①）
嚥下内視鏡検査（VE：Videoendoscopic Examination of Swallowing）
鼻から直径3.5mm程度の内視鏡を挿入し，咽頭の様子を観察，評価する（図4-②）

（全国歯科衛生士教育協議会：最新歯科衛生士教本　高齢者歯科　第2版．医歯薬出版，2013.）

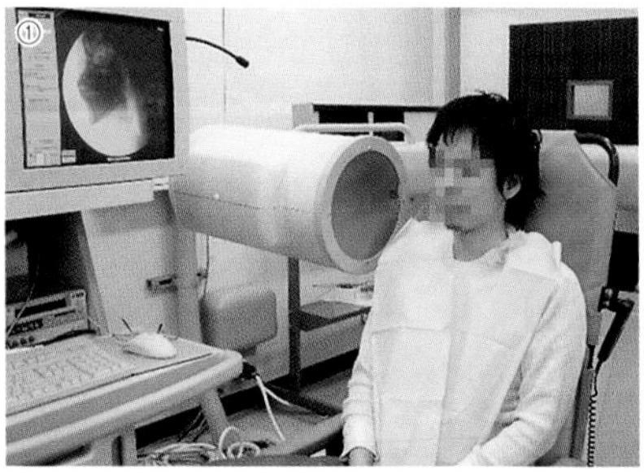

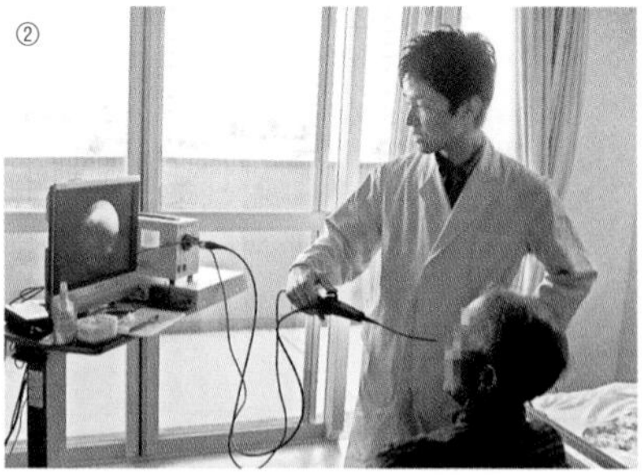

図4　嚥下造影検査（①），嚥下内視鏡検査（②）の様子

（大阪大学大学院歯学研究科高次脳口腔機能学講座顎口腔機能治療学教室・野原幹司先生提供）

神経疾患

②てんかん

静岡赤十字病院救急科・第三脳神経内科　小西高志

▪てんかんとは？

「てんかん」とは，大脳の神経細胞の過剰な放電により，発作的な神経症状を反復する慢性疾患です．国内に約100万人の患者がおり，歯科診療の場面で接する頻度は高いと考えられます．患者ごとに特定の発作パターンがあり，発作間欠期（発作がないとき）は原則として無症状です．多くの場合では薬物療法が有効ですが，その副作用により歯科領域の症状を生じることがあります．

てんかんの原因

脳に障害を生じる原因が明らかなものを「**症候性てんかん**」とよび，明らかな原因を特定できないものを「**特発性てんかん**」とよびます．患者の約半数が出生後半年以内に発作を生じ，約25％が思春期までに発作を生じますが，その多くが特発性です．成人以降では脳外傷，脳血管障害，脳腫瘍，髄膜脳炎後遺症，大脳変性疾患，皮質形成異常などが発症原因となります．

てんかんの病態，症状

大脳では，膨大な数の神経細胞が適切な抑制を受けながら適切に興奮性を保っていますが，てんかん発作においては，大脳の一部あるいはかなりの広範囲にわたり，過剰な神経活動が生じることによって，さまざまな症状を生じます（図1，表1）．出現する症状は，大脳のどこで異常な神経活動が生じているかによって決まります（表2）．

図1　**発作型に基づく分類（2017年改訂）**
発作がどこから始まるかや意識障害や運動症状を伴うかに基づいて分類される

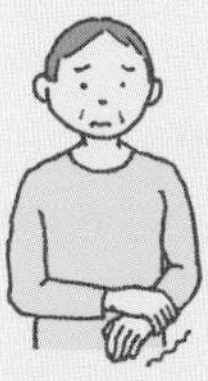

焦点起始発作　（発作が脳の一部から始まる発作．以前の分類の部分発作に相当）
- **焦点意識保持発作**
  →意識障害を伴わない（以前の分類の「単純部分発作」に相当）
- **焦点意識減損発作**
  →意識障害を伴う（以前の分類の「複雑部分発作」に相当）
- **焦点運動起始発作**
  →起始時に運動症状を呈する
- **焦点非運動起始発作**
  →起始時に運動症状を呈さない
- **焦点起始両側強直間代発作**
  →発作が脳の一部から全体へ伝播する
  （以前の分類の二次性全般化を伴う部分起始発作に相当）

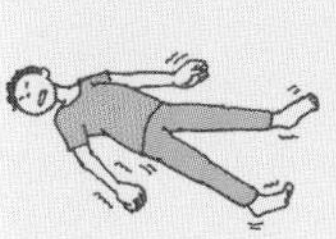

全般起始発作　（はじめから脳全体に及んでいる発作）
- **全般運動発作**
- **全般非運動発作（欠神発作）**

起始不明発作，分類不能発作　など

表1　発作時にみられるおもな症状

- **意識障害**……自分や周りの状況が正しく把握できなくなる
- **強直間代発作**……手足や体幹を硬くさせる強直発作に続いて，がくがくと痙攣する間代発作を起こす．意識障害を伴い，痙攣停止後30〜60分程度の睡眠が続く．発作後もしばらくはぼんやりとした状態が続く
- **ミオクローヌス**……身体の一部が突然ぴくっと動く．動きは小さくて自覚に乏しいこともあるが，手に持った物を放り投げたり，足を踏み外して転倒したりすることもある
- **自動症**……意識が曇り，口をぺちゃぺちゃさせたり，舌なめずりしたり，手で服や辺りの物をまさぐったり，歩いて行ったり，非合目的な行動をとる
- **欠神発作**……突然動作や活動が止まり，数十秒程度で回復する．手足の痙攣や転倒はみられない
- **自律神経症状**……突然に胃部不快感，嘔気，動悸などが出現する
- **情動変化**……根拠なく恐怖感や不機嫌な感情が出る
- **幻覚**……幻臭，幻視，既視感*，幻聴など

*__既視感__：一度も体験したことがない場面なのに，すでにどこかで見たことのように感じること

表2　大脳の部位と症状の関係

- **前頭葉**：対側の痙攣
- **頭頂葉**：対側の異常な感覚
- **側頭葉**：情動変化（扁桃体），既視感（記憶回路），聴性幻覚（聴覚領），嘔気や自動症
- **間脳**：自律神経症状
- **脳幹や視床**：意識障害

表3　鑑別を要する症状や疾患

- 熱性痙攣
- 心因性
- 過換気症候群
- 脳虚血（脳梗塞や失神）
- 低血糖や高血糖
- 水電解質異常（低カルシウム血症，低ナトリウム血症，低マグネシウム血症など）
- 不随意運動（薬物中毒や減量に伴うもの，ミオクローヌスなど）

てんかんの診断

発作の状態の詳細の把握と，脳波などの検査所見をもとに診断します．脳波はもっとも重要な生理機能検査ですが，発作間欠期では異常が明らかにならないことも少なくありません．睡眠，過換気，光刺激などを負荷したり，繰り返し検査したりすることで，異常が明らかになることがあります．頭部MRI，CT，あるいは脳血流SPECTなどで，責任病巣を検索します．発作の誘因も検索し，症候性であれば基礎疾患に対する精査を行います．

てんかん発作と間違えやすい疾患が多くあるうえに，てんかんを有する患者がてんかん以外の発作症状を呈した場合にてんかん発作と間違えることもあるため（偽発作），慎重に鑑別する必要があります（表3）．

てんかんの治療

治療は，発作の予防と発作時の処置（図3）に分かれます．規則正しい生活により脳に適切な休息を与えるといった生活指導や，病型によっては食事療法を行いますが，内服薬の服用が主体です．発作型に合わせて薬剤を選択します．

単剤使用が原則ですが，難治性の場合には複数薬の併用も行われます．約20％の患者は，薬物治療開始後も発作抑制が困難です．これらの治療で発作抑制が不十分な場合には，迷走神経刺激装置の埋め込みや，てんかん発作源となる脳病変の切除といった外科的治療も行われます．

症候性の場合は原因疾患（脳卒中，外傷，腫瘍，感染症，代謝障害など）に対する治療も並行して行います．

口腔との関連

発作時の転倒による歯や口腔の外傷によって受診する場合があります．また，抗てんかん薬の副作用として，カルバマゼピン，ゾニサミド，トピラマートなどにおける味覚障害やフェニトインやバルプロ酸における歯肉増殖があります．歯肉増殖はフェニトイン服用者の約50%にみられ，多くが若年者です．服用後2〜3カ月から出現しはじめ，特に下顎前歯部の唇頬側に顕著に現れます（図2）．

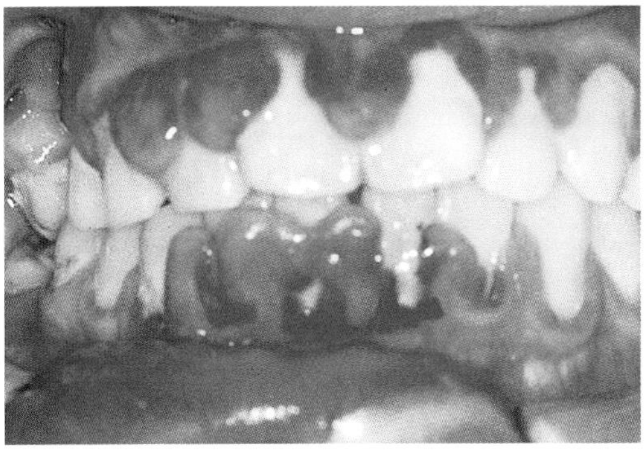

図2　**フェニトイン性歯肉増殖症**
抗てんかん薬の服用により起こった歯肉増殖．歯間乳頭部より肥大してくる

歯科診療における注意点・対応

発作の頻度や発作型などを，あらかじめくわしく確認しておくことが望ましいです（表4）．歯肉増殖はブラッシング指導とプラークコントロールにより改善しますが，高度な場合は歯肉切除術を併用することもあります．特に，幼少期から難治性の発作を有している場合，セルフケアが難しい症例もあるため，患者本人ばかりでなく保護者などへの指導や支援が大切です．

また，発作時の対応では二次的な合併症を防ぐことが大切です（図3）．

表4　**歯科における確認事項**

- 発作の頻度
- 発作中の意識障害や痙攣の有無，持続時間
- 発作後の回復にかかる時間
- 発作の誘因がある場合に歯科診療中に発作を誘発する恐れがないか
- 抗てんかん薬と相互作用のある薬物処方（マクロライド系抗菌薬など）への注意　など

図3　**痙攣発作時の対処**
てんかん発作だけでは致命的な転帰となることは少ないため，二次的な合併症を防ぐことが大切である

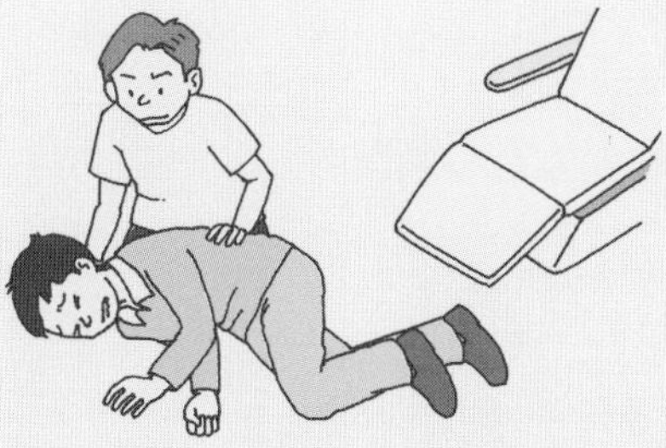

- 処置を中止し，人を集める（家族などの付き添い者がいれば対処に参加してもらう）
- 診察台からの転落や周囲の物による受傷を防ぐために安全を確保
- 痙攣が治まり次第，吐瀉物による気道閉塞を防ぐため側臥位（回復体位）にする
- 全身痙攣時に意識障害を生じても通常は発作停止後に徐々に回復する
- 意識が回復しないまま痙攣発作が繰り返される，発作後の回復がいつもと異なるといった場合には救急車を要請

③認知症

静岡赤十字病院救急科・第三脳神経内科　小西高志

■ 認知症とは？

「認知症」とは，一度正常に発達した認知機能が，後天的な脳の障害によって不可逆的に低下して，その人の仕事や日常生活に支障をきたした状態を指す言葉であり，単一の疾患を指す「病名」ではありません．65歳以上の20％近くが認知症を有しているといわれています．患者ごとに症状は異なるので，目の前の患者に応じた対処を心がける必要があります．

認知症の原因

認知症の原因はさまざまです（表1）．これらのなかには，認知症が病状の主体となる疾患もありますが，病初期には認知機能が正常なものや必ずしも認知症を生じないものもあります．

認知症の病態，症状

認知症ではさまざまな症状がみられますが，その症状を**中核症状**と**行動・心理症状**（BPSD：Behavioral and Psychological Symptoms of Dementia）に大まかに分けてみると，患者に接する際の参考になります（図1）．

多くの認知症において中核症状となるのは記憶障害ですが，原因疾患によっては実行機能障害，視空間認知障害，失語などがより顕著にみられます．BPSDは「周辺症状」ともよばれ，妄想，いわゆる徘徊*（どこかへ行ってしまう），不穏，興奮，不眠，うつ状態などがみられます．BPSDは認知症患者に必ずみられるものではなく，原因疾患や中核症状を背景に，患者の心理状態や生活環境（介護を受けている生活状況）などのさまざまな因子に影響されて顕在化する特徴があります．また，中核症状よりもBPSDの方が問題となることも多いです．

*徘徊：一般に「徘徊」という言葉には「目的もなくうろうろと歩きまわる」という意味があり，本人なりの目的や理由を考慮すべき認知症患者の行動に対する安易な使用は避ける必要があるが，現時点ではこれに代わる適切な医学用語は定められていない．本項では認知症患者が周囲の期待する場所から移動して行ってしまう行動を「いわゆる徘徊」とした

表1　認知症の原因

- **神経変性疾患**
  →アルツハイマー病，前頭側頭葉変性症，レビー小体病　など
- **脳血管障害**
- **脳腫瘍**
- **水頭症**
- **頭部外傷**
- **低酸素血症**
- **神経感染症**
  →脳炎，プリオン病　など
- **ホルモン異常や栄養障害**
  →甲状腺機能低下症，副腎機能不全，ビタミンB_1欠乏症，アルコール中毒など
- **神経免疫関連疾患**
  →多発性硬化症，傍腫瘍性神経症候群　など
- **先天性代謝異常**
- **ミトコンドリア病**

など

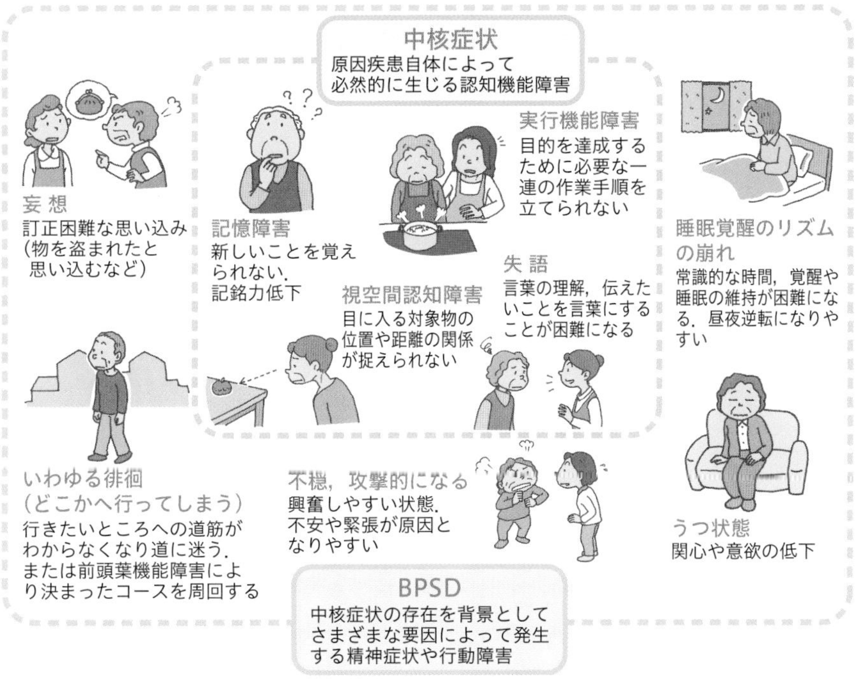

図1　認知症の中核症状とBPSD

認知症の検査

①神経心理学的検査(表2)

認知機能全体をバランスよく評価するための評価尺度や，認知機能のうち特定の機能を評価するための検査を，目的に応じて実施します．

②その他の検査

脳形態を評価する頭部CTかMRI検査は必須といえます(図2)．認知症の原因検索のため，

表2　認知症の神経心理学的検査

評価尺度
- 改定長谷川式簡易知能評価スケール*
- Mini-Mental State Examination (MMSE)**
- 臨床的認知症尺度 (CDR：Clinical Dementia Rating)

記憶機能の検査
- ウェクスラー成人知能検査 (WAIS：Wechsler Adult Intelligence Scale)
- リバーミード行動記憶検査

その他
- 時計描画テスト (視覚認知)
- 前頭葉機能検査 (FAB：Frontal Assessment Battery，Wisconsin Card Sorting Test)

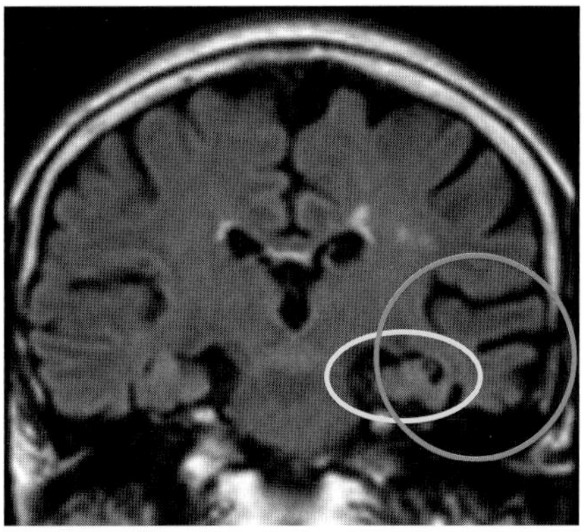

図2　記銘力低下と失語を呈した症例のMRI
左の側頭葉 (緑円) と海馬 (黄円) に萎縮が認められる

*改定長谷川式簡易知能評価スケール(HDS-R：Hasegawa Dementia Scale-Revised)：認知機能を評価する質問項目「年齢」「日時の見当識」「場所の見当識」「3つの言葉の記銘」「計算」「数字の逆唱」「3つの言葉の遅延再生」「5つの物品記銘」「野菜の名前：言葉の流暢性」の9項目で構成され，すべて正解で合計得点は30点，20点以下を認知症の疑いありと判定する

**Mini-Mental State Examination (MMSE)：認知機能を評価する質問項目「見当識 (時間・場所)」「短期記憶」「計算・注意力」「遅延再生」「呼称」「文章理解」「読み書き」「図形模写 (構成能力)」などの11項目で構成され，最高得点は30点，23点以下で認知症の疑いありと判定する

一般的な血液検査や脳脊髄液検査，ホルモン値やビタミン値の測定，脳波検査などを行います．また，脳機能を反映する脳血流SPECT，PETなどを参考にすることもあります．

認知症の診断

記憶や言語，視空間認知機能，実行機能などに障害が発生し，その人の生活に支障をきたす状態があれば認知症を疑います．表2の各種神経心理学的検査結果も参考にしますが，認知症患者でも改定長谷川式簡易知能評価スケール*やMini-Mental State Examination**が満点の場合もあり，**検査結果で認知症の有無を判断するわけではないことに注意しなければいけません**．次いで，発達障害やせん妄などの意識障害やうつ病などの精神疾患でないことを確認します．

認知症であれば，その原因や認知機能の低下パターンに応じてアルツハイマー型，レビー小体型，血管性，前頭側頭型などの病型（臨床病名）に分類します．しかし，いずれの病型にも当てはまらない病像の方もおり，高齢者では複数の病型が混在した症状を呈していることも多くあります．

認知症の治療

水頭症やうつ病，慢性硬膜下血腫など，適切な治療によって認知症症状が改善したり，進行を大幅に抑制したりできる疾患があり，これらは「Treatable Dementia（治療できる認知症）」ともよばれます．しかし，認知症の多くは根本的な治療法のない神経変性疾患を背景にしており，認知機能低下と日常生活上の困難は徐々に進むため，変化していく状況に本人と介護者がうまく適応できるように援助することが大切です．BPSDへの適切な対処は，患者本人の精神状態の安定に直結するほか，介護者の負担を軽減する点においても重要です．

本人と介護者を支えるため，介護保険サービスや地域包括支援センターといった社会資源の利用も勧められます．アルツハイマー型認知症では，表3-①のような薬が認知機能の改善と認知機能低下の進行抑制を目的に使用され，これらの薬の一部はほかの認知症に対しても用いられています．血管性認知症では，脳血管障害の再発予防のため，血圧，血清脂質，血糖値，心房細動などに対する薬物療法を行います．

幻覚など対処困難な症状に対して，表3-②のような薬が用いられます．しかし，これらの薬の多くは過鎮静や転倒，誤嚥の危険性を高め，生命予後を悪化させるなどの副作用が生じやすいです．身体合併症の改善や介護方法の工夫などによる改善を目指し，過剰な薬の使用を避けます．

表3　認知症で用いられる薬

①アルツハイマー型認知症によく用いられる薬	②その他の薬
コリンエステラーゼ阻害薬 ・ドネペジル塩酸塩 ・ガランタミン臭化水素酸塩 ・リバスチグミン NMDA受容体拮抗薬 ・メマンチン塩酸塩	幻覚や妄想に対して ・抑肝散 ・非定型抗精神病薬 不安やうつ症状に対して ・ベンゾジアゼピン系抗不安薬 ・選択的セロトニン再取り込み阻害薬（SSRI） ・セロトニン・ノルアドレナリン再取り込み阻害薬（SNRI）

口腔との関連

「食べたら歯を磨く」習慣や食べたこと自体を忘れたり，「そろそろ歯を磨くタイミングだ」と感じなかったり，いざ洗面台の前に立っても歯ブラシの使い方や「ブラッシングの後に含嗽する」といった作業手順がわからなくなったりと，さまざまな段階で困難が生じます．これによりセルフケアが不十分になるため，口臭や齲蝕，歯周病が発生しやすくなります．初期では，作業を簡略化し，本人ができることに集中できるようにします．うまくできないことは周囲が手伝うなどの工夫により，必要な作業が達成できるように支援しましょう．

認知機能障害が高度に進行すると，嚥下障害も出現しやすく，誤嚥性肺炎や窒息の原因となります．また，新しい習慣を始めることや，歯科受診自体が困難になることもあります．このため，介護者に協力してもらい，なるべく早期から定期的な口腔環境整備のための対策を行うことが好ましいでしょう．

歯科診療における注意点・対応

認知症を疑う契機となることの多い症状を表4に列挙しました．忘れることは誰にでもあることですが，十分に説明した予約や指導が守られない場合や，「歯磨きや入れ歯の手入れを普段どのようにしているか教えてください」といった質問に「いつもどおりに」とか「誰々に任せている」など，的を射ない返答に始終する場合には，認知症の可能性も考える必要があります．本人や家族の気持ちに細心の配慮をしつつ，認知症専門医への紹介を検討しましょう．

また，患者が認知症を有している場合は，臨床病名だけではなく，その方の認知機能のどこが保たれ，どこが衰えているのかに注目した対処を目指します．具体策については，認知症担当医に助言を求めるとよいでしょう．

表4　認知症を疑う契機となる症状

- 同じことを何度も聞いてくる．それを自覚できない
- 最近の出来事，体験したことや約束をすっかり忘れている．ヒントを出されても思い出せない（予約したことを忘れている）
- 探し物が多い（診察券や保険証をなくしてしまう）
- 探し物がみつかったときに，誰かのせいにする（自分がしまったことを思い出せない）
- 時間経過や日にちの感覚がわからなくなる
- 複雑な会話についていけない（質問に対して簡単な返答ですませようとする）
- 会計やお金の計算が円滑にできない

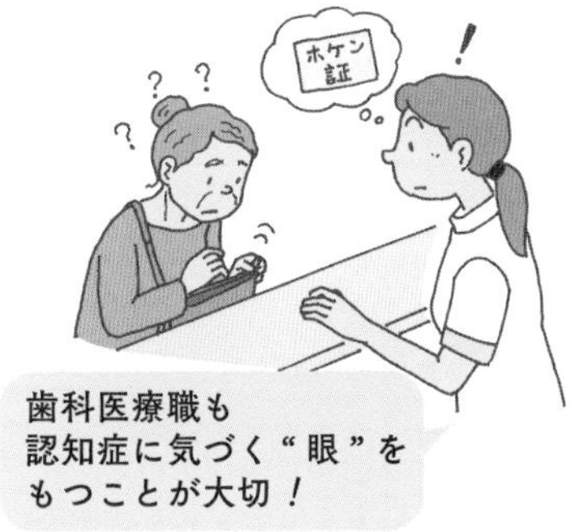

神経疾患

④神経難病（パーキンソン病・筋萎縮性側索硬化症）

静岡赤十字病院救急科・第三脳神経内科　小西高志

■ 神経難病とは？

「神経難病」とは原因が不明で，治癒や進行抑制のための根本的な治療法が確立されていない神経疾患の総称です．患者の生涯にわたり，状態に応じたきめ細かい対応を多職種協働で行うことが望まれ，医療者側の手腕が試される疾患群ともいえます．

本項では歯科口腔領域に関連が深いパーキンソン病と筋萎縮性側索硬化症を紹介します．

パーキンソン病・筋萎縮性側索硬化症の原因

①パーキンソン病の原因

明らかな遺伝的背景を有するのは1割程度で，大多数は特定の原因が見出されていません．

②筋萎縮性側索硬化症（ALS：Amyotrophic Lateral Sclerosis）の原因

随意運動は骨格筋によって行われますが，骨格筋を支配する下位運動ニューロンと，下位運動ニューロンを支配する上位運動ニューロンとに変性が起こることで，発症します（図，表1）．さまざまな遺伝子異常が同定されていますが，ALSの多くを占める孤発例では原因が不明です．

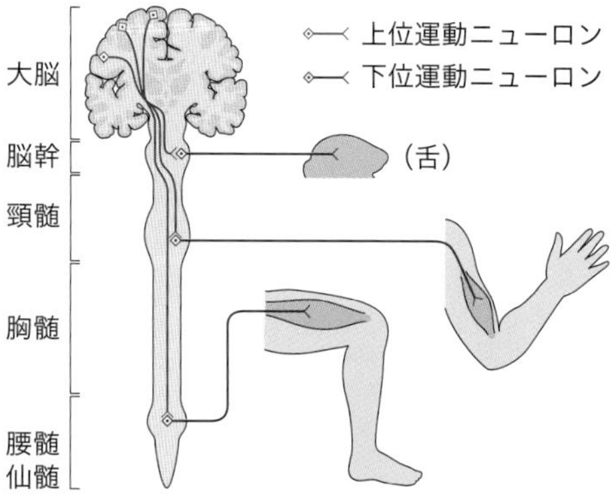

図　上位運動ニューロンと下位運動ニューロン

表1　各運動ニューロン障害の症候

上位運動ニューロン障害の症候
・痙縮，腱反射亢進，手指の巧緻運動障害，病的反射
下位運動ニューロン障害の症候
・筋力低下，筋萎縮，筋弛緩，線維束性収縮

※下位運動ニューロンが相対的に保たれると痙性が強くなり，下位運動ニューロンの変性が強いと弛緩性になる

パーキンソン病・ALSの病態・症状

①パーキンソン病の病態・症状

おもに50～60代に発症します．病理学的変化としては，はじめにレビー小体が迷走神経背側核や嗅球の神経細胞内に出現し，徐々に中枢神経系内を拡大します．これに従い，まず便秘，発汗異常，嗅覚鈍麻などの非運動症状が出現します（表2）．その後7年ほどで黒質のドパミン神経細胞の変性により，随意運動を調整する大脳基底核系でのドパミン作用の不足が進行し，振戦*や運動緩慢などの運動症状が出現し

ます．

運動症状以外の問題が目立たない型（いわば純粋なパーキンソン病）と，幻視や自律神経症状が目立つ型（レビー小体型認知症，DLB：Dementia with Lewy Bodies）に大別されます．運動症状の点からは振戦優位型と無動–筋強剛型に大別されます．

なお，パーキンソン病に似るもののパーキンソン病ではない疾患を「パーキンソン症候群」とよびますが，治療への反応性や経過が異なります．

*振戦：意思とは無関係に生じる律動的なふるえ

②ALSの病態・症状

おもに60〜70代で発症し，骨格筋の筋力低下が全身性に進行し，発症から2〜5年程度で致命的な呼吸障害に至るのが典型的な自然経過です．ただし個人差が大きく，運動症状の発症様式により特徴が分かれます（表3）．認知機能，眼球運動，感覚，直腸膀胱機能などは初期には保たれますが，長期に経過すると障害が顕在化することも多いです．

表2　パーキンソン病の症状

運動症状	・振戦：安静時に目立ち，運動開始で抑制される ・筋強剛（筋固縮）：他者が患者の関節を屈伸させると抵抗がある ・運動緩慢：運動が小さく少なくなる．無動 ・姿勢障害：適切な姿勢が保てなくなる．転びやすくなる ・同時に2つの動作ができない，動作のリズムがつくれない
非運動症状	・意欲の低下 ・嗅覚低下 ・自律神経症状（便秘，頻尿，発汗異常，起立性低血圧） ・入眠障害，レム睡眠行動異常，中途覚醒 ・日中の過眠，意識レベルの変動 ・思考の緩慢 ・ドパミン調節異常症候群，衝動制御障害，反復常同行動 ・幻視や妄想 ・痛み 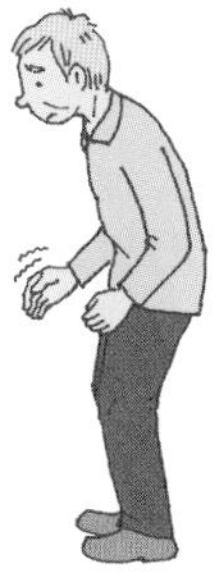

パーキンソン病・ALSの診断

①パーキンソン病の診断

特徴的な症状が治療薬で改善することなどをもとに診断します．頭部MRIでは特記すべき所見に欠けますが，他疾患との鑑別のために必須ともいえます．診断が困難な場合，本症に特徴的な心臓交感神経節後線維障害を反映する「MIBG心筋シンチグラフィ」や，脳ドパミン機能を評価する「ドパミントランスポーターシンチグラフィ」や「PET」といった画像診断を併用することがあります．

②ALSの診断

痙性を伴う筋萎縮が月単位で全身に拡大・進行することや，針筋電図検査所見などをもとに診断します．鑑別すべき治療可能な疾患が多数あるため，全身的なチェックが行われます．

表3　ALSにおける運動症状の発症様式による分類

上肢型（普通型）
・上肢の筋萎縮と筋力低下が主体で，下肢は痙縮を示す型
球型（進行性球麻痺）
・言語障害，嚥下障害など球症状が主体となる型
下肢型（偽多発神経炎型）
・下肢から発症し，下肢の腱反射低下・消失が早期からみられ，下位運動ニューロンの障害が前面に出る型

※これ以外にも呼吸筋麻痺が初期から前景となる例や，体幹筋障害が主体となる例，認知症を伴う例などもあり多様性がみられる

パーキンソン病・ALSの治療

①パーキンソン病の治療

病状に合わせてリハビリテーションと薬物治療を行い，脳外科治療を併用する場合もあります（表4）．薬物はいずれも治療開始後，早期には明らかに有効ですが，7年ほど経過すると薬物効果が不安定になり（ウェアリング オフ*），ジスキネジア**などの運動合併症が増加します．13年ほどで認知機能低下が明らかとなり，その後はADLの低下や誤嚥性肺炎などが増加します．

②ALSの治療

薬物としてリルゾールやエダラボンがありますが，進行を遅らせる効果は十分でなく，低下していく身体機能に応じて，たとえば嚥下障害に対する食物形態の工夫やリハビリテーションなどを行います．経管栄養の導入や，呼吸障害に対する非観血的陽圧換気や気管切開下での人工呼吸器装着により長期の生存が可能ですが，「何を」「どこまで」していくのかは，患者の希望をよく確認する必要があります．

*ウェアリング オフ：薬の効果の持続時間が短くなり，一日のなかで薬の効果の切れた時間帯がでてくること

**ジスキネジア：じっとしていることができず身体が過剰に動いてしまう症状

表4　パーキンソン病の治療法

薬物療法	外科治療
レボドパ製剤 ドパミンアゴニスト アマンタジン塩酸塩 MAO阻害薬 COMT阻害薬 抗コリン薬 ゾニサミド ドロキシドパ アデノシンA_{2A}受容体拮抗薬	深部脳刺激術（視床下核，淡蒼球，視床） 反復経頭蓋磁気刺激療法 MRガイド下集束超音波治療 リハビリテーション

口腔との関連

神経難病では筋力低下や不随意運動による口腔ケア困難や，嚥下障害など歯科口腔領域の症状（表5）も多くあります．また，治療薬による味覚症状や口渇・口腔乾燥もしばしばみられます．

歯科診療における注意点・対応

神経難病の初発症状が口腔に出現することもあるため，疑わしい症状を呈している患者は脳神経内科医への紹介を検討します．パーキンソン病の進行期では，体調が時刻によって大きく変動することがあるため，歯科治療の時刻は患者や介助者と相談して調整することが望ましいでしょう．

表5　口腔内に出てくる症状と対策

- 味覚障害（特にパーキンソン病．嗅覚障害を伴わない場合もある）
- 無動や筋力低下に伴う流涎
- ケア困難による口腔内の不衛生
- 誤嚥（不顕性誤嚥が多い），誤嚥性肺炎
  →抗パーキンソン病薬の調整，摂食嚥下リハビリテーション，食物形態の調整などを行う

Column 5

高齢者の機能低下
～サルコペニア・フレイル・ロコモティブシンドローム

浜松医科大学周術期等生活機能支援学講座　有賀隆裕

高齢者の機能低下

老化とは，誰にも等しく起きる不可逆的で機能低下を伴う変化であり，老化の進行に伴って，ふらつき・転倒・骨折などを起こし要介護状態に陥っていきます．その前段階で予防することの重要性が叫ばれるなかで注目されてきた概念が，サルコペニアやフレイル，ロコモティブシンドロームです．

サルコペニア

50歳以降では毎年1～2％ずつ筋肉量が減少し[1)]，加齢に伴い筋力低下を認めます．1989年にRosenbergらが「加齢に伴う筋力の低下もしくは老化に伴う筋肉量の減少」を「サルコペニア」と提唱しました[2)]が，現在では進行性かつ全身性の骨格筋疾患として認識されています[3)]．筋力・身体機能・骨格筋量を評価し，骨格筋量の低下に加えて筋力ないし身体機能が低下している状態を「サルコペニア」として診断します（**図1**）．

サルコペニアに至ることで，骨粗鬆症の合併や転倒，骨折が増加し，嚥下筋の筋力低下により嚥下障害の原因となることもあります．

治療の中心はレジスタンストレーニングを含む運動療法と必須アミノ酸を強化した栄養サポートであり，その双方を実施することが重要です．

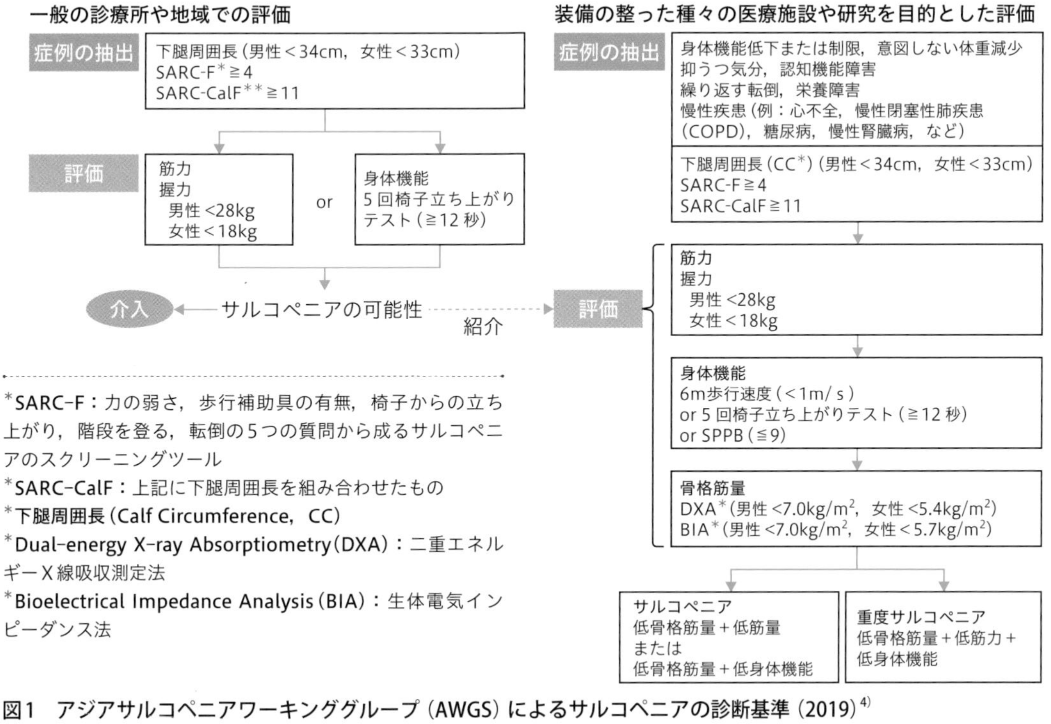

図1　アジアサルコペニアワーキンググループ（AWGS）によるサルコペニアの診断基準（2019）[4)]

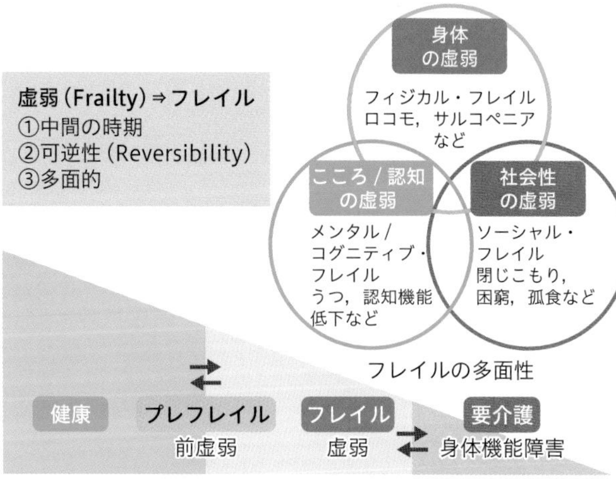

図2　フレイルモデル[6)]

表1　身体的フレイルの診断（J-CHS基準）[7)]

項目	評価基準
体重減少	6カ月間で2～3kgの体重減少があったか？
筋力低下	握力：男性＜26kg，女性＜18kg
疲労感	（ここ2週間）わけもなく疲れたような感じがする
歩行速度	通常歩行速度＜1.0m/秒
身体活動	①軽い運動・体操をしているか？ ②定期的な運動・スポーツをしているか？ 上記の2つのいずれも「していない」と回答

0項目「健康」，1～2項目「プレフレイル」，3項目以上「フレイル」

フレイル

脳卒中や骨折などのイベントを経て要介護状態に陥る従来の疾病モデルとは異なり，高齢者ではFrailty（虚弱）という中間の段階を経て徐々に要介護状態に陥ると考えられています（**図2**）．そのFrailtyという状態を広く知らしめるために2014年に日本老年医学会が提唱した概念が「フレイル」です[5)]．

フレイルは健常と要介護状態の中間的な状態であり，適切な介入により健康な状態へと戻る可逆性を含み，身体的・認知的・社会的なフレイルが存在する多面性をもっています．

フレイルの診断基準に定まったものはありませんが，体重減少・筋力低下・疲労感・歩行速度の低下・身体活動の低下のうち1～2つ該当でプレフレイル，3つ以上該当したものをフレイルと診断することが一般的です（**表1**）．

フレイルを有する高齢者では将来の転倒の発生やADL能力の低下，入院や死亡の危険が高くなるとされており，予防的な介入が必要となります．

表2　オーラルフレイルの人が抱えるリスク
（日本歯科医師会，2014）

新規発症	
身体的フレイル	2.4倍
サルコペニア	2.1倍
要介護認定	2.4倍
総死亡リスク	2.1倍

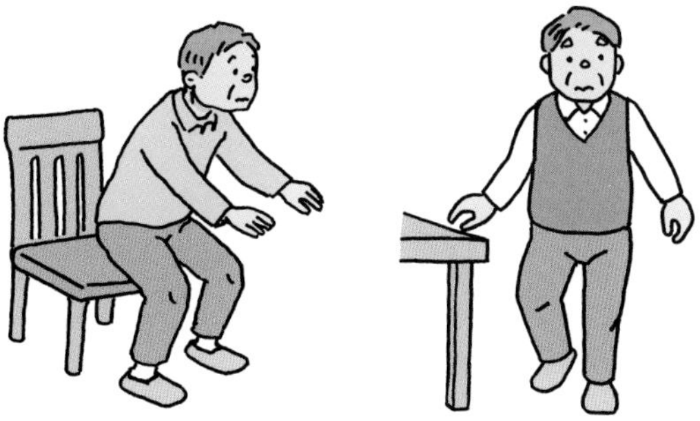

図3　スクワットと片足立ち

オーラルフレイル

フレイルという概念が浸透するなかで，日本歯科医師会では口腔機能の低下を意味する「オーラルフレイル」を提唱しました[8]．口に関するささいな衰えを放置したり，適切な対応をされないままにしたりすることで，オーラルフレイルが進行して口腔機能が低下し，最終的には摂食・（咀嚼）・嚥下障害にまで至り，肺炎や死亡のリスクが高まります．

実際に口腔機能の低下は心身機能の低下にもつながることがわかってきており，オーラルフレイル該当者は非該当者より身体的フレイルやサルコペニアに陥るリスクが高いことが報告されています（**表2**）．

身体機能と口腔機能の両面からアプローチできるように多職種連携で取り組むことがフレイルの予防につながります．

ロコモティブシンドローム（ロコモ）

日本整形外科学会が2007年に提唱した概念で，「運動器の障害のために移動機能の低下をきたした状態」をいいます．サルコペニアは筋肉に着目していますが，ロコモは筋肉だけでなく骨や関節も含まれた運動器の障害を指します．

垂直方向・水平方向の移動能力を測定し，主観的評価と合わせて診断します．

サルコペニアに比べて診断が容易であること，運動器に限定されていることが特徴であり，具体的な対策としてスクワットと片足立ちが推奨されています（**図3**）．

①心身症・神経症

天王病院精神科　村山千尋
天竜病院児童精神科　長　由利子

心身症・神経症とは？

「心身症」とは，身体的疾患のうち心理社会的ストレスの関与が特に強いものを指します*．具体的には，胃潰瘍，高血圧，糖尿病，アトピー性皮膚炎，気管支喘息などの身体疾患のうち，心理的ストレスが症状を悪化，または治りづらくしている場合に心身症といいます（図1）．つまり，心身症とは特定の病気を指す診断名のことではありません．“心と身体は密接な相互関係にある（心身相関）”という立場に立った病態理解のことです．よって，病名は「胃潰瘍（心身症）」などと表記します．

一方，「神経症」は，誰もが経験する正常な不安が過度になり，日常生活に障害が出ることを指します（図2）．つまり，心身症は身体症状，神経症は不安がそれぞれ主体となります．

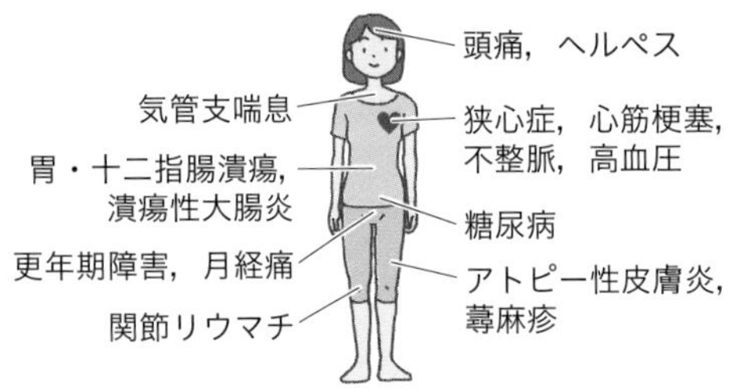

図1　おもな心身症

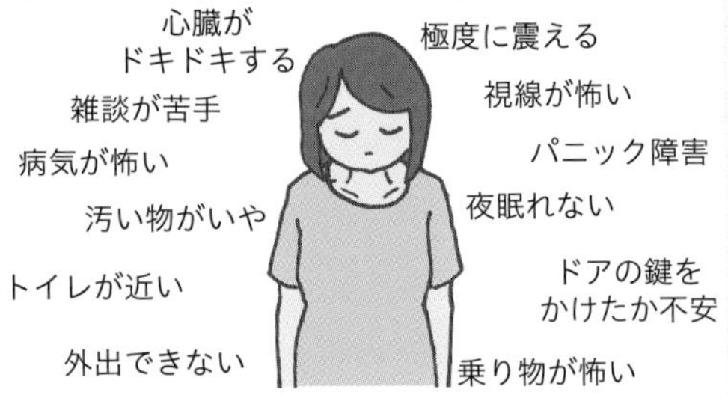

図2　おもな神経症の症状

*心身症の定義：日本心身医学会による定義は，「心身症とは身体疾患のなかで，その発症や経過に心理社会的因子が密接に関与し，器質的ないし機能的障害が認められる病態をいう．ただし，神経症やうつ病などほかの精神障害に伴う身体症状は除外する」（1991）となっている．日本心身医学会では，160あまりの病態や疾患をあげている

心身症・神経症の原因と病態

①心身症の原因と病態

交感神経が緊張し，アドレナリン，ノルアドレナリンの作用により，血圧，心拍数，血糖値，筋肉の緊張が上昇，胃腸の動きが低下するなどの症状がみられます．また，視床下部・下垂体・副腎系のホルモン分泌が亢進し，コルチゾールの作用により，免疫機能が低下することで，血栓リスク，血糖値，胃酸分泌などが上昇します．心の緊張により筋肉も緊張するため，肩こり，頭痛，腰痛，歯ぎしりなどが起こる場合もあります．

②神経症の原因と病態

慢性的な不安や緊張，落ち着きのなさ，集中困難などとともに，筋肉の緊張による首や肩のこり，頭痛，震え，動悸，息苦しさ，めまいな

表　代表的な神経症の疾患と症状

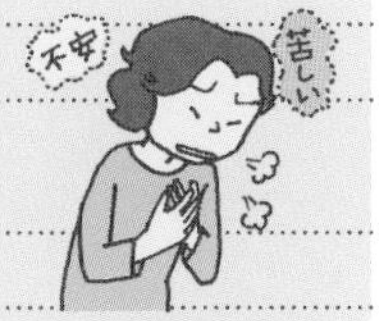

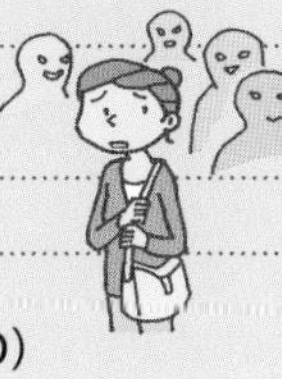

疾患	概念・症状
パニック障害	パニック発作（突然の動悸，発汗，恐怖感など）を繰り返す
全般性不安障害	日常のさまざまなことに対し，絶えず過剰な心配や不安を抱く
強迫性障害	自分の意思に反した考えや行為を反復して行う 例：手が汚れていると考え何度も手を洗う
社会不安障害	人前に出たり，周囲の視線が気になったりすると，恐怖や震えを感じる
身体症状症 （身体表現性障害）	身体疾患では説明できない身体症状を訴える
解離性障害	心理的ストレスへの対応を，さまざまな身体症状で置き換える 例：解離性同一性障害（多重人格障害）
適応障害	ストレス因子によって不安，抑うつ気分を生じる
心的外傷後 ストレス障害（PTSD）	事故や自然災害など，著しく脅威的，破壊的な出来事にさらされた精神的後遺症で，フラッシュバックなどを起こす

どのさまざまな不定愁訴がみられます．また，表のような代表的な疾患があります．

心身症・神経症の治療

①心身症の治療

明らかな身体疾患がある場合は，その治療が第一です．そのうえで，背景にある精神的な側面に対応していきます．薬物治療（抗うつ薬，睡眠薬，抗不安薬），心理療法（カウンセリング，自律訓練法*1，認知行動療法*2，交流分析*3，森田療法*4など）が行われます．

②神経症の治療

神経症では，症状自体が次の症状を招いて悪循環に陥るため，薬物療法で症状を軽減して，苦痛を早期に和らげる必要があります．抗不安薬が不安に対して即効性があるためよく使われます．選択的セロトニン再取り込み阻害薬（SSRI）も，長期的に安定した抗不安作用があるので広く用いられますが，即効性はありません．また，認知行動療法で，ものの捉え方や考え方の偏りを修正することも長期予後を改善させます．

*1 **自律訓練法**：心理療法，行動療法の基礎技法．身体の力を抜いてリラックスすることで，精神の安定やバランスを図る

*2 **認知行動療法**：認知（考え），感情（気持ち），行動（振る舞い）を分化して捉えたうえで，感情と行動をコントロールできる認知機能を育成し，心理的問題を改善することを目指す心理療法

*3 **交流分析**：一人の人間のなかに，親の自我・大人の自我・子どもの自我の3つの自我（人格）が存在し，行動や思考の際に一つひとつの人格が出現すると考え，この3つの自我の質と量を分析する方法

*4 **森田療法**：神経症患者を対象とした精神療法の1つ．症状（気分）をあるがままに受け入れ，やるべきことを指示して目的本位，行動本位に実行させる

口腔との関連，歯科診療における注意点・対応

①心身症

頻度が高いのは顎関節症です．ほかにも歯ぎしり，歯や舌の痛み，知覚過敏などがあります．原疾患に対し適切な治療をしてもよくならない場合には，生活歴からストレスなどを聴取します．

②神経症

神経症ではさまざまな症状が出現します．パニック障害のため歯科受診が困難な方には，受診前に抗不安薬を用いる必要があります．また身体症状症では，歯の疼痛や口腔内の違和感を訴える方が多くいます．治療や検査を求めて複数の歯科医院や病院歯科への受診を繰り返す前に，精神科につなげることが大切です．

② うつ病

聖隷三方原病院精神科　佐久間俊一

■ うつ病とは？

「うつ病」は，抑うつ気分と興味，喜びの低下が続く病気で，不眠や食欲不振などさまざまな身体症状を伴います．また，うつ病はありふれた病気で，わが国での12カ月有病率が1～2%，生涯有病率は3～7%で，近年その患者数は増加傾向にあります．厚生労働省「平成29年患者調査」では，気分障害（うつ病と躁うつ病を含む）の患者数は127.6万人と調査開始以来最多となっています[1)]．

うつ病の原因・分類

いわゆる典型的なうつ病では，遺伝的素因，病前性格，養育環境が発症に関与するとされています．また，セロトニンやノルアドレナリンといった脳内の神経伝達物質の働きが低下しているとも考えられています．しかし，原因は十分に究明されていません．

また，特定の疾患（甲状腺機能低下症，脳卒中など）や薬物（危険ドラッグ，医薬品，毒物）で発症することもあり，躁うつ病などほかの精神疾患でも，うつ病と同じような状態になることもあります．うつ病が疑われる場合には専門の医療機関の受診を勧めるのがよいでしょう．

うつ病の病態・症状

うつ病の症状には，**精神症状**と**身体症状**があります（表1）．精神症状の基本は抑うつ気分で，特に理由なく憂うつ，悲しみ，空虚感，絶望を感じ，興味や意欲もなくなります．集中力や思考力が低下するため，高齢者では認知症と間違われる場合もあります．「自分はだめな人間だ」という自責感や，「消えてなくなりたい」という希死念慮もめずらしくありません．また，重症になると微小妄想として「とんでもない罪を犯してしまった」という罪業妄想，「命にかかわる重大な病気になってしまった」という心気妄想，「（実際はあるのに）貯金がない」という貧困妄想がみられることもあります．

身体症状には睡眠障害，食欲低下，自律神経症状*などがあります．睡眠障害といっても「寝つきが悪い」「途中で目が覚める」などさまざまです．食欲低下では，「おいしくない」「お腹が空かない」と食事量が減り，体重も減少します．倦怠感，頭重感，頭痛，腹痛，胸部圧迫感といった自律神経症状や，関節痛や肩こり，月経異常など多彩な症状がみられます．

これらの症状は朝に重く，夕方以降に軽くなるなど日内変動がみられるのも特徴です．

*__自律神経症状：__自律神経の乱れにより起こるさまざまな症状．代表的なものに全身倦怠感，めまい，頭痛，動悸，血圧の上下，下痢，不安感，緊張，発汗，吐き気，食欲不振，不眠などがある

表1　うつ病の症状分類

精神症状

・抑うつ気分
・興味や喜びの喪失
・思考力，集中力，意欲の低下
・無価値観，罪責感
・不安，焦燥（いらいらする，落ち着かない）
・希死念慮
・微小妄想（罪業妄想，心気妄想，貧困妄想など）

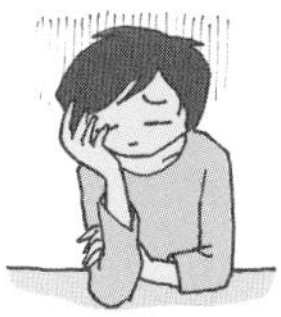

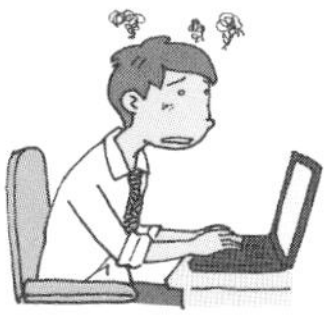

身体症状

・睡眠障害
・食欲低下
・自律神経症状（倦怠感，疲労感，頭痛，腹痛など）
・内分泌異常（視床下部–下垂体–副腎皮質系の亢進，月経不順）

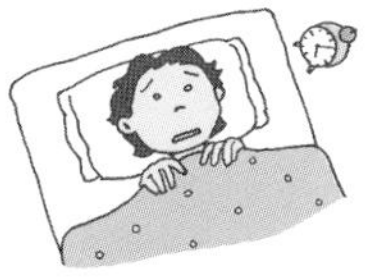

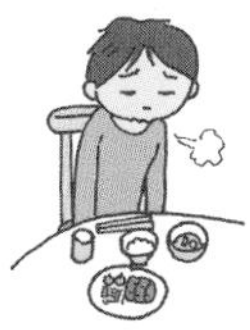

うつ病の治療

おもな治療は休養と薬物療法（表2）で，精神療法などを併用することもあります．薬物療法は，従来から使用されている三環系抗うつ薬，四環系抗うつ薬より，副作用が比較的少ない選択的セロトニン再取り込み阻害薬（SSRI）やセロトニン・ノルアドレナリン再取り込み阻害薬（SNRI）を第一選択とすることが多くなっています．また，症状に応じて睡眠薬や抗不安薬，抗精神病薬もしばしば用いられます．

表2　うつ病の代表的な治療薬

分類	一般名（商品名）
三環系抗うつ薬	イミプラミン塩酸塩（トフラニール），アミトリプチリン塩酸塩（トリプタノール），クロミプラミン塩酸塩（アナフラニール）
四環系抗うつ薬	ミアンセリン塩酸塩（テトラミド），マプロチリン塩酸塩（ルジオミール）
選択的セロトニン再取り込み阻害薬（SSRI）	フルボキサミンマレイン酸塩（デプロメール），パロキセチン塩酸塩（パキシル），セルトラリン塩酸塩（ジェイゾロフト），エスシタロプラムシュウ酸塩（レクサプロ），ベンラファキシン塩酸塩（イフェクサー）
セロトニン・ノルアドレナリン再取り込み阻害薬（SNRI）	ミルナシプラン塩酸塩（トレドミン），デュロキセチン塩酸塩（サインバルタ）
ノルアドレナリン作動性・特異的セロトニン作動性抗うつ薬（NaSSA）	ミルタザピン（リフレックス，レメロン）
その他	ボルチオキセチン臭化水素酸塩（トリンテリックス）

口腔との関連

うつ病ではさまざまな身体症状を伴い，口腔領域の訴えも多岐にわたります．舌痛や歯痛，味覚異常，知覚麻痺，咬合異常など訴えはさまざまですが，その症状に見合うだけの器質的原因がない場合はうつ病を疑う必要があります．なかには抑うつ気分などの精神症状が目立たず，身体症状の訴えが主体となっている場合もあるので注意が必要です．

三環系，四環系抗うつ薬の副作用で口腔内が乾燥し，齲蝕やカンジダ症の原因となることもあります．その場合は，処方医に薬の変更を相談するのがよいでしょう．

また，うつ病では意欲低下のために口腔のケアができず，齲蝕，歯周炎などを発症しやすいことにも注意が必要です．

③統合失調症

藤枝駿府病院精神科　山田岳史

■統合失調症とは？

「統合失調症」は，思春期から青年期にかけて発症し，およそ100人に1人がかかる精神疾患です．脳内ドパミンの機能異常が有力な仮説と考えられています（ドパミン仮説）．

幻覚や妄想といった症状とともに日常生活に支障が現れますが，今日，新薬の開発や心理社会的ケアの進歩により，長期的な回復が可能となりました．

統合失調症の原因

統合失調症の発症の原因は不明ですが，10代後半から30代に発症しやすいといわれています．また，特定の疾患（内分泌疾患，脳炎など）や薬物（覚醒剤，大麻，危険ドラッグ）により統合失調症と類似の症状を呈することもあります．統合失調症が疑われる場合は精神科の受診が望ましいでしょう．

統合失調症の症状と経過

統合失調症の症状は**陽性症状**，**陰性症状**，**思考障害**の3つに分けることができます（図）．陽性症状の例として，「誰もいないのに声が聞こえる」といった幻覚，「誰かに監視されている」といった妄想，「誰かに操られている」といった作為体験があります．陰性症状には，「感情が乏しくなる」といった感情の平板化，「会話量が少ない」といった会話の貧困，「やる気がでない」といった意欲の低下があります．思考障害は思路障害ともいい，会話の脱線や，話が支離滅裂になることを指します．

幻覚・妄想などの陽性症状には抗精神病薬が奏効します．しかし，陰性症状は改善しにくい傾向があります．

陽性症状	陰性症状	思考障害（思路障害）
幻覚，妄想，作為体験（誰かに操られていると感じる）	感情の平板化，会話の貧困，意欲の低下	会話の脱線，話が支離滅裂になる

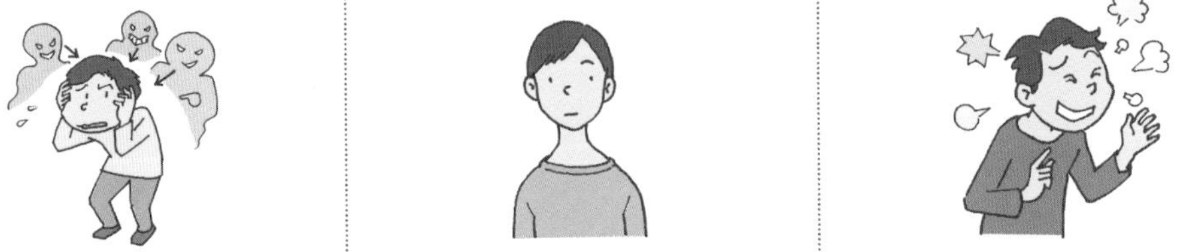

図　統合失調症の症状

統合失調症の治療

統合失調症の治療薬である抗精神病薬は，ドパミン受容体を遮断する作用をもちます（表）.

表　代表的な抗精神病薬の種類

種類	一般名（商品名）
第一世代 （古くから使われている薬）	ハロペリドール（セレネース） クロルプロマジン（コントミン，ウインタミン） レボメプロマジンマレイン酸塩（ヒルナミン，レボトミン）
第二世代 （副作用の少ない新しい薬で，陰性症状にも効果がある）	リスペリドン（リスパダール） ペロスピロン塩酸塩（ルーラン） ブロナンセリン（ロナセン） オランザピン（ジプレキサ） クエチアピンフマル酸塩（セロクエル） ブレクスピプラゾール（レキサルティ） アリピプラゾール（エビリファイ）

口腔との関連

ドパミン受容体を遮断することで生じるおもな副作用は，錐体外路症状（不随意運動）と高プロラクチン血症です．**錐体外路症状の顎口腔症状として多いのは口唇や舌の不随意運動，不正咬合，顎関節脱臼であり，口渇も多く認められます.**

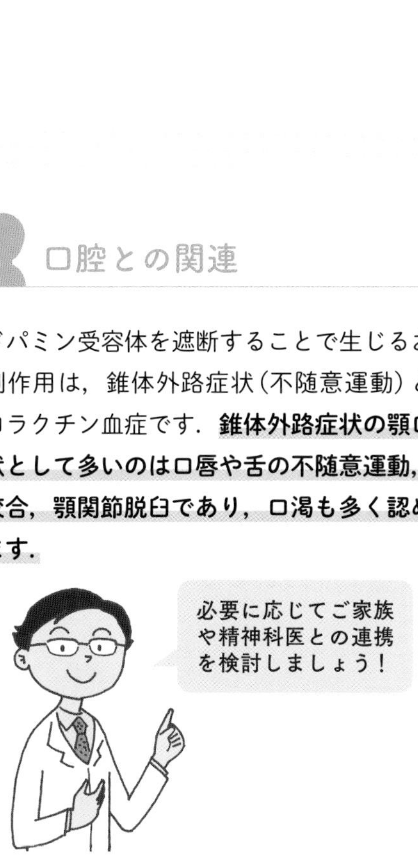

歯科診療における注意点・対応

統合失調症の患者は口腔のケアに無頓着であることが多く，また，症状をうまく説明できないことがあります．その場合には，家族などの同伴を求めましょう.

また，口腔清掃が十分にできず，齲蝕や歯周病があっても症状を訴えることが少ないために，歯科疾患が進行している場合が多くあります．そのため，家族などに口腔ケアを介助するようアドバイスし，口腔内のチェックと清掃を習慣づけることが必要です.

抗精神病薬の副作用である錐体外路症状により歯科治療が困難な場合には，精神科医に薬の調節を依頼するとよいでしょう.

④発達障害

浜松医科大学浜松成育医療学講座　福田冬季子

発達障害とは？

神経発達に遅れや偏りがあり，学校，社会，職場などで機能的な障害をきたすことを「(神経)発達障害」といい，知的能力障害や自閉スペクトラム症(自閉症スペクトラム障害)，注意欠如・多動症(注意欠如・多動性障害)，限局性学習症(限局性学習障害)*などが含まれます．「発達障害者支援法」において「発達障害は自閉症，アスペルガー症候群その他の広汎性発達障害，学習障害，注意欠如・多動性障害その他これに類する脳機能の障害であってその症状が通常低年齢において発現するもの」と定義されているため，この定義が広く用いられます．また，複数の発達障害が併存することがあります．

発達障害では，周囲が発達の特性を理解し，適切なかかわりをすることが大切です．本項では自閉スペクトラム症，注意欠如・多動症，限局性学習症と，知的能力障害について紹介します．

*疾患名や基準はDSM-V(アメリカ精神医学会による精神障害の診断と統計マニュアル)に則り記載

自閉スペクトラム症

自閉スペクトラム症は，表の①，②により特徴づけられます．

表　自閉スペクトラム症の特徴

①対人性とコミュニケーションの障害(対人的情緒的なやりとりの障害，非言語的コミュニケーションの障害と仲間関係を構築し保つことの困難さ)	②常同的で反復する身体の運動，物の使用，言語の使用や，同一性へのこだわり，きわめて限定された興味，感覚の敏感さ，または鈍感さ
・感情を他人と共有することが困難 ・視線を合わせることが困難 ・相手の表情を読み取ることが困難 ・相手のしぐさで相手の意図を判断することが困難 ・友人をつくることが困難	・おもちゃを1列に並べることに没頭する ・物を回す ・反響言語を表出する(他者が話した言語を繰り返して発声すること) ・毎日決まった洋服しか着ない，毎日同じ道順をたどるなどパターン化した行動を繰り返す ・小さな変化に対して大きな苦痛を感じる ・一般的ではない物への極度の執着 ・痛みに鈍感，音に過敏など

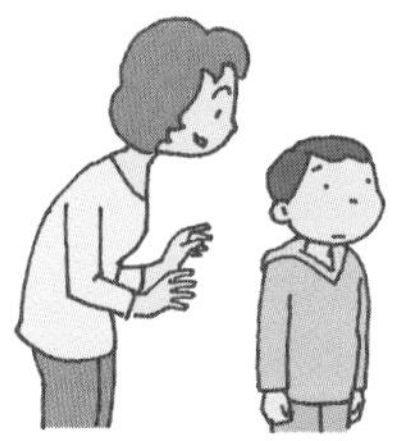

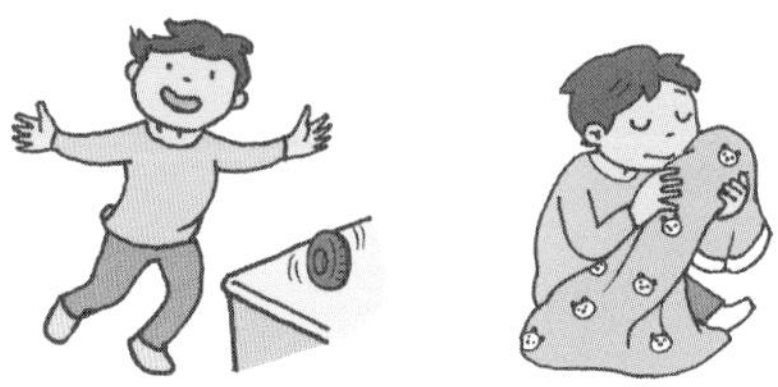

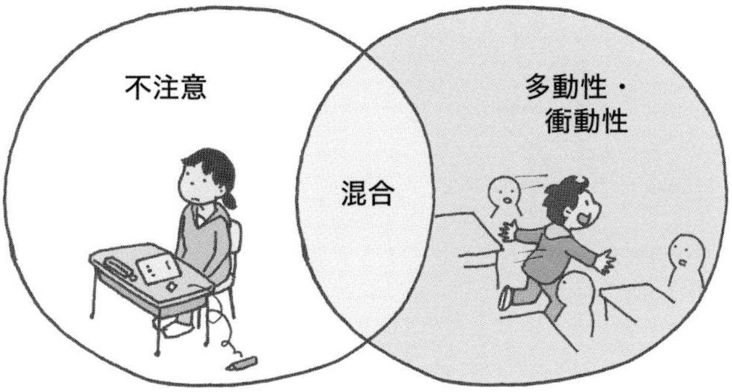

図1　注意欠如・多動症（ADHD）の症状

DSM-Vでは，表の①のすべての特徴を有し，②の特徴を2つ以上もつものをスペクトラム症としてとらえるようになっています．

これらの症状は，発達の初期の段階から存在しますが，集団生活が始まってからはじめて症状に気づかれることもあります．発症頻度は約100人に1人と考えられ，知的能力の障害がしばしば併存します．また，自閉スペクトラム症の発症に関与する遺伝子についての研究が進められており，脳が発達する環境も，発症に関与すると考えられています．

自閉スペクトラム症では，必要な支援の程度はさまざまです．対人的なコミュニケーションを促進し，状況の理解や対人的なスキルを習得するために療育を行います．また，易刺激性を示し，かんしゃくやパニックを起こしやすい場合には，アリピプラゾール，リスペリドンなどの薬物療法を行う場合もあります．

注意欠如・多動症（ADHD）

注意欠如・多動症（ADHD：Attention Deficit Hyperactivity Disorder）は「不注意」および/または「多動性」・「衝動性」により特徴づけられ（図1），症状が6カ月以上持続したことがあり，症状が機能や発達の妨げになり，学校や社会活動に悪影響を及ぼす場合で，症状が少なくとも12歳までにみられる場合に診断されます．

①不注意

課題に必要なもの（たとえば鉛筆や学校の宿題など）をよく失くす，外からの刺激で気が散りやすい，話しかけられても聞こえていないような行動をとる，などがあります．

②多動性

動き回る，手足をそわそわと動かす，もじもじする，授業中に席を離れるなどが特徴です．

③衝動性

質問が終わる前に答えはじめる，順番を待てない，他人を妨害するなどの特徴がみられます．

注意欠如・多動症では，注意が転導しにくい環境の調整や周囲の理解を促します．また，メチルフェニデート，アトモキセチン，グアンファシンなどの薬物療法も行われます．

限局性学習症

限局性学習症とは，全般的な知的能力に遅れはないものの，「読字」「文章理解」「書字」「書字表出」「数字の概念」「数学的推論」のうち，いずれかの習得と使用に困難を示す状態です．視覚や聴覚などの障害がなく，学習環境や本人の意欲に問題がないにもかかわらず，学習能力を身につけることが難しく，学業の困難さを生じます．

①「読字」の障害

ひらがなの読みが困難，拾い読みをする，「ちゃ」などの拗音，「っ」などの促音，「め」と「ぬ」など形が似た文字を読むことが困難などがあげられます．

②「書字」の障害

文字の形を想起できない，実在しない文字を書く，文字のバランスが悪い，細かい部分を書き誤る，書き順を覚えにくいなどです．

③「数字の概念」の障害

特に，大きな数や小数などの扱いの困難などがみられます．限局性学習症の原因には，遺伝的な背景や，脳のある部位の機能異常などがあります．知能テストの下位分類の評価などにより診断を行います．

知的能力障害（知的発達障害）

知的能力障害は発達期に発症し，概念，社会性，実用における知的機能と適応機能の両面の欠陥をきたす障害です．言葉や数などの概念，対人的コミュニケーションに加え，買い物や金銭管理などの実用的な能力の遅れが認められます．

知能テストと適応能力を評価し，総合的に診断を行います．

歯科診療における注意点・対応

診察の指示に従えないなど，発達障害児（発達障害者）にみられる問題行動が，親のしつけの問題と誤解されてしまう場合があります．脳の機能の問題が背景にあることを理解し，理解度に合わせた説明や，患者の恐怖，はじめてのことに対する不安，衝動性などに対する対応が必要です．

絵カードなどを用いて，視覚的に診療内容を説明することも有用です（図2）．自閉スペクトラム症では，口腔内の過敏性や音への敏感さが認められる場合があり，注意を要します．

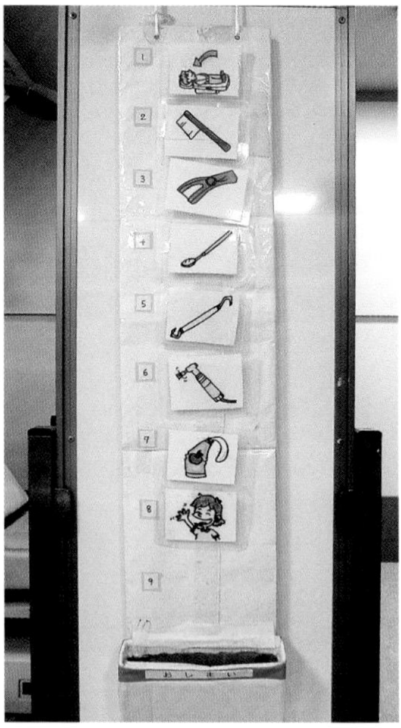

図2　**歯科診療室における絵カード導入の例**
診療の順番を絵カードにより視覚的に示している
（福岡市・医療法人発達会　おがた小児歯科医院提供）

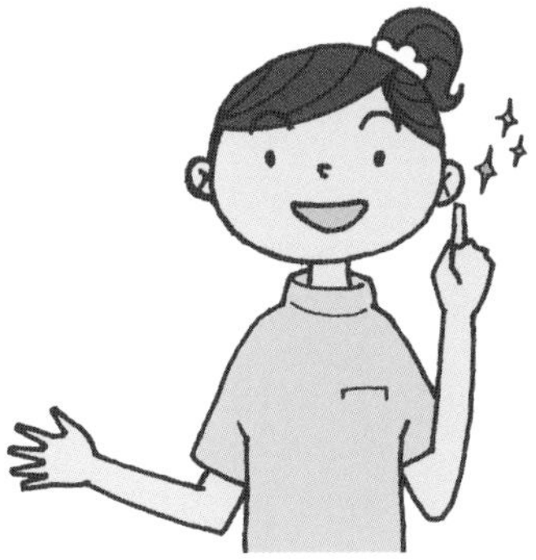

①がん

修文大学医療科学部　大西一功

がんとは？

「がん」は，遺伝子の異常により悪性化した細胞の異常増殖を特徴とする疾患で，悪性腫瘍を総称したものです（図1）．正常細胞では，分裂・増殖は厳密に制御されていますが，がん細胞はその制御がきかず増殖に歯止めがきかなくなった状態です．がんの特徴は，無秩序に増殖し，周囲の細胞に浸潤したり，ほかの臓器へ転移することです．

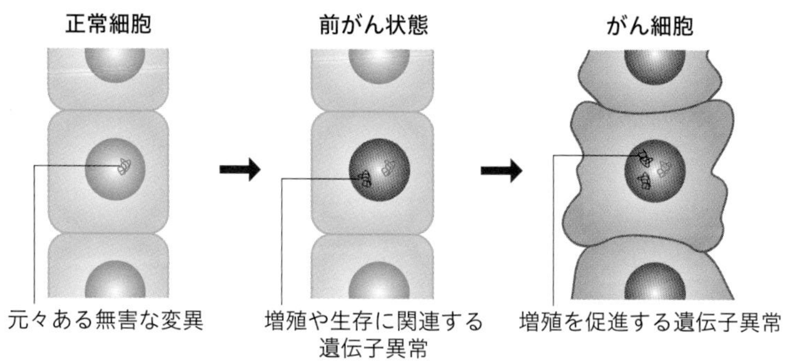

図1　「がん」は遺伝子の異常により生じる

がんの原因

がんの発生要因には，わかっているものとしては外因と内因があり，その組み合わせによりさまざまながんが発生します．外因には職業がんの多くを発生させる石綿などの発がん物質やタバコなどの化学物質，放射線や紫外線などの物理的因子，子宮頸癌を引き起こすヒトパピローマウイルスなどの生物学的因子があり，内因としては，体質，遺伝性腫瘍を発生する遺伝的要因があります．これらにより遺伝子に傷がつき，がんが生じます．現在では，次世代シーケンサー*を用いて，多くのがんの遺伝子異常が解明されました．

さらに年齢もがんの大きな発生要因となります．加齢により細胞内に遺伝子異常が蓄積し，異常な細胞が増え「がん化」します．これが年齢とともにがんの発生が多くなる原因の1つです．

*次世代シーケンサー：遺伝情報をもつDNAの塩基の並び方を順に読み取ることでゲノムを解読するもの．ヒトゲノムが解読されたことでDNAをバラバラにしても再構成できるため，同時並行で大量の配列を読み取ることができる

がんの分類

がんは分裂する細胞から発生します．悪性腫瘍全般をよぶときは「**がん**」，もととなる細胞

により上皮性細胞からできるときは「**癌腫**」，非上皮性細胞からできるときは「**肉腫**」と区別します．

がんの症状

がんの増殖や浸潤により圧迫症状や閉塞症状が生じ，できる臓器，部位によりそれぞれその症状は異なります．たとえば痛み，呼吸困難，食欲不振，悪心，嘔吐，腸閉塞，黄疸，むくみなどを生じます．また，末期の体重減少，倦怠感がひどい状態を「**悪液質**《あくえきしつ》」とよびます．

がんの検査と診断

①病理組織検査

診断は，組織を生検して，病理組織検査により行います．その前に針生検や細胞診によりあたりをつける場合もあります．現在では，組織標本上で各種の表面マーカーや遺伝子を調べることができるようになり，診断精度が上がりました．また，がんの広がりを調べるため各種の画像診断が行われます．それには，単純X線写真，CT，超音波検査，MRI，核医学検査*（骨シンチグラフィやFDG-PETなど）があります．

*核医学検査：ごく微量の放射性物質を含む薬を体内に注入し，特定の臓器・組織に集まった放射線を測定する方法

②腫瘍マーカー

血液や尿中にがんに特異的な物質が出現することがあり，腫瘍マーカーとよばれます．血清腫瘍マーカーにはCEA, PSA, AFPなどがあり，それぞれ消化器がん，前立腺癌，肝癌で高値になります．

最終診断は病理組織診断によります．治療方針を決めるためには，さらに画像診断で腫瘍の広がりと所属リンパ節や全身への転移を調べ，病期判定を行います．

がんの治療法

がんの治療は手術療法，放射線療法，薬物療法の3つが中心で，根治を目指してこれらを組み合わせて治療します（図2，表1）．これを集学的治療といいます．手術と放射線療法は局所療法です．そして最近では，免疫療法の有効性が高まり，注目されています．

①手術療法

手術では，がんの病変部位を完全に切除することを目指す場合は「根治手術」とよばれ，リンパ節転移が起こる領域を系統的に郭清する場合があります．最近では機能温存をはかる術式も発達し，内視鏡手術も広く行われるようになりました．また，手術の前に薬物療法や放射線療法を行って腫瘍を小さくしてから手術を行う方法も行われています．一方，根治ができない場合でも，症状の改善を目的として緩和手術（姑息手術）が行われます．

①手術療法
②放射線療法
定位放射線照射
粒子線（荷電重粒子線）治療
重粒子線治療
陽子線治療
③薬物療法
抗がん薬（化学療法）
分子標的薬
生物学的製剤
ホルモン療法薬
④造血幹細胞移植
⑤免疫療法
⑥温熱療法

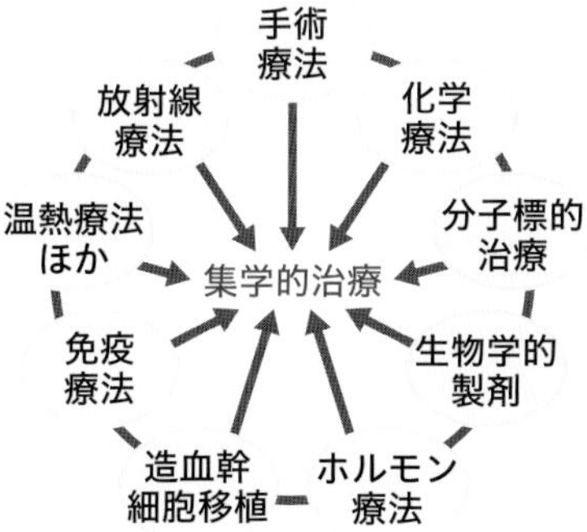

図2　がんの治療法

表1　がん治療の現状

・地域がん登録における2009～2011年の診断例の全がんの5年相対生存率は64.1%．
・生存率が高い部位は，皮膚，乳房（女性），前立腺，甲状腺
・生存率が低い部位は，肝および肝内胆管，胆のう・胆管，膵臓，肺，脳・中枢神経系

（がん研究振興財団：がんの統計　2019．より）

②放射線療法

放射線療法は局所療法の1つで，侵襲が少なく，機能を残すことができる点が特徴です．放射線にはX線，γ線，電子線と粒子線があります．放射線療法でもっとも一般的なのは，リニアックを用いた外部照射で，X線，電子線を照射します．最近では，周りの正常な組織を避け，がんの病巣部だけに照射をするため，定位放射線療法（ガンマナイフ），強度変調放射線治療（IMRT），画像誘導照射（サイバーナイフ）などが行われるようになりました．さらに粒子線治療として，陽子線，重粒子線があり，病巣部だけに効率的に線量を集中させる治療も行われます．また，放射性同位元素をがん病巣に直接刺入する小線源治療もあります．

③薬物療法

薬物療法は全身療法です．薬物によりがん細胞の増殖を直接的，間接的に抑え死滅させます．抗がん薬，分子標的薬，ホルモン療法薬，生物学的製剤があります．がんの種類により有効な抗がん薬の種類は異なり，複数の抗がん薬を組み合わせて治療することを**化学療法**といいます．

がんの種類やがんの進行具合によって，治療の目的として治癒を目指す場合，延命をはかる場合，症状を緩和する場合の3つに分けられ，それぞれに応じた種類の薬剤や量が使用されます．抗がん薬は一般に毒性が強く，副作用に注意が必要です（図3）．一方，分子標的薬はがん細胞だけを目標にする薬ですので一般に副作用は軽いとされていますが，それぞれに特徴的な副作用があります．

④免疫療法

免疫療法としては，がんの表面に多くある分子に対する抗体医薬が開発され，抗がん薬との併用でより高い効果が得られています．また，がん細胞の表面にはがん特有のがん抗原があります．がん免疫ではこのがん抗原を認識し，がん細胞を攻撃するキラーT細胞がその実働部隊の役割を果たします．しかし，その攻撃を防ぐ分子が細胞表面にあるため，十分な効果が得られませんでした．そこで，こうした分子をブロックする抗体が開発され，いわばブレーキを外すことで効果を高めることができるようになりました．

もう1つはT細胞の攻撃力を強める方法としてキメラ抗原受容体T細胞療法（CAR-T療法）が開発されました．これは患者のT細胞にがんを認識する分子を遺伝子導入して人工的なT細胞をつくり，それを患者に輸注します．これにより，T細胞によるがんの攻撃力が格段に強力になりました．こうした免疫療法も単独では十分とはいえませんので，従来の方法と組み合わせることでさらによい成績が得られるようになっています．

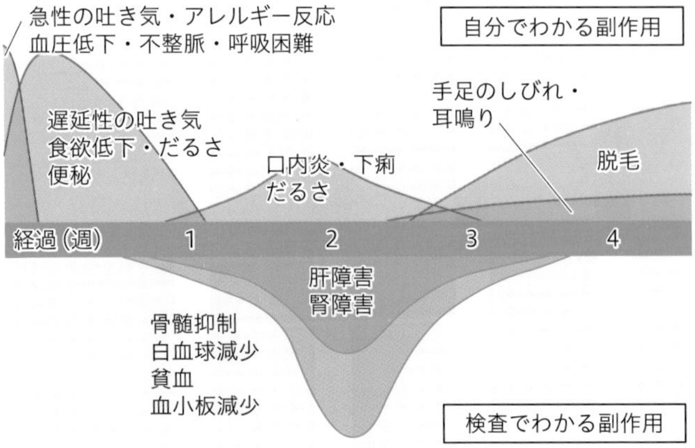

図3　**化学療法の副作用**
化学療法では投与当日の吐き気は高頻度にあるが，最近は有効な制吐薬が数多く出てきた．分裂細胞の多い口腔粘膜や骨髄への影響は2週間前後に多く，その後は抗がん薬の種類により種々の副作用が生じる
（メディカルサポートネットHPより）

口腔との関連 ～がん治療と口腔衛生管理

がん治療と口腔についての最近の大きなトピックは，2012年度より周術期口腔機能管理料が保険導入されたことです．その背景には，手術，放射線治療および化学療法などのがん治療に際して，口腔衛生状態の良否が治療成績や患者のQOLに及ぼす影響が多くの研究により明らかとなったことがあげられます．特に頭頸部がん，食道癌の手術では，がんの切除部位が口腔に近接しているため，口腔衛生状態が不良であると術後感染のリスクが高まります．また，大多数のがん手術は全身麻酔下で施行されますが，その際の気管チューブは一般に経口挿管されます．このため，口腔細菌は気管チューブに沿って肺へ達し，細菌性肺炎の原因となります．また，頭頸部がんの手術では術後に嚥下機能の低下を認めることも多いため，誤嚥性肺炎の予防のためにも周術期の口腔衛生管理が大切です．

頭頸部がんの放射線治療では，口腔乾燥による自浄作用の低下に加え，放射線性口腔粘膜炎が生じます（表2）．また，口腔粘膜は分裂，再生が活発な細胞でできているため抗がん薬の影響を受けやすく，化学療法では抗がん薬による口腔粘膜炎などが生じます（表3，図4）．口腔粘膜は細菌感染に対するバリアの役割を担うため，潰瘍やびらんからの感染予防のためにも口腔衛生管理が必要となります．特に，化学療法では白血球や血小板の減少による易感染性や易出血性を伴うため，がん治療担当医と密接に連携して治療のスケジュールを考慮した口腔衛生管理を行うことが大切です．

このように，がん治療における口腔衛生管理の重要性がクローズアップされている現在，歯科衛生士はがん治療において重要な役割を担ってきており，がんの知識や多職種によるチーム医療の一員としての能力がよりいっそう期待されています．

表2　放射線治療によって口腔内に引き起こされる有害事象[2)]

急性期	口腔粘膜炎	口腔粘膜のびらんや潰瘍
	味覚障害	味覚の喪失や変化（治療後4～5カ月で回復）
急性期～慢性期	口腔乾燥症	唾液の分泌低下による口腔粘膜の乾燥
	ヘルペス	日和見感染，口腔粘膜への水疱形成，潰瘍形成
	カンジダ症	日和見感染，白苔の形成，舌痛症の誘発
晩発性	開口障害	筋肉の瘢痕拘縮による開口障害
	組織壊死	口腔粘膜の血流障害による褥瘡形成
	放射線性骨髄炎	骨の血流量の低下，抵抗力の低下，歯性病巣感染から骨髄炎を継発
	放射線性齲蝕症	唾液の緩衝能の低下，口腔内のpHの低下

表3　化学療法によって口腔内に引き起こされる有害事象[2)]

口腔粘膜炎	口腔粘膜のびらんや潰瘍
口腔感染症	歯周病の悪化，易感染性
ヘルペス	日和見感染，口腔粘膜への水疱形成，びらん形成，潰瘍形成
カンジダ症	日和見感染，白苔の形成，舌痛症の誘発
口腔乾燥症	唾液の分泌低下による口腔の乾燥，自浄作用の低下
味覚障害	味覚の喪失，変化
歯肉出血	骨髄抑制による歯肉からの自然出血
歯の知覚過敏	末梢神経の障害による知覚過敏

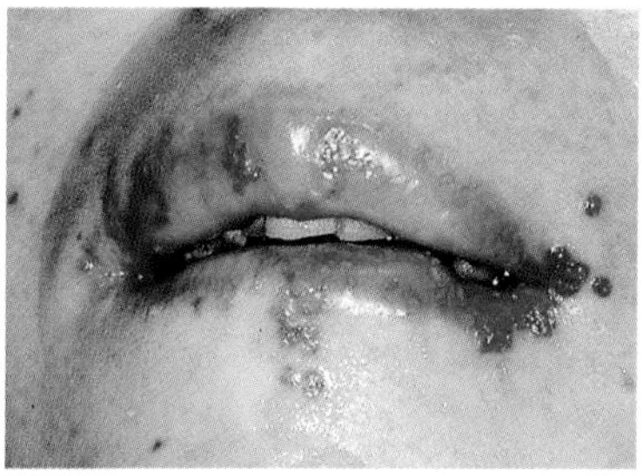

図4　化学療法後の単純ヘルペス性口唇炎

② 頭頸部がん

近畿大学奈良病院歯科口腔外科　長田哲次

頭頸部がんとは？

「頭頸部がん」とは脳と目を除く頭頸部にできる悪性腫瘍を指します（図1）．頭頸部がんは全がんの5％程度といわれています．

頭頸部がんの1つである口腔がんは歯科診療時に歯科医師が発見することの多いがんであり，歯科衛生士が異常に気づくこともあります．がんの部位が歯科衛生士が口腔衛生管理を行う部位と近接しているため，歯科衛生士との関連は非常に深くなります．代表的な口腔がんに舌癌，歯肉癌，頰粘膜癌，口底癌，口蓋癌があります．

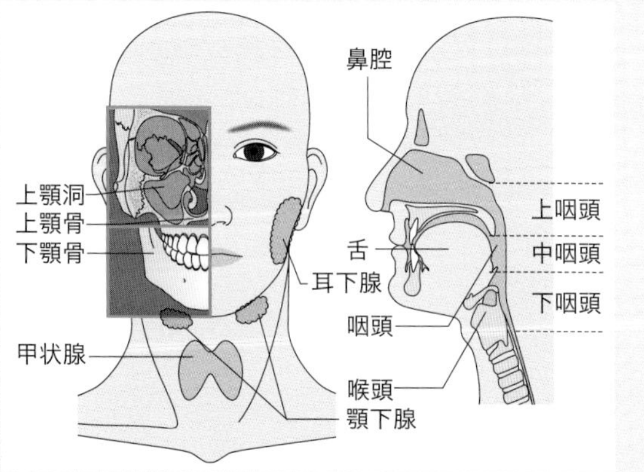

図1　**頭頸部とは**
頭頸部とは，眼から頸（首）までの領域で，口腔，鼻・副鼻腔，上咽頭・中咽頭・下咽頭，喉頭，耳下腺・顎下腺，甲状腺を含む

頭頸部がんの原因は？

喫煙と飲酒は確立された口腔・咽喉頭癌の発症因子です．近年，禁煙活動により喉頭癌は減少傾向ですが，ヒトパピローマウイルス（HPV）が関連する中咽頭癌は増加傾向です．また，食道癌と同様にアセトアルデヒド脱水素酵素2型（ALDH2）の変異型は口腔・咽喉頭癌の危険因子です．

頭頸部がんの治療

頭頸部（図1）は咀嚼，嚥下，発声，構音，呼吸など重要な機能が集まっており，頭頸部がんの治療は根治（完全にがんをなくす治療）だけでなく，これらの機能を保ちながら維持していくことが大切です．頭頸部がんの治療は，がんのできた臓器・部位・大きさ・全身状態によって選択されますが，以下の方法を組み合わせた治療がなされることが多いです．

①手術療法

手術療法は上咽頭を除く頭頸部がんが対象になります．病変が小さい場合は切除して縫い縮めますが，切除が大きくなると取り除いた欠損を身体のほかの部分（大腿・腹部・前腕）の皮膚を移植して補填します．これを「再建」といいますが，術後は切除と再建により口腔内の状態は大きく変化し，手術によるしびれなどの感覚異常や運動障害などが生じます（図2，3）．

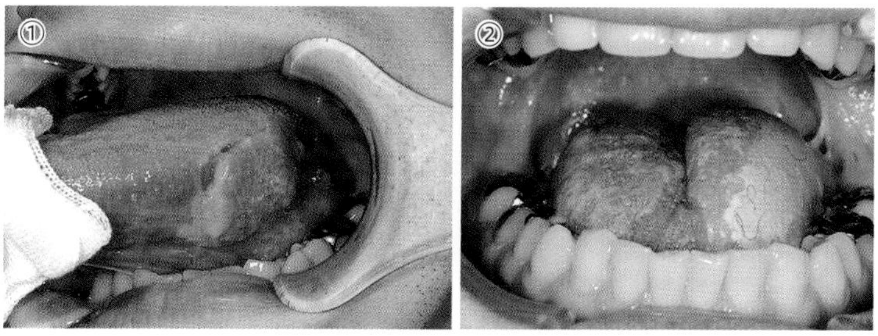

図2　**舌癌の術前と術後**

①左側舌縁に肉芽様の腫瘍を認める．舌背を触ると硬結が存在する
②切除再建後の状態．左側半分は移植した皮膚．次第に粘膜化して見分けがつかなくなってくる

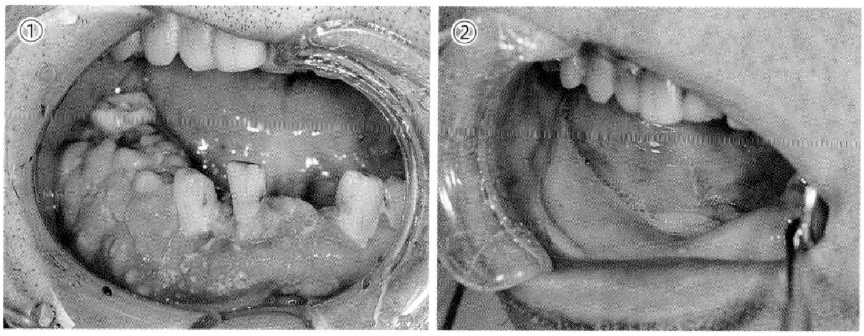

図3　**下顎歯肉癌の術前と術後**

①右側下顎歯肉に肉芽様の腫瘍を認める．歯肉が膨隆し，歯が移動している
②切除再建後の状態．切除した部分に皮弁がある

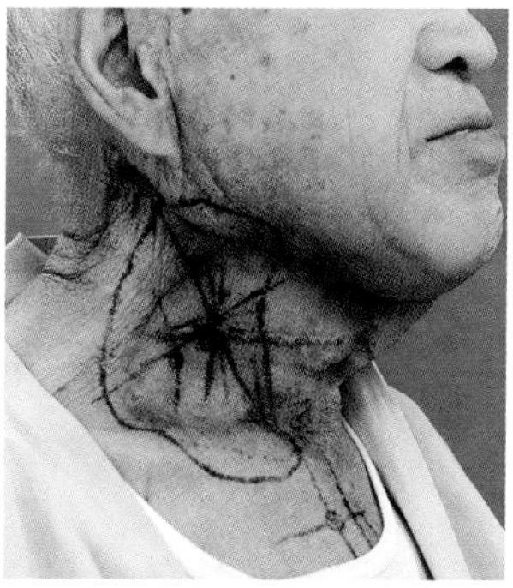

図4　**放射線治療中の頸部の状態**

舌癌と頸部リンパ節の手術を行った後に放射線治療を行った．照射野を示す範囲に目印が記されている

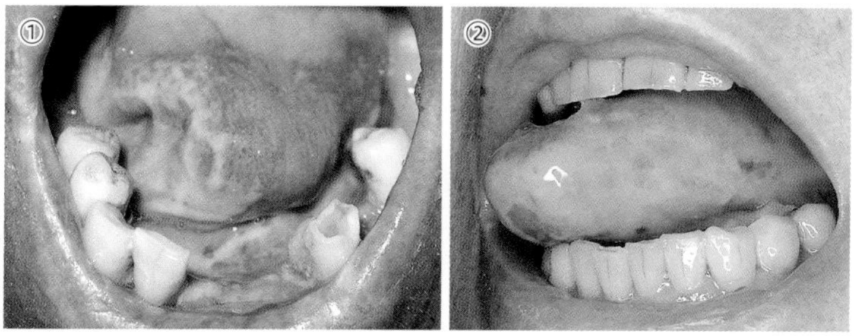

図5　**放射線治療による口腔粘膜炎**

①右側口底癌に対し放射線治療を行った患者．接触痛が著しい．舌縁に歯の圧痕が見られ，周囲に潰瘍を認める
②左側舌癌に放射線治療を行った患者．出血しやすく食事摂取が困難

②放射線療法

放射線を照射し，がんを治療します．放射線の種類にはX線，電子線，陽子線やα線，重粒子線，中性子線などがありますが，X線がもっとも一般的です．手術による切除ではなく腫瘍の縮小や消失を目指すため，飲んだり食べたり声を出したりなどの働きを保つことができます．通常は分割照射といって1日1回，1.8～2 Gy*を週5回，合計で30～35回照射します（図4）．放射線治療の副作用に口腔粘膜炎，唾液分泌障害，味覚障害，顎骨骨髄炎があります（図5，6，表）

*グレイ（Gray, Gy）：重さあたりに吸収されるエネルギーの大きさ．X線の場合1 Gy＝1 Sv（シーベルト）

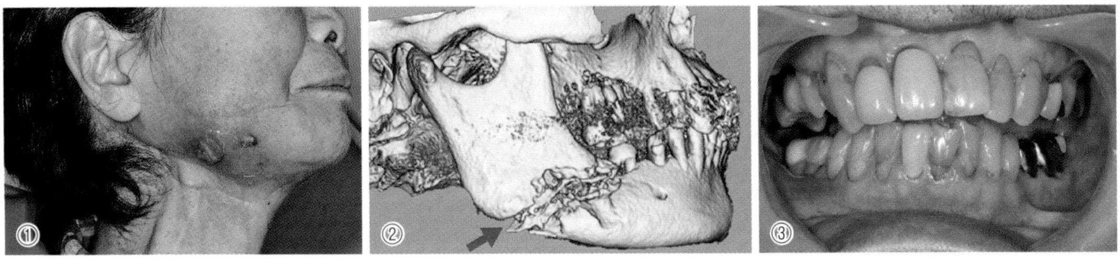

図6　**放射線治療による下顎骨骨髄炎**
①下顎の皮膚の発赤と瘻孔（膿の出口）が2カ所見られる
②3D-CTでは下顎骨の病的骨折（矢印）を認める
③著しい開口障害があり，これ以上開口できない

表　**放射線治療の副作用**

口腔粘膜炎
・放射線が当たった部位にびらんや潰瘍を生じる．痛みのため摂食困難になり，自分でブラッシングができなくなる（図5）

唾液分泌障害
・放射線により唾液の分泌が低下・消失するもので，回復しないこともある
・口腔内が乾燥し，食物がうまく噛めない，飲み込めないなどの摂食障害を引き起こすだけでなく，唾液の自浄作用も損なうために齲蝕，歯周炎，口腔粘膜炎になりやすくなる

味覚障害
・食べ物の味がわからなくなる．回復することもあるがまったく回復しないこともあり，食欲低下につながる

顎骨骨髄炎
・放射線を照射された部位の抜歯，または根尖病巣や歯周炎で骨に感染が広がった場合に生じる．一度骨髄炎を起こすと治りにくく，場合によっては顎骨は腐骨になり広範囲な切除が必要になることもある（図6）

③化学療法

手術と放射線治療が頭頸部がん治療の基本とされ，それに化学療法を加えた治療が行われます．代表的な抗がん薬にシスプラチン，フルオロウラシルがあります．抗がん薬の種類により副作用に多少違いはありますが，口腔衛生管理を行う際に留意しないといけないのは，悪心・嘔吐，口腔粘膜炎などの消化器症状です．最近は分子標的薬としてセツキシマブやニボルマブを使うことが増えてきました．

歯科診療における注意点・対応

①口腔内に腫瘍や口内炎が存在する

口腔内にある患部の保護を行いながら口腔衛生管理を行う必要があり，個々の患者の状態に応じた対応が必須です．ケアを行う前に「口の中で痛むところはありませんか？」と声をかけて，病変部位の痛みの確認を行ってください．

②自浄作用が大きく低下する

口腔がん手術後は，口腔内環境の変化により自浄作用が大きく低下し，汚れが溜まりやすくなります．口腔内に移植された再建皮弁（図2，3）は知覚がなく，移植後は垢が大量に出るため，ガーゼで拭き取るなどのきめ細かいケアが必要です．

放射線治療で唾液分泌が低下している場合はさらに自浄作用が下がっています．ブラッシングに加え，保湿剤で保湿しながら指を使って食物残渣を除去し，粘膜の清掃を行います．さらに患者がしっかり食べることができるように顔面の筋肉のマッサージや口唇・舌の運動，空《から》嚥下（唾液だけを飲み込むこと）などの指導も行います．

③経鼻経管栄養と胃瘻

頭頸部がんでは手術や放射線治療の副作用のため嚥下ができなくなり，経鼻経管栄養（チューブを使って胃や腸に必要な栄養を直接注入すること）や胃瘻を設置することがあります（図7）．いずれも口からは食べ物を摂取しませんが，口を使わないぶん，自浄作用が減少し，口腔内の細菌は増加し，肺炎や口内炎のリスクは高まります．したがって，口から食事を摂っていなくても，口腔衛生管理はますます重要になります．

④開口障害（口が開かない状態）

手術や放射線の照射が顎に及んだ場合，開口障害（図6-③）を呈することがあります．患者自身が口腔のケアを行うことは非常に困難になります．無理に開けようとすると激痛を伴うことがありますので，決して無理に開口させないでください．口が開かないために舌側にブラシが届かない場合は，歯間ブラシで歯間だけでも清掃するように指導します．

頭頸部がんにおける歯科衛生士のかかわり

術前の口腔衛生管理で口腔内の細菌数を減らすことで術後創からの感染や誤嚥性肺炎などの合併症を抑えるとともに，放射線や化学療法による口腔粘膜炎の発生を防ぎます．歯科衛生士による口腔衛生管理は口腔内を単に清潔に保つためだけではなく，がん治療成績向上にかかわる支持療法として必要不可欠です．

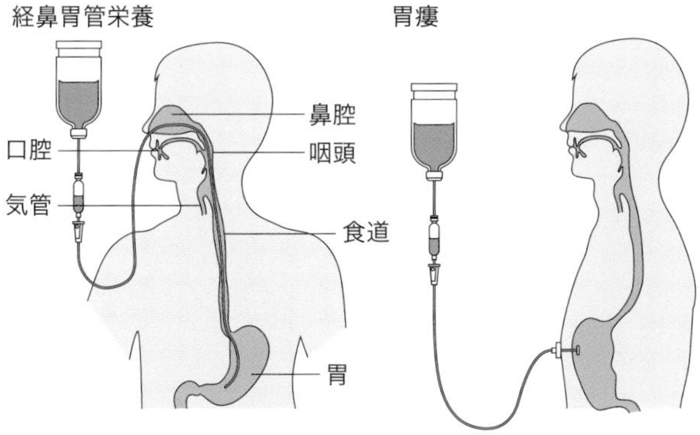

図7　**経鼻経管栄養と胃瘻**

Column 6

周術期口腔機能管理の実際

榛原総合病院歯科口腔外科　松下文彦

周術期口腔機能管理とは？

周術期口腔機能管理は，2012年に保険導入された歯科診療における比較的新しい概念で，当初はおもにがんの支持療法の1つとして導入されました．「支持療法」とは，がんそのものに対する治療というより，治療に伴う副反応を予防あるいは軽減させ，治療を中断なく予定どおりに進めることや，治療中のQOL（生活の質）をできる限り低下させないことを目的とした患者のサポート治療です．

同時に，心臓血管外科手術や臓器移植医療など，著しく患者の免疫力が低下する治療の前後に歯科によるしっかりとした口腔環境および機能の管理を行うことが，術後感染の防止や術後の栄養摂取を安全にスムーズに開始することにつながるという数々の報告が蓄積され，この概念ができ上がっています（**図**）．

現在では，周術期の口腔機能管理の有益性がますます評価されており，がん以外の全身麻酔手術や，体内埋入型の人工物を扱うような手術などに適応範囲は広がっています．

周術期口腔機能管理における医科歯科連携

周術期に専門的な口腔機能管理を行うためには，まずは医科と歯科の綿密な連携が重要です．病院に歯科あるいは口腔外科があれば，スムーズな連携がはかれますが，そうでない場合，病院と地域の歯科医師会などが互いのサポート体制を話し合ってこのシステムを運用している場合もあります．

歯科としてまず必要な情報は，**表1**のとおりです．これらは院内連携でない場合には，情報提供用紙のような形式で，紹介元の医科から受け取ります．歯科を受診した場合，まずは通常の問診，口腔内診査（歯周病，齲蝕，歯の動揺など），必要に応じてX線検査などを行い，患者の口腔内の状態をしっかりと評価します．

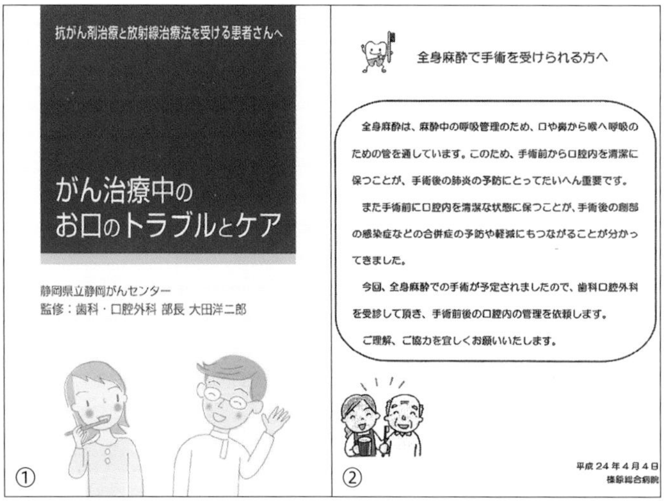

図　がん治療中の患者への口腔ケアの説明
①がん治療中のお口のトラブルとケア（元静岡県立静岡がんセンター歯科・口腔外科・大田洋二郎らによる），②榛原総合病院における説明用紙

次に，紹介元での治療開始時期から逆算して，歯科として何ができるかを計画します．1カ月以上時間があれば歯周治療・管理がある程度可能ですし，齲蝕治療なども行えるでしょう．動揺歯の固定や，全身麻酔前などでは抜歯が必要になる場合もあります．治療直前に紹介されることも少なくなくありませんが，その場合にはできる限りの歯石やプラークの除去と歯面清掃を行い，口腔内細菌を最小限に

表1　周術期口腔機能管理にあたって必要な情報

①いつからどんな治療（手術，化学療法，放射線治療など）を始めるのか
②患者の現在の状態（ADL：日常生活動作，栄養摂取方法とその状態，免疫力の評価など）
③基礎疾患（心臓弁膜症，糖尿病，慢性腎臓病，肝硬変，COPD：慢性閉塞性肺疾患，がんの進行度など）の有無
④使用中の薬剤：抗がん薬，ステロイドを含む免疫抑制薬，抗血栓/抗凝固薬，ビスホスホネート系薬剤/抗RANKLモノクローナル抗体製剤など）

表2　歯科における感染予防のための推奨抗菌薬投与

	推奨抗菌薬（βラクタム系アレルギーがない場合）	推奨抗菌薬（βラクタム系アレルギーがある場合）
推奨抗菌薬	アモキシシリン，CVA/AMPC（クラブラン酸カリウム/アモキシシリン）	クリンダマイシン
下顎埋伏智歯抜歯前	単回〜48時間投与（いずれも初回は処置の1時間前），アモキシシリンで250〜1,000 mg/回，腎機能などにより調節可能	
感染性心内膜炎の発症予防（心内膜炎の既往，人工弁術後，心臓弁膜症，種々の心奇形，心筋症，など）	アモキシシリン2g単回経口投与もしくはアンピシリン1g単回点滴投与 腎機能などにより調節可能，2g単回経口投与を，量を減じた複数回投与への変更も可能 クリンダマイシンでは600 mg単回投与	
宿主の防御能が低下した状態（糖尿病，ステロイドや免疫抑制薬投与中，など）での抜歯など観血的処置	予防的投与を推奨するが，局所感染の状態により治療的投与まで必要とする場合もある	

（日本化学療法学会/日本外科感染症学会　術後感染予防抗菌薬適正使用に関するガイドライン作成委員会：術後感染予防抗菌薬適正使用のためのガイドライン．2018.）

保って治療に臨めるよう患者にもしっかりと指導します．化学療法や放射線治療，臓器移植医療など，治療が長期にわたって免疫低下を招く場合には，患者自身の協力が最も重要になるため，繰り返しの動機づけと評価がとても大切です．

周術期口腔機能管理の実際

周術期口腔機能管理といっても，歯科で行うことは通常の診療とほぼ同様ですが，時間的な制約があり，患者の病態・状態によっては配慮が必要なこともあります．手術や治療によって今後病態の改善が期待できるとしても，現在は“治療が必要＝よろしくない状態”なわけですから，健康な患者とは異なる場合もあります．特に抜歯や歯肉縁下のスケーリングなどの観血的処置は，一過性の菌血症（血液の中に菌が侵入すること）を招くことがわかっています．心臓弁膜症や心奇形，糖尿病，ステロイドなどの免疫抑制薬使用中，ビスホスホネート系薬剤，抗RANKLモノクローナル抗体製剤の使用などがある患者では，処置の前に抗菌薬の投与を行っておくほうが安全です（**表2**）．当科では，心臓血管外科の手術前に動揺歯などを抜歯する場合には，アモキシシリン1〜2gの経口投与（処置の1時間前）を行っています．

化学療法や放射線治療を行う患者では，治療中に口内炎や偽膜性カンジダ症，口腔や口唇のヘルペス，味覚障害などを生じる場合もあるため，これらについての治療や相談を受ける場合もあります．また，治療前の患者は緊張した状態ですので，やさしくていねいに説明と処置，指導をしてください．口腔ケアが患者自身でもできる安全な周術期管理であることを理解してもらいましょう．

①妊娠による身体の変化

かば記念病院　成瀬寛夫

■ 妊娠とは？

生殖補助医療の発達した現在では，「妊娠」とは，「受精卵（精子と卵子が結合したもの）の着床から始まり，胎芽または胎児および付属物（胎盤・臍帯など）の排出をもって終了するまでの状態」と定義されています[1]．標準的な28日型の月経周期の女性では，分娩予定日は最終月経から40週（280日），受精から266日です．一般的には妊娠37週0日から妊娠41週6日の分娩を「正期産」とよび，この時期の分娩が約9割を占めます．妊娠期間中，母体は遺伝的には半異物（半分は児の父親の遺伝子から成る）である胎児を子宮内に抱え，平均3kgにも成長するまで養育します．そのため，妊娠中の母体は免疫学的にも身体的にも大きな変化をきたし，また，分娩（妊娠の終了）とともにもとの状態へ戻ります．

母体の全身変化[2]

①子宮の変化

胎児の成長に伴い，子宮は増大します（図1）．この子宮の増大が母体の身体の変化に大きく関係します．

②体重の変化

妊娠初期のつわりの時期に，軽度の体重減少をきたすことが多いようです．その後，妊娠10～12週ごろから体重は漸増し，8～10kg程度の生理的な体重増加が生じます．これは，胎児および胎盤・羊水，乳房・皮下脂肪の増大，血液量・組織液量の増加によるものです．

③骨および関節の変化

ホルモンの影響で，妊娠中は関節の可動域の増大が起こります．特に骨盤では仙腸関節結合組織・恥骨結合の拡張と可動性の増大が認められ，経腟分娩に有利に働きます．また，腹部の増大により，脊椎の前彎が強くなる姿勢をとることで腰痛の原因となります．

④腹直筋離開

子宮の増大により，腹部正中の腹直筋が左右に離開することがあります．

⑤色素沈着

腹壁正中線・乳房（乳輪・乳頭）・外陰部に色素沈着が起こりやすくなります（図2）．妊娠雀斑（そばかす）・肝斑など，顔面にも色素沈着が起きることもあります．

⑥妊娠線

下腹部，乳房，大腿，臀部の皮膚に生じる長紡錘形の線です．皮下脂肪の増加による急速な皮膚の伸展が原因で，初期には青赤色，後期には赤褐色となり，妊娠終了後は退色して白色の皺となります．

母体各臓器・器官の変化（図2）[3]

①消化器系の変化

多くの妊婦では妊娠初期に悪心・嘔吐がみられ，軽度のものを「つわり」といい，栄養・代謝上の問題を伴った状態を「妊娠悪《お》阻《そ》」とよび

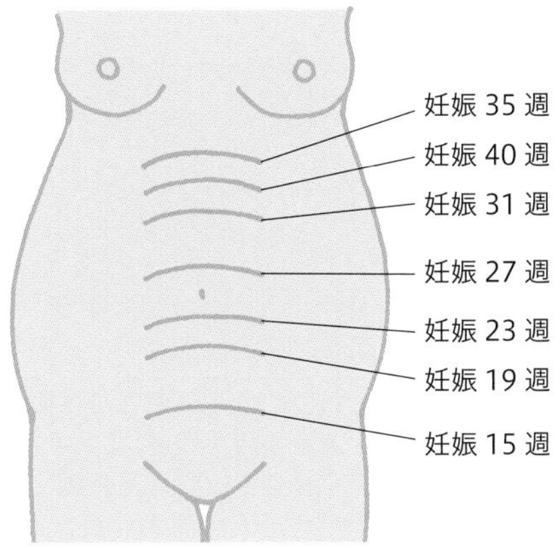

図1　**妊娠週数による子宮底（子宮の上端）の位置**[2)]
分娩まで子宮自体は大きくなるが，妊娠35～36週になると胎児の頭が骨盤の出口のほうに下がり，これに伴い子宮底の位置も下がる

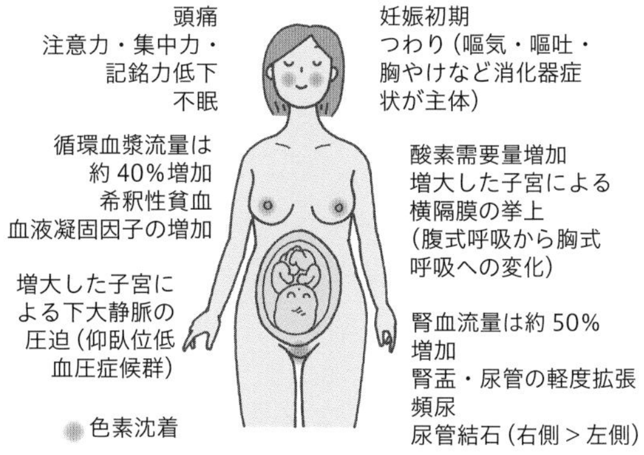

図2　**妊娠による母体の変化**

ます*．一部の妊婦ではつわりの一症状として，唾液分泌過多の状態（流涎症）が認められることがあります．妊娠子宮の増大に伴い，胃および腸管の位置に変化をきたします．特に，虫垂は上方に移動するため，虫垂炎の場合，疼痛・圧痛の位置も移動します．また，妊娠中は胸焼け，便秘が認められることが多く，痔疾・脱肛の頻度も高くなります．

②循環器系の変化

妊娠中，循環器系は大きく変化し，循環血液量・心拍出量の増加，血液の希釈，末梢血管抵抗の低下，血圧の不変または軽度低下として現れます．

1）循環血液量

約40％増加します．酸素需要の増加を反映して，赤血球数は増加しますが，それを上回る血漿量の増加があり，血液は希釈されるため妊婦は生理的に希釈性貧血となります．

2）心拍出量

約30～40％増加します．分娩時にはさらに心拍出量が増加することから，妊娠に際して，心機能に予備能力が必要です．

3）血圧

不変または軽度低下します．収縮期血圧は妊娠中期に低下傾向を示し，末期には元に戻ることが多いです．妊娠20週以降に高血圧を呈してくる病的変化が，**妊娠高血圧症候群****です．

4）増大子宮の影響

増大した子宮によって，静脈還流（末梢から心臓への血液の流れ）が悪くなり，下肢や骨盤の静脈系に血液のうっ滞（停滞）が起こり，深部静脈血栓症や下肢静脈瘤の原因となります．また，仰臥《ぎょうが》位《い》をとった場合に下大静脈が圧迫され，**仰臥位低血圧症候群*****となることがあります（図4）．

***つわり（妊娠悪阻）**[4)]：妊娠によって起こる悪心，嘔吐，食欲不振などの消化器系症状を主体とする症候．早朝空腹時に発症することが多いため，Morning sicknessともよばれ，妊娠6週前後から発症，妊娠12～16週ごろに自然に軽快することが多く，全妊婦の50～60％が経験する．同時期に気分や嗜好の変化，全身倦怠感，唾液分泌亢進，頭痛などを併発することがある．通常，栄養障害（5％以上の体重減少），代謝異常（尿ケトン体の強度出現など）をきたすことは少ないが，これらが生じた病的状態を妊娠悪阻といい，糖質・ビタミンB_1などを含んだ点滴療法を行う

****妊娠高血圧症候群（HDP：Hypertensive Disorders of Pregnancy）**[5)]：「妊娠時に高血圧を認めた場合」と定義され，妊娠高血圧腎症（PE），妊娠高血圧（GH），加重型妊娠高血圧腎症（SPE），高血圧合併妊娠（CH）に分類される．2018年に定義・分類の改訂があり，PE，SPEでは必ずしもタンパク尿を認めなくとも，母体の臓器障害（母体に基礎疾患のない肝機能障害，脳卒中，神経障害，血液凝固障害のいずれか）および子宮胎盤機能不全（胎児発育不全，臍帯動脈血流異常，死産）の両方もしくはどちらか一方を伴う場合を含むことになった．高血圧単独の病態（GH，CH）よりプラスアルファの所見を伴う（PE，SPE）ほうが予後は悪い

*****仰臥位低血圧症候群**：妊娠後半期，特に妊娠末期の妊婦が仰臥位になったとき，増大した子宮により下大静脈が圧迫されることによって，静脈血の心臓への還流が阻害された（心臓へ戻る血液量が減少した）結果，心拍出量が低下（心臓から送り出される血液量が減少）し，血圧の下降を招き，悪心・嘔吐，めまい，発汗，不安感，呼吸困難などの症状を呈する状態

③呼吸器系の変化

妊娠により酸素需要量は増加し，呼吸器系の負担は増加します．特に，妊娠後半期の子宮増大は横隔膜を挙上し，呼吸運動を腹式から胸式に変えます．肺活量・呼吸数は不変または軽度増加します．

④泌尿器系の変化

妊娠により，腎臓はすこしだけ大きくなり，尿管と腎盂《じんう》が多少拡張します．尿管の蠕動が低下，増大子宮の影響で尿管は拡張し，尿管結石や尿路感染が起きやすくなります．また，子宮の増大は頻尿（排尿時痛を伴う場合は膀胱炎の可能性を考える）を起こし，尿失禁の原因となります．糸球体濾過量（GFR：Glomerular Filtration Rate）は妊娠初期に約50％増加し，この状態は妊娠末期まで持続します．また，妊娠中，尿細管におけるグルコース（ブドウ糖）の再吸収が抑制されるため，母体が高血糖状態でなくとも尿中に糖排泄が認められることがあります．

⑤血液系の変化

妊娠中は末梢血への白血球遊走が促進され，白血球数は増加します．そのため，妊娠中の炎症や感染を診断する際には，妊娠の影響を受けにくいCRP（C Reactive Protein：C反応性タンパク）測定値を参考にすることが望ましいです．

希釈性貧血となることから，貧血診断の基準が変わり，妊娠30週以降はヘモグロビン濃度10g/dL以上が正常値となります．妊娠後半期にヘモグロビン濃度低下傾向を認める妊婦には，サプリメントによる予防的鉄分補給が勧められます．通常，妊娠中は血小板数には大きな変化は生じません．分娩時の出血に備え，循環血液量の増加とともに血液凝固因子（第XIII因子以外）が増え，血液凝固系は活性化されます．

⑥神経系の変化

機序は不明ですが，妊娠末期を中心に，妊娠中は注意力・集中力・記銘力の障害を訴える頻度が高くなります．また，妊娠12週以降，しだいに不眠を訴える妊婦が増加します．

口腔との関連

①妊娠中の歯科治療

妊娠によるホルモンバランスや食生活の変化は，歯肉炎・歯周炎，齲蝕の増悪や妊娠性エプーリス（図3）を引き起こすことが知られており，妊娠期の口腔ケアは重要です．

妊婦の歯科治療は，母体の健康を保つばかりではなく，胎児に対する利点（早産予防など，p.159，Column 8参照），乳児に対する利点（唾液を介した齲蝕原性細菌の伝播予防）などがありますが，多くの妊婦は妊娠中の歯科治療の安全性に懸念を抱いています．妊娠中の歯科治療の安全性を強調するガイドラインが2010年にカルフォルニア州歯科医師会財団・米国産婦人科医会から発刊されています[6]．日本における妊娠・出産のためのガイド書[7]でも**妊娠中の必要な歯科治療を勧めており，「妊婦」と聞いただけで，治療の先延ばし（分娩後の治療）や応急処置的な治療で対応する従来の歯科治療のスタンスを変革する時期となっています**．

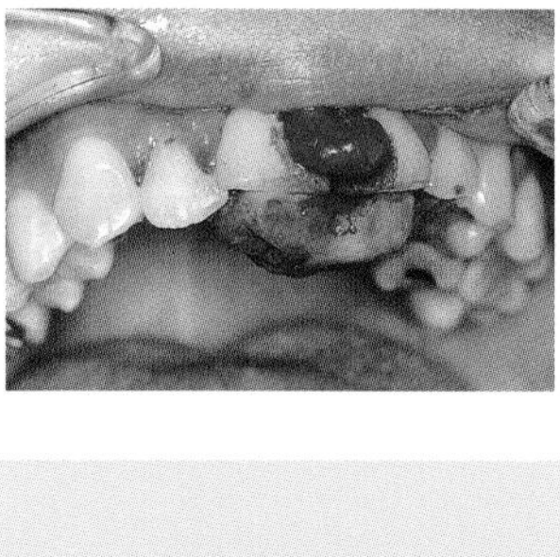

図3　妊娠性エプーリス
上顎中切歯歯間乳頭部にさくらんぼに似た真っ赤な有茎性の腫瘤がみられる．口蓋側にもエプーリス状の腫瘤が見える

母子健康手帳にも歯科健診の項目があり，妊娠は歯の健康に気を配るようになる絶好の機会でもあるのです．分娩後に育児に忙殺されることを想定すると，歯科衛生士の立場から妊娠期に口腔のケア，歯科治療を勧めることは，理に適った歯科衛生活動であると思います．

表　つわり期の口腔ケアの工夫[8)]

①1日のうちで，つわりが軽く体調のよい時間帯に歯を磨く

②“ぶくぶくうがい”を十分に行う
フッ化物やクロルヘキシジン含有の洗口剤の使用を勧める．難しければお茶や水の使用も可

③歯磨剤を使用しない
市販の歯磨剤を使用すると歯磨きができない方が多い．その場合には，嘔吐感が少ない歯磨剤を用いるか，使わないで磨くことを勧める

④歯ブラシはヘッドが小さめのものを選ぶ
ヘッドが小さめで軟毛の歯ブラシ，子ども用を用いる

⑤歯ブラシはこまめに小さく動かす

⑥顔を下に向けて磨く
嘔吐感が少ないやり方を工夫する

⑦“ながら磨き”をする
妊婦に対しては「テレビを見ながら」「入浴しながら」などの歯磨きを勧める

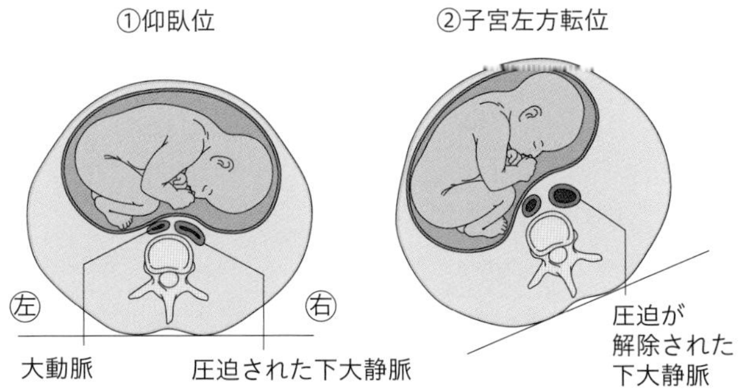

図4　**仰臥位の妊婦における下大静脈の圧迫（仰臥位低血圧症候群）**[9)]
①下大静脈の圧迫の様子
②仰臥位低血圧症候群を認めた場合，およびその予防のため，左下側臥位にする，または子宮を左方に転位させる
（角倉弘行：OGS NOW 帝王切開術 基本と応用まるごとマスター．メジカルビュー社，2010．より転載）

②つわりの時期の口腔ケア

つわりの時期の口腔のケアとして，小さめの歯ブラシの使用，歯磨剤なしでの歯磨き，市販の洗口剤の使用やそれが難しい場合はコップ1杯に小さじ1杯の重曹を入れた水での口すすぎなども勧められています（表）．

③仰臥位低血圧症候群（下大静脈圧迫症候群）への対応

通常，側臥位をとらせるなどして子宮による下大静脈の圧迫を解除すれば，症状は速やかに改善します（図4）．産後忙しくなり，歯科治療が疎かになることが予想される妊婦の場合，つわりの影響がなくなった時期（妊娠15・16週以降）から仰臥位低血圧症候群を誘発する可能性が低い妊娠31週ごろまでに，歯科健診や歯科治療をすませておくように指導することが望ましいでしょう．

妊娠中の歯科治療Q＆A

Q1. 妊娠中でも歯科治療はできますか？

A：多くの歯科治療は非妊娠時と同様にできます．妊娠が安定しているつわり終了後，治療の姿勢が辛くない時期にすませると，負担が軽く，安全です（目安：妊娠15・16週～31週ごろまで）．

Q2. 歯科治療に使用する薬剤は胎児に対して安全なのですか？

A：治療上の有益性が薬剤による危険性を上回ると判断される場合，胎児への影響が少ない薬剤を必要最小限使用します．ただし，事前に薬剤に対するアレルギーの確認をしておくことが必要です．治療時の局所麻酔薬も通常の量であれば，胎盤を通過しても胎児に影響を与える濃度とはなりません．また，ペニシリン系・セフェム系・マクロライド系の抗菌薬，アセトアミノフェン（鎮痛薬）が使用可能です．

Q3. 歯科用X線検査は胎児に影響を与えないのですか？

A：日常の歯科診療におけるX線の線量は非常に少なく，胎児への影響は無視できるレベルですが，安心していただくために，腹部防護用エプロンを使用する配慮が必要です．

②更年期障害

聖隷健康サポートセンター*Shizuoka*　鈴木美香

■ 更年期障害とは？

女性の身体は生涯を通じて変化し，ライフステージごとに健康上の課題も変化します．そのなかで，閉経前後の5年間を「更年期」といい，その期間に現れるさまざまな症状のうち，器質的疾患がないものを「更年期症状」とよび，これらの症状のなかで日常生活に支障をきたす病態を「更年期障害」とよびます．おもな原因は，卵巣機能の低下に伴うエストロゲンの減少ですが，これに加齢に伴う身体的変化，心理的・社会的・環境的な要因，個人的要素などが複雑に絡み合う，自律神経失調症を中心とした多彩な不定愁訴を主とする症候群です（図1）．

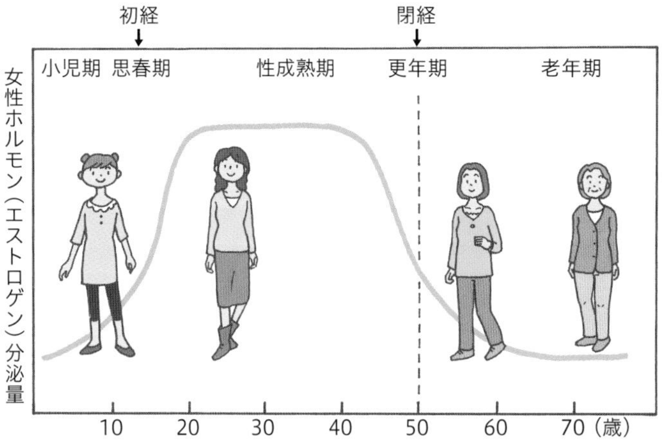

図1　**女性のライフサイクルと女性ホルモン（エストロゲン）分泌量**

更年期障害の原因

卵巣機能の低下に伴うエストロゲンの減少ですが，これに加齢に伴う身体的変化，心理的・社会的・環境的な要因，個人的要素などが複雑に絡み合うことで，症状が自覚されるようになります（図2）．

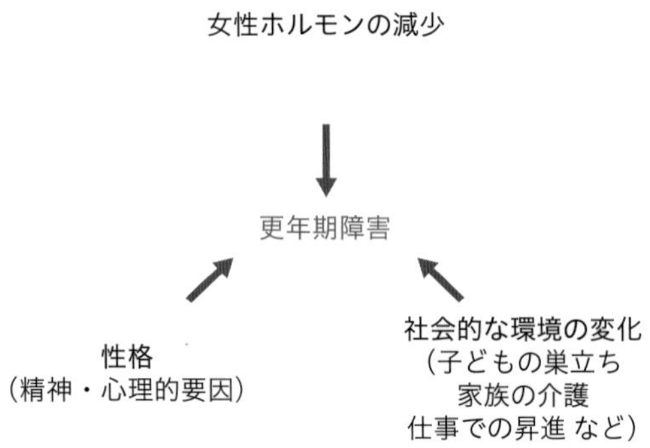

図2　**更年期障害に関与する3つの要素**

更年期障害の病態・症状

①診断

更年期症状（表1）の程度を知るために，簡略更年期指数（SMI：Simplified Menopausal Index）（表2）などがあります．また，精神神経症状が強い場合には心理テストなどを行い，うつ病などの精神疾患との鑑別が必要となります．

②症状

多彩な心身の不調を訴えることが多く（図3），また，エストロゲンの低下とともに身体にいろいろな異常が現れます（図4）．

表1　更年期症状・更年期障害の診断

①閉経前後の女性
②ホルモン検査：エストロゲン低下，LH*上昇，FSH**上昇……卵巣機能低下
③ホットフラッシュ，発汗，手足の冷え，動悸……血管運動神経症状（自律神経症状）
④抑うつ感，イライラ，焦燥感，めまい，不眠……精神神経症状
⑤器質的異常がない
→更年期障害を考える

*LH（Luteinizing Hormone）：黄体形成ホルモン
**FSH（Follicle Stimulating Hormone）：卵胞刺激ホルモン

表2　簡略更年期指数（SMI）[3]と自己採点の評価法

症状	症状の程度			
	強	中	弱	無
1．顔がほてる	10	6	3	0
2．汗をかきやすい	10	6	3	0
3．腰や手足が冷えやすい	14	9	5	0
4．息切れ，動悸がする	12	8	4	0
5．寝つきが悪い，または眠りが浅い	14	9	5	0
6．怒りやすく，すぐイライラする	12	8	4	0
7．くよくよしたり，憂うつになることがある	7	5	3	0
8．頭痛，めまい，吐き気がよくある	7	5	3	0
9．疲れやすい	7	4	2	0
10．肩こり，腰痛，手足の痛みがある	7	5	3	0
計				
1～10までの合計点				

（症状の強さに○印をして合計する）

0～25点	上手に更年期を過ごしています．これまでの生活態度を続けてよいでしょう
26～50点	食事，運動などに注意を払い，生活様式などにも無理をしないようにしましょう
51～65点	医師の診察を受け，生活指導，カウンセリング，薬物療法を受けたほうがよいでしょう
66～80点	長期間（半年以上）の計画的な治療が必要でしょう
81～100点	各科の精密検査を受け，更年期障害のみである場合は，専門医での計画的な対応が必要でしょう

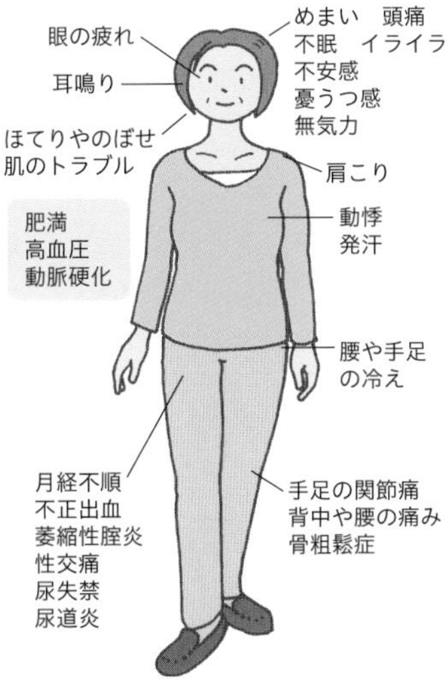

図3　女性ホルモンの低下による更年期のさまざまな症状

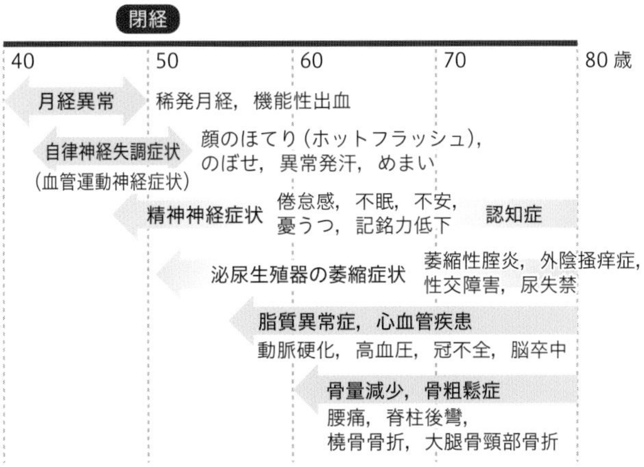

図4　エストロゲンの低下により現れる症状・疾患

更年期障害の治療

各個人に合った治療法・薬の選択を行うことが重要です（図5）.

①薬物療法

1）ホルモン補充療法（HRT：Hormone Replacement Therapy）（図6）

ホルモン補充療法の目的は，エストロゲンを補充することです（図7）．エストロゲンは，子宮内膜を増殖させる作用があるため，通常子宮のある女性には，これを抑えるために，エストロゲン製剤に黄体ホルモン製剤を併用して使用します．子宮摘出後の女性には，エストロゲン製剤のみ使用するホルモン補充療法を行います．

使用する薬には，内服薬と，貼付薬やジェルのように皮膚から吸収する経皮吸収剤があります．ホルモン補充療法には，エストロゲン依存性の悪性腫瘍（乳癌や子宮体癌など）などの禁忌症例や慎重投与症例があるため，治療にあたっては，ホルモン補充療法ガイドラインを参考にします．

2）漢方薬

3）向精神薬

②非薬物療法：カウンセリングなど

医師や看護師などの医療者によるカウンセリングは，更年期症状改善に対する有効な治療法の1つです．ホルモン環境の変化に伴う心身の変化の理解を促し，身体的・心理的・社会的な要因を分析しながら，各個人の状態に合わせてケアを行います．

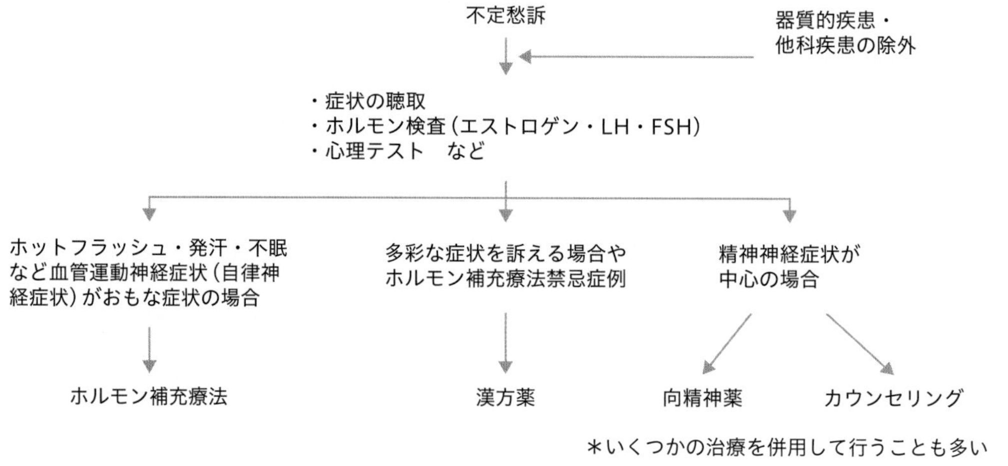

図5　更年期障害の診断と治療

方法	1カ月目	2カ月目	主たる対象
周期的投与法	エストロゲン製剤　5〜7日間休薬 黄体ホルモン製剤　出血 10〜12日間	エストロゲン製剤　5〜7日間休薬 黄体ホルモン製剤　出血 10〜12日間	・閉経して間もない方
周期的投与法	エストロゲン製剤 黄体ホルモン製剤　出血 12〜14日間	黄体ホルモン製剤　出血 12〜14日間	・上記の方法では休薬時に更年期症状が出てしまう方
持続的投与法	エストロゲン製剤		・子宮を摘出した方
持続的投与法	エストロゲン製剤 黄体ホルモン製剤		・閉経から時間が経過している方

図6　ホルモン補充療法の投与方法

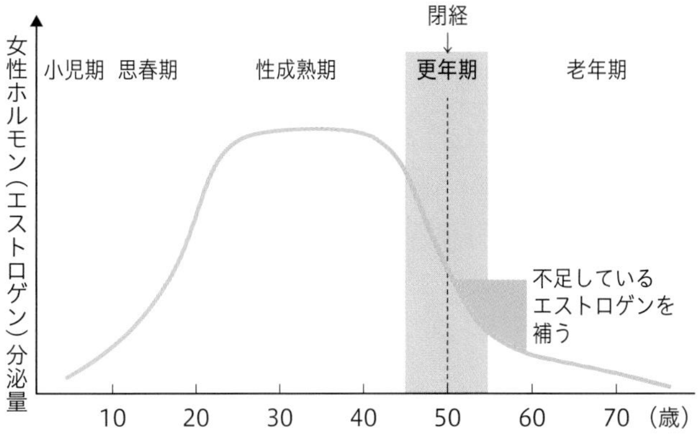

図7　**ホルモン補充療法のイメージ**

口腔との関連

更年期の女性には，口腔乾燥症や舌痛症などの口腔症状が多く現れます．原因として，エストロゲン受容体が唾液腺や口腔粘膜に存在するため，エストロゲンの減少が直接症状を引き起こしている可能性や，ほかの不定愁訴と同様にさまざまな要因やストレスが絡んで引き起こされている可能性などが考えられますが，いまだ不明です．ストレスが原因の場合は，認知行動療法などの心理療法を行うこともあります．

①口腔乾燥症

原因は多岐にわたり，複数の原因によって起こることが多いですが，以下の項目は確認しておくとよいでしょう．

1) シェーグレン症候群，糖尿病や甲状腺疾患などの疾患がないか
2) 服用薬がある場合は，薬の副作用はないか
3) ストレスはないか

（口腔乾燥症への対応についてはp.93「シェーグレン症候群」参照）

②舌痛症

舌の灼熱感（ヒリヒリする，やけどをしたような感じがする）を訴える患者が多く，食事中や会話中には症状が消失することが多いのが特徴です．更年期以降の女性に多く，ストレスが原因であるともいわれていますが，器質的な変化の有無を検査し，器質的疾患を除外しておくことが重要です．また，唾液分泌低下による口腔乾燥が舌痛の原因となることもあります．

歯科診療における注意点・対応

更年期障害があることにより，一般歯科治療が制限されるケースはほとんどないと思われますが，図3に示したように多彩な症状を訴える場合が多いため，診療にあたってはこれらの訴えを十分に聴き取り，心理面に対しても配慮が必要です．器質的疾患がないものを更年期障害といいますが，スクリーニングがされていないケースもあるため，さまざまな不定愁訴がある場合は専門医への受診を勧めることが重要です．

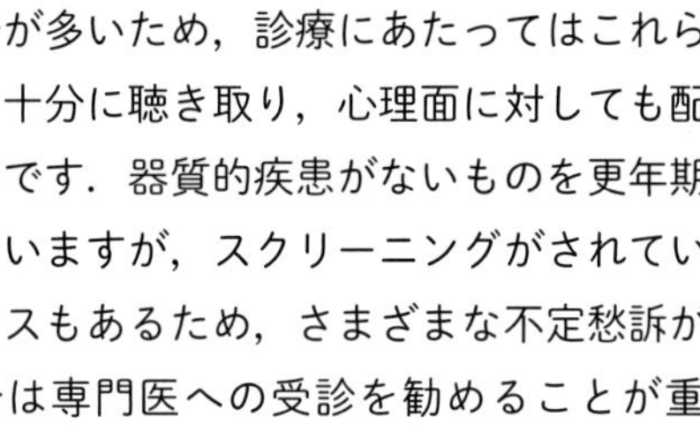

Column 7

女性のがん

浜松医科大学歯科口腔外科学講座　増本一真

乳癌

乳癌の罹患率は，30代から増加しはじめ，50歳前後がピークであり，その後減少傾向がみられます．口腔がんの好発年齢が50～70代であることと比較すると，より若い年齢から注意が必要であるといえます．

早期発見には検診が有効ですが，厚生労働省は40歳以上を対象に「2年に1回の問診＋マンモグラフィによる乳癌検診」を推奨しています．治療は，局所病巣の大きさ，腋の下のリンパ節転移や遠隔転移の有無により外科療法，放射線療法や薬物療法（ホルモン療法，化学療法）を単独あるいは併用して行います．

歯科治療において，患者に乳癌の既往がある場合にもっとも留意すべきことは骨転移の有無です．乳癌の骨転移に対して，ゾレドロン酸，パミドロン酸二ナトリウムなどビスホスホネート系薬剤の注射薬，分子標的薬であるデノスマブが使用されることも多くあります．本剤による顎骨壊死（p.22参照）は難治性であり，その対応に苦慮することも多いため，投薬歴や投薬予定を十分に聴取することが大切です．

子宮癌

子宮癌は婦人科のがんでもっとも多く，子宮頸癌と子宮体癌に分けられます．

子宮頸癌の罹患率は，20代後半から増加し40歳前後で横ばいになります．近年，罹患率，死亡率ともに若年層で増加傾向にあります．子宮体癌では，40代から増加し，50～60代の閉経前後でピークとなります．近年は食生活の欧米化などに伴い増加しているといわれています．検診に関して，厚生労働省は，20歳以上を対象に「2年に1回の問診＋視診＋子宮頸部の細胞診および内診」を推奨しています．

発症リスク因子として，子宮体癌は肥満，高血圧，糖尿病などの生活習慣病素因と早発月経，遅発閉経，未産などのホルモン的要因や遺伝的素因があります．これに対し，子宮頸癌の発生にはヒトパピローマウイルス（HPV）が関連しており，患者の90％以上から検出されています．最近では日本でも90％以上の子宮頸癌を予防すると推定されている9価HPVワクチンが承認されました．

余談ですが口腔がんもHPVがその3％以上に関与しているといわれています．しかし子宮頸癌と比較してその割合は非常に低いので，ワクチンによる予防はいまのところ困難でしょう．

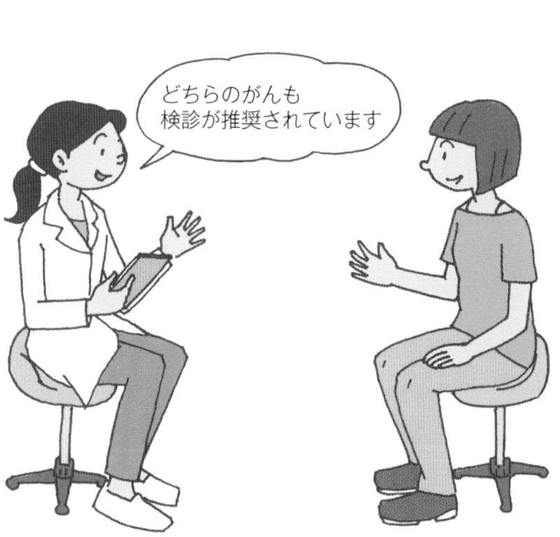

図　乳癌・子宮癌検診

Column 8

早産・低出生体重児出産と妊娠期の歯科の役割

浜松医科大学産婦人科学講座　幸村友季子

歯周病と早産・低出生体重児出産との関連（図）

1996年にOffenbacherらは，妊婦が歯周病に罹患している場合，在胎週数が37週未満で，出生体重が2,500g未満の低出生体重児出産のリスクが約7倍高まると報告しました[1]．その後も多くの専門家により，歯周病が早産や胎児発育不全のリスク因子であることが報告されています[2, 3]．妊娠中は，性ホルモンであるエストロゲン，プロゲステロンの分泌が増加するなどの内分泌環境の変化や唾液の分泌低下，悪阻（つわり）のため，歯周病が進行しやすいことが報告されています[4]．歯周病原菌のリポ多糖（LPS）により歯肉炎が生じ，歯周組織内にて炎症性サイトカインやプロスタグランジンが産生され，血流を介して胎盤，子宮に影響を及ぼします．子宮収縮が増加し，早産・低出生体重児出産のリスクが高くなると考えられています．また，歯周病原菌が血流を介し，直接胎盤や子宮に感染する可能性も考えられています[5]．

妊娠期における歯科のかかわり

これから妊娠を考えている女性の場合は，妊娠する前に歯科検診を受けて治療をすませておくことが望ましいです．妊娠期には，前述のように，齲蝕・歯周病が進行しやすくなります．そのため，口腔環境を清潔に保つように心がけることが必要です．母子健康手帳の「妊娠中と産後の歯の状態」などを活用してもよいでしょう．妊娠期間，授乳中に歯科治療を行うことは特に問題はなく，治療を保留・制限する必要はありません．

X線写真撮影に関しても，胎児奇形発生率の増加などを心配する必要はありません．ただし，腹部のプロテクターはするようにしましょう．薬の投与に関しては，胎児への安全性の高い薬を選択する必要があります．薬剤アレルギーの有無を問診したうえで，抗菌薬はペニシリン系やセフェム系を，消炎鎮痛薬はアセトアミノフェンが推奨されます．また，分娩後の母児接触などにより，乳幼児に歯周病原菌が移行する可能性もあるため，口腔ケアは産後も継続して行う必要があります．

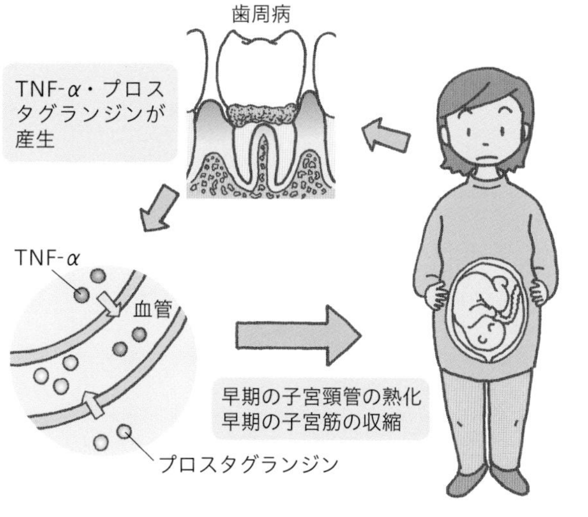

図　歯周病と早産・低出生体重児出産

①知っておきたい検査値一覧

浜松医科大学歯科口腔外科学講座　**増本一真**

検査値は同じ検体（血液，尿）で検査しても，検査法や測定条件で異なります．このため，検査結果の判定や診断は健康質問票を含め，各種検査結果を総合して判定します．また基準範囲や基準値は各種教科書などでばらつきがありますが，これは基準範囲の母集団と測定法の差異によるものが大きいと考えられます．

ここでは，医学教育の場で臨床検査値の全国統一的判断を可能にするために日本臨床検査医学会標準化委員会が作成した「学生用共通基準範囲」を示します．

<table>
<tr><th colspan="3">検査項目</th><th colspan="2">基準範囲または基準値</th><th rowspan="2">備考</th></tr>
<tr><th colspan="2">表示</th><th>項目名・略語</th><th>数値</th><th>単位</th></tr>
<tr><td colspan="2">肥満度</td><td>BMI：
身長，体重より計算</td><td>身長（m）×
身長（m）×
22＝
適正体重</td><td></td><td>肥満と痩せを判定する．肥満は生活習慣病の原因となる</td></tr>
<tr><td colspan="2">血圧</td><td></td><td>収縮期血圧
130未満
拡張期血圧
85未満</td><td>mmHg</td><td>脳卒中や心筋梗塞などの原因となる高血圧や，低血圧などを判定．測定値は変動するので，何回か測ることが必要</td></tr>
<tr><td rowspan="3">血清脂質</td><td>TC</td><td>総コレステロール</td><td>130～220
未満</td><td>mg/dL</td><td>高値では動脈硬化が進み虚血性心疾患や脳梗塞などを起こす危険性がある．高コレステロール血症の多くは，過食や運動不足などによる</td></tr>
<tr><td>中性脂肪</td><td>トリグリセリド TG</td><td>30～150
未満</td><td>mg/dL</td><td>体脂肪の主成分．過剰分は皮下脂肪や内臓脂肪として蓄えられる．肥満，過食，飲酒過多で上昇し，動脈硬化や脂肪肝の原因になる</td></tr>
<tr><td>HDL-C</td><td>HDL-コレステロール</td><td>40～100</td><td>mg/dL</td><td>動脈硬化を防ぐ「善玉コレステロール」．低値の場合は心筋梗塞や脳梗塞に注意が必要</td></tr>
<tr><td rowspan="5">貧血など</td><td>赤血球数</td><td>RBC</td><td>M：4.0～5.5
F：3.5～5.0</td><td>$10^6/\mu L$</td><td rowspan="3">貧血の判定に用いる．貧血の原因によりそれぞれの低下の程度が異なる．鉄欠乏性貧血は女性に多く，ヘモグロビンの低下率が大きい．真性多血症や脱水で上昇する</td></tr>
<tr><td>ヘモグロビン</td><td>血色素量
Hb</td><td>M：14～18
F：12～16</td><td>g/dL</td></tr>
<tr><td>ヘマトクリット</td><td>Ht</td><td>M：40～50
F：35～45</td><td>%</td></tr>
<tr><td>血小板数</td><td>PLT</td><td>15～35</td><td>$10^4/\mu L$</td><td>高値では赤血球増多症，原発性骨髄線維症，慢性骨髄性白血病など，低値では再生不良性貧血，急性白血病，巨赤芽球性貧血，血小板減少性紫斑病などが疑われる</td></tr>
<tr><td>白血球数</td><td>WBC</td><td>3.5～9.0</td><td>$10^3/\mu L$</td><td>高値では感染や白血病などが疑われる．喫煙，ストレスでも軽度上昇を認める</td></tr>
</table>

M：男性，F：女性

検査項目				基準範囲または基準値		備考
		表示	項目名・略語	数値	単位	
腎機能	尿検査	尿タンパク		(−)		腎・尿路系疾患の判定に利用．激しい運動後，過労状態，発熱時などにも高値となる場合がある
腎機能	尿検査	尿潜血		(−)		陽性の場合，腎臓病や尿路系の炎症が疑われる
腎機能	血液	クレアチニン	Cr	M：0.5～1.0 F：0.4～0.8	mg/dL	腎臓の排泄能力の評価に利用．高値の場合，腎機能障害や腎不全が疑われる
痛風検査		尿酸	UA	M：3.5～7.0 F：2.5～6.0	mg/dL	体内プリン体の代謝物．痛風，高尿酸血症の診断に利用される．腎機能障害，腎不全でも上昇
肝機能検査		ZTT	硫酸亜鉛試験	4～12	KU	肝障害，膠原病，慢性感染症で高値となり，特にウイルス性肝障害で上昇する
肝機能検査	血清酵素	AST (GOT)	トランスアミナーゼ	10～35	U/L	AST と ALT はおもに肝臓に局在する酵素で肝障害により血清中に漏出して高値となる．一般にアルコール性肝障害や肝硬変では AST が，肝炎や脂肪肝では ALT がより有意に上昇する
肝機能検査	血清酵素	ALT (GPT)	トランスアミナーゼ	5～30	U/L	
肝機能検査	血清酵素	γ-GTP	γ-グルタミルトランスペプチダーゼ	M：10～50 F：10～30	U/L	肝疾患，胆道系疾患で上昇する．アルコール性・薬物性肝障害で特に高値となる
肝機能検査	血清酵素	ALP	アルカリホスファターゼ	100～350	U/L	肝臓，骨，腸，腎臓などに含まれている酵素で，臓器に障害があると血液中に漏出し高値となる．おもに胆道系疾患の指標となる
肝機能検査		総タンパク	TP	6.5～8.0	g/dL	血清中のタンパク質の総量．低値の場合は栄養障害，ネフローゼ症候群，がんなど，高値の場合は多発性骨髄腫，慢性炎症，脱水などが疑われる
肝機能検査		総ビリルビン	T-Bil	0.2～1.2	mg/dL	黄疸の原因物質．黄疸を伴う肝疾患，胆道系疾患や溶血性黄疸で高値となる
糖尿病		尿糖		(−)		陽性の場合は，糖尿病や膵炎，甲状腺機能障害などの疑いがある
糖尿病		空腹時血糖値	FBSまたはFBG	80～110 未満	mg/dL	血液中のブドウ糖値．一般に早朝空腹時の値を用いる．高値では糖尿病や耐糖能障害を示す
糖尿病		HbA1c	グリコヘモグロビンA1c	5.6未満 (JDS) 6.0未満 (NGSP)	%	過去1～2カ月間の血糖値の平均を反映．糖尿病の確定診断の指標にも用いられ，そのコントロール状態の把握に有効
大腸癌		便潜血	免疫学的ヒトヘモグロビン検出法	(−)		胃腸や肛門からの下血に反応し，陽性の場合，大腸の癌やポリープが疑われる
免疫学的検査		C反応性タンパク	CRP	0.1以下	mg/dL	炎症や組織障害の存在と程度を推測できるため炎症，感染症，腫瘍，外傷などのスクリーニングや炎症性疾患の経過観察の指標として有用

参考文献：日本臨床検査医学会：臨床検査のガイドライン JSLM2012．

②紹介状・照会状について知ろう！

浜松医科大学歯科口腔外科学講座　増本一真

現在の医療は細分化・専門化が進んでおり，歯科医療においても一人の歯科医師がすべての口腔疾患に対応することは困難で，自分の守備範囲を超えた疾患については二次・三次医療機関や専門医に診療を依頼することは当然のこととなっています．また，医療・介護現場における多職種連携の流れのなか，病診連携が重要視されており，依頼先が医科である場合もめずらしくありません．最近ではある医療機関で診察を受け，さらにほかの医療機関の診断や治療方針を求めて紹介受診する「セカンドオピニオン」も一般的になってきました．また，超高齢社会の現在，患者さんが全身疾患に罹患している場合も多く，歯科治療を行うにあたってかかりつけ医師に既往歴や治療内容，歯科治療上の注意点を問い合わせることも増えてきています．

このような他科や他院との連携の際に使われるものが「紹介状・照会状」です．読み方はどちらも同じ「しょうかいじょう」ですが，患者さんに他科や他院へ検査や治療に行ってもらう場合に書くのは「紹介状」，他科，他院に患者さんの診断，病状，治療内容などを問い合わせる場合には「照会状」です．これらの記入は歯科衛生士が行うものではありませんが，そこに書かれている情報を把握することは大切です．

紹介状の記載内容（図1）

紹介状では，依頼目的を明確にすることがなによりも大切です．

①宛名

紹介先の先生の姓と名を書くのが礼儀であり，同姓者がいる場合もあるため可能なかぎり調べます．どうしてもわからないときや初診の場合は「新患担当医」や「外来担当医」と書き，かかりつけの場合は「主治医」宛とします．

②紹介元

勤務先の病院・歯科医院名（診療科名），連絡先，担当医名を正確に記載します．

③患者の情報

患者氏名，生年月日（満年齢），性別を記載します．

④傷病名

傷病名は診断が確定している場合はできるだけ正確に記載し，診断がついていない場合は疑っている病名を「○○○病疑い」と記載します．紹介先が医科の場合は，歯科における歯式や略号（P，Per，Cなど）ではなく下顎右側犬歯，歯周炎，齲蝕のように一般的でわかりやすい記載を心がけることが大切です．

⑤紹介目的

紹介先に依頼する内容（診断，検査，治療など）をわかりやすく記載します．

⑥症状および治療経過

現病歴やいままでの治療内容を記載します．患者さんへの説明内容や，治療でうまくいかなかったことなど，可能な限り詳細に記載したほうが紹介先での治療を円滑にします．

⑦その他

抜歯などの治療を依頼した際，紹介先と治療方針（感染根管治療や歯根端切除術など）が異なってしまうこともありますが，複数の治療方針が考えられる場合は紹介先の診断や治療法を尊重することも必要であり，電話や直接会ってお互いの考えを確認することは円滑な連携に

紹介状（診療情報提供書）

令和３ 年　４ 月 20日

医療機関　浜松医科大学医学部附属病院

① 歯科口腔外科
担当医
増本 小哲　先生

〒431―3192 浜松市東区半田山○○○○
TEL ０５３（ ●●● ）○×○×
FAX ０５３（ ●●● ）○×○×

医療福祉支援センター　地域連携室

② 医療機関名　カズさん歯科医院
〒431-○○○○
所　在　地　浜松市南区医歯薬町 1-2-3
電話番号　053-435-○△×◇
医師氏名　橋本　一真　（橋本）印

③	患者氏名	松竹梅　鶴亀	生年月日	明・大・(昭)・平 41年 12月 8日 生（55 歳）	(男)・女

④	傷病名（主訴または病名）	6┘歯根上顎洞内迷入
⑤	紹介目的	精査加療の依頼
	既往歴及び家族歴	特記事項なし 嗜好　薬物アレルギー
⑥	症状経過及び検査結果	１月 15 日，食事時に 6┘歯冠が破折．翌 16 日，当院受診． パノラマおよびデンタルＸ－Ｐにて歯根部まで齲蝕を 認めたため保存不可であり抜歯適応と診断しました
⑥	治療経過	16 日，6┘歯根抜歯時に口蓋根が消失，パノラマＸ－Ｐにて右上顎洞への迷入を認め， 摘出を試みましたが不可でした．お忙しいところ大変恐縮ですが，ご加療のほどお願い 申し上げます．なお，患者さんには状況は説明してあります．
	現在の処方	抗菌薬　:○○　400mg　2×5 日分 消炎鎮痛薬：××　疼痛時　6 回分 含 嗽 薬　:△△　30mL　1 本
⑦	備考（患者に関する留意事項）	患者さんへの説明内容等，ご不明な点がございましたら， お電話いただければ幸いです．

注1．　必要がある場合は、続紙に記載して添付してください。

注2．　必要がある場合は、画像診断のフィルム、検査の記録を添付してください。

浜松医科大学医学部附属病院診療録貼付用（2枚複写）
医療機関控用（2枚複写）

図1　紹介状の例

とって重要とされています．

最近はパソコンまたは電子カルテで打たれたものが多くなりましたが，手書きの場合，読みにくい字では判読が困難で，誤った内容が伝わってしまう恐れもあります．判読不能な場合は必ず問い合わせるようにしましょう．

照会状の記載内容（図2）

照会状を用いて，照会先における病状，服薬内容，歯科治療上の注意点などを照会します．この際，照会先が医師であれば歯科についてはくわしくないことが多いため，たとえばこちらの予定治療が抜歯である場合，「抜歯の可否をご教示ください」と治療方針の決定を委ねる内容を書いてはいけません．抜歯の可否の判断は歯科医師である照会元がするべきであり，「抜歯における貴科的注意点をご教示ください」などと書く必要があります．さらに注意点を回答してもらうには，使用する局所麻酔薬の種類や量，処置時間や出血量などの侵襲の程度，術後

照会状

令和 3 年 4 月　20 日

浜名湖中央病院
　内分泌内科
　　古中　茜先生 御机下

下記の患者に関し、次のとおりご照会申し上げます。

〒431-3192　　浜松市東区半田山一丁目○○○
浜松医科大学医学部附属病院　歯科口腔外科
担当医　増本　小哲　（増本）
電話　053－4××－◎○×△

患者氏名	浜　名　湖　メ　ロ　ン	性　別	男・（女）
生年月日	明・大・（昭）・平 30年　6月　9日	電　話	053（XXX）8020
患者住所	浜名郡○○町 ××	職　業	主　婦

当科における診療の概略

上記患者さんは，本年○月◎日左下顎部の腫脹と疼痛を主訴に当科を受診されました．X-P で左下顎第一・第二大臼歯の根尖部に小鶏卵大の X 線透過像が認められ，第一大臼歯の歯髄炎が原因の歯根嚢胞と診断されました．治療は，入院後，全身麻酔下に嚢胞摘出術を行う予定です．術後は，嚢胞摘出腔内に抗菌薬塗布のガーゼを挿入し，7～10 日ごとにそのガーゼを交換する予定ですが，手術翌日からは，通常の日常生活が可能で，経口的に食事も可能と思われます．術後数日は，疼痛，腫脹，若干の開口障害がみられるかもしれません．入院期間は約 10 日の予定です．4/10 の検査では，血糖値 190mg/dL，HbA1c 7%でした．

照会事項

患者さんへの問診から，以前より貴科にて糖尿病の治療をされているようですが，コントロールの状態を含め，治療内容等についてご教示お願い申しあげます．急ぐ手術ではございませんので，もしコントロールができていないようでしたら，血糖のコントロールができるまでご加療いただければ幸いです．

また，術前・術中・術後に注意すべきことがございましたら，併せてご教示ください．

図2　照会状の例

経過の予想などを他科の医師にわかるよう記載することが大切です．

歯科衛生士は紹介状・照会状をどう活かす？

他院からの紹介状，照会状や返信は歯科衛生士も必ず読むようにしてください．これは，歯科医師と患者さんの情報を共有するためにも大切ですし，紹介状，照会状には医療面接だけでは聴取できなかった情報が含まれているからです．

これらから得られた情報は診療に活かされることになります．たとえば前医の治療の成否やがんの告知の有無などデリケートな情報の扱いについては，その後の患者さんとの医療面接において十分な注意が必要です．

③医療面接のポイント

浜松医科大学歯科口腔外科学講座　増本一真

患者さんへの共感的姿勢が信頼への第一歩

歯科医院に喜んで行きたがる人はいるでしょうか？　最近では，予防やメインテナンスのために来院する人が増えたとはいえ，“行きたくないところランキング”があればおそらく，トップ5には入るでしょう．“イヤなこと，痛いことをされるところの代表”といったところでしょうか．皆さん方歯科衛生士は，診療室に入ってきた緊張度が最高潮の患者さんと最初に接することになります．

患者さんの歯科医院に対する第一印象は，良好な治療を行うためにとても大切です．「やさしい歯科衛生士さんだな」「明るい歯科医院だな」と好印象をもたれるような初対面が望まれます．患者さんは最初に主訴や既往歴，現病歴を予診票や健康調査票に記入します．これらによって最初の情報収集が行われますが，スムーズな記入，聴取には患者さんの緊張をほぐすためのコミュニケーションが欠かせません．そのためには「はい」「いいえ」で答えられるような質問だけではなく，会話が続くような質問をしていきます．患者さんの言葉を遮らず話をよく聴き，不安や悩みなどの心理面まで配慮して「それはつらかったですね」などと共感する姿勢を示すことは，信頼関係の確立への第一歩となります（図1）．

既往歴や内服薬の聴取のポイント

既往歴や内服薬について，「この薬は関係ないから書かないでよいだろう」「この病気は書くのが恥ずかしいな」などの理由で隠す患者さんもいますので，歯科治療に関係する薬，病気も多いことを十分に説明して，くわしく聴取しましょう．お薬手帳があれば必ず提示してもらい，記入された既往疾患，現在治療中の疾患と内服薬を照らし合わせることも必須です．患者

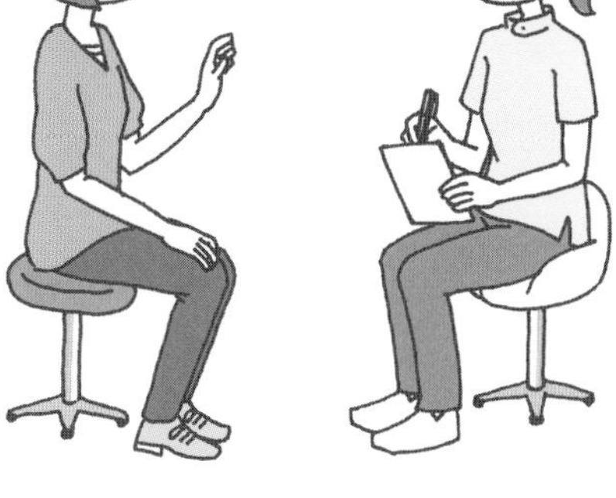

図1　患者さんに共感的な姿勢を示すことが医療面接の鍵

さんが子どもや高齢者であれば，家族や介護スタッフなどを交えての聴取も必要となります．

医療面接は初診時だけでなく，治療の全期間をとおして行われます．再診時には前回治療後の状態，たとえば，痛みや出血はあったか，義歯の調子はどうかなどを確認します．ときには患者さんが「痛かった」「治療の後に腫れた」など不満をもたれていることがありますが，つねに傾聴し共感する姿勢を忘れてはなりません．患者さんとの会話から治療に満足されているか，不満や不信感をもたれていないかを知り，心理面も含めて歯科医師に情報伝達することにより，歯科医師の患者さんへの第一声や態度に反映されるでしょう．このように歯科衛生士は患者さんと歯科医師が信頼関係を構築するうえで潤滑油の役割も担っています．

インフォームドコンセントの重要性

歯科治療には，抜歯や感染根管治療などその成否がほぼ歯科医療者側に委ねられるものと，生活習慣病の側面が強い歯周治療などがあります．歯周治療では歯科医療者主体ではなく，患者さん主体の治療形態を目指すことが大切であり，そのためには治療への動機づけが重要です．患者さんに現在の口腔内の状態を説明し，治療しないとどうなるか，治療することでどのような変化があるのか，治療法や期間などについても理解と同意を得ていきます．その際，こちらから一方的に話すだけでなく，「何かご質問はありませんか」「ご理解いただけましたか」などフィードバックをしながら進めるとよいでしょう．

インフォームドコンセントをより充実させるためには，患者さんの生活背景を知ることも重要です（**図2**）．余談ですが，私の知人であり日本歯周病学会認定歯科衛生士であるI歯科衛生士は，患者さんの職業，家族構成はもちろんのこと，経済状況やペットの健康状態（!?）までも把握しており，そのコミュニケーション能力と情報収集能力は圧巻です．そしてそれらの情報は歯科医師にとっても不可欠なものとなっています．

治療の主体は患者さんであること，日常でのブラッシング（プラークコントロール）が最重要であることをつねに強調することで，患者さんは病状が改善したときに「自分で頑張って治した」と感じます．患者さんにこの喜びを味わっていただくことは，歯科衛生士冥利に尽きることでしょう．

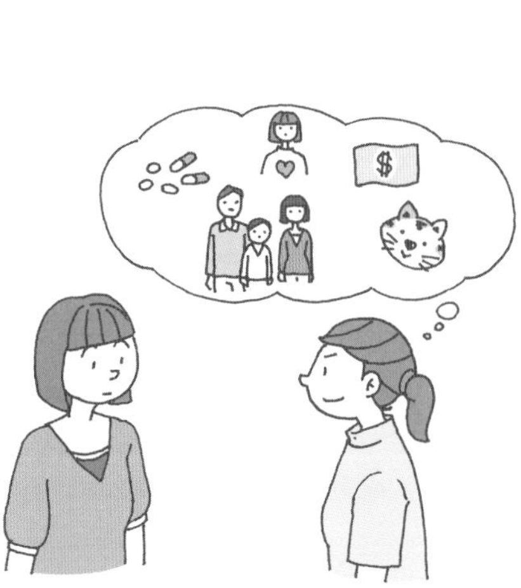

図2　**歯科衛生士の観察眼とコミュニケーション能力が治療を成功に導く！**

④各種モニター・バイタルサインの見方について

榛原総合病院歯科口腔外科　松下文彦

バイタルサインと基準値

バイタルサインとは，「Vital（生命）Sign（徴候）」，つまり人間の基本的な生命活動の指標です．呼吸・血圧・脈拍・体温に加えて，意識レベルと尿量が評価のために計測すべき項目です（**表1**）．医療現場においては，①現状の評価，②継続して計測することによる患者の状態の変化の把握，③変化に対する医療的介入の必要度・緊急性の評価を目的に計測します．

観察項目と各種モニター機器

バイタルサインを継続して計測・記録するための医療機器が各種モニターです．

①呼吸

呼吸の観察では，呼吸数，経皮的酸素飽和度（SpO_2），呼吸状態（パターン）を同時に診ることが重要です．呼吸数は1分間の呼吸回数を計測し（30秒計測して2倍に），同時に呼吸状態を観察します．20回以上は頻呼吸，30回以上では要注意です．喘息発作では呼気時に喘鳴（ゼーゼー，ヒューヒューという音）が，アナフィラキシーなどの上気道の浮腫では吸気時に喘鳴がみられます．窒息では声のない咳をする，喉に手を当てるなどの動作が特徴的です．呼吸困難を疑わせる徴候は，もっとも医療的介入の必要度，緊急性の高い異常所見です．

パルスオキシメータは指先に装着し，経皮的に血中の酸素飽和度（血液中にどのくらいの酸素を取り込めているか）を計測します．非常に簡便なモニター機器ですが，呼吸と同時に脈拍数も評価できる便利な機器です（**図1**）．

②血圧

血圧は瞬時に変化するため，何らかの基礎疾患のある患者，歯科治療に不安や気分不快の既往のある患者などでは，診療前から血圧計を装着し，診療終了後まで継続して測定します．異常な血圧上昇と，血圧低下（ショック）は要注意です．

③脈拍

心電図計による心拍数，リズム，波形の観察が可能であればもっとも有用です（**図2**）．全身麻酔や静脈内鎮静法などの際には必須ですが，なければパルスオキシメータの装着でも脈拍数が計測可能です．リズム不整については直接橈骨動脈などを触れて観察します．

④体温

通常は腋窩で，熱中症などの疑いでは深部体

表1　**バイタルサイン**

バイタルサイン	基準値	モニター機器
呼吸	呼吸回数　12～18回/分 SpO_2（経皮的酸素飽和度）　95％以上	パルスオキシメータ
血圧	130 mmHg/85 mmHg以下 ただし収縮期血圧90 mmHg以上	血圧計
脈拍	60～85回/分，規則的なリズム	心電図計
体温	36～37℃	体温計
意識レベル	意識清明（JCS*＝0，GSC**＝15）	
尿量	200～400 mL/回，1,000～2,000 mL/日 0.5～1.0 mL/kg/時	

温（鼓膜温や直腸温）を計測します．

⑤意識

意識障害には，不穏，せん妄，興奮，傾眠，朦朧（もうろう），昏睡などがあり，JCS（**表2**）やGCS（**表3**）にて点数化して評価します．

⑥尿量

尿量は脱水をはじめ，腎機能や腎への血流障害（ショックなどによる）の評価として一般的ですが，通常外来で評価を行うことは難しいでしょう．

バイタルサイン観察のポイント～評価と介入の繰り返し

バイタルサインは，術前・治療前の評価としても重要ですが，患者に何らかの異常が生じた際に，継続して評価することがとても重要です（**図3**）．評価して，必要なら医療的介入を行い，その反応をまた評価して，次の介入の必要度，緊急性の判断につなげます．計測項目以外にも，顔色，態度，冷や汗，四肢冷感，多弁・寡黙，震え・痙攣なども重要なバイタルサインの1つです．また，全身麻酔や静脈内鎮静法中の患者と同様に，自分の症状をはっきり訴えられない小児や高齢者，障害のある患者などでは，しっかりと処置中・処置前後のバイタルサインをモニターしておくことは，安全のためにとても重要なことです．日ごろからバイタルサインに十分慣れ親しんでおくことをお勧めします．

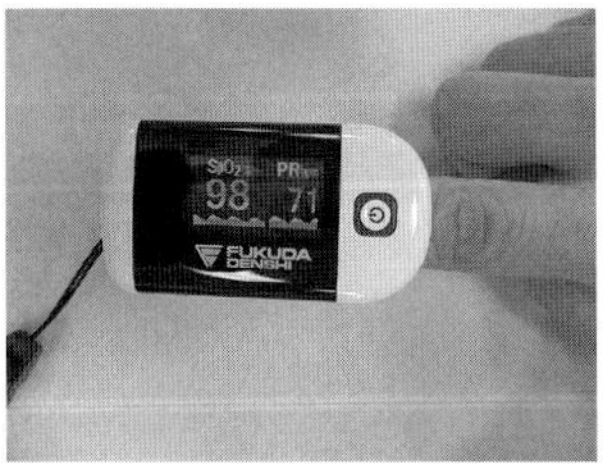

図1　**パルスオキシメータ**

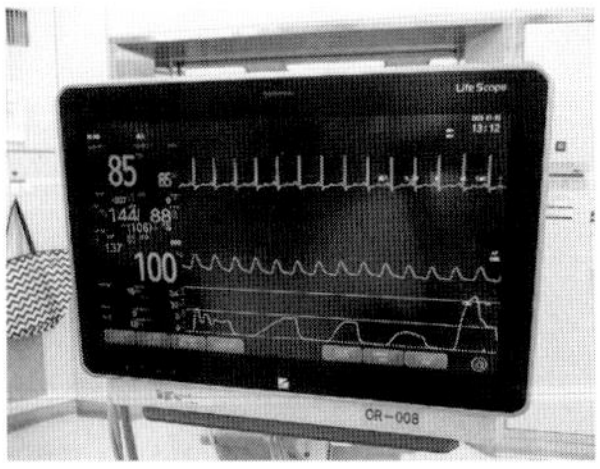

図2　**心電図モニター**

表2　*Japan Coma Scale（JCS）による意識障害の評価

大分類	開・閉眼		小分類
刺激がなくても覚醒している I	開眼	1	意識清明とはいえず，今一つはっきりしない
		2	見当識障害がある，場所・時間などがわからない
		3	自分の名前，生年月日が言えない
刺激すると覚醒するが，止めると眠ってしまう II	閉眼 ↕ 開眼	10	普通の呼びかけで容易に開眼する
		20	大きな声や身体をゆさぶると開眼する
		30	痛み刺激を繰り返しつつ呼びかけるとかろうじて開眼する
刺激しても覚醒しない III	閉眼	100	痛み刺激に対して払いのける動作をする
		200	痛み刺激に対して手足を動かす，顔をしかめる
		300	痛み刺激に全く反応しない

記載例：I-2，II-30，III-100など

表3　**Glasgow Coma Scale（GCS）による意識障害の評価

Eye opening（開眼）	自発的に開眼	E4
	呼びかけに対し開眼	3
	痛み刺激で開眼	2
	開眼しない	1
Verbal response（言語反応）	正常な会話	V5
	混乱した会話	4
	混乱した言葉	3
	意味不明な発声	2
	発語なし	1
Motor response（運動反応）	命令に従う	M6
	痛み刺激の部位を払いのける	5
	痛み刺激で逃げようとする	4
	痛み刺激で異常屈曲	3
	痛み刺激で伸展	2
	痛み刺激に反応なし	1

記載例：E3：V4：M5＝12点など

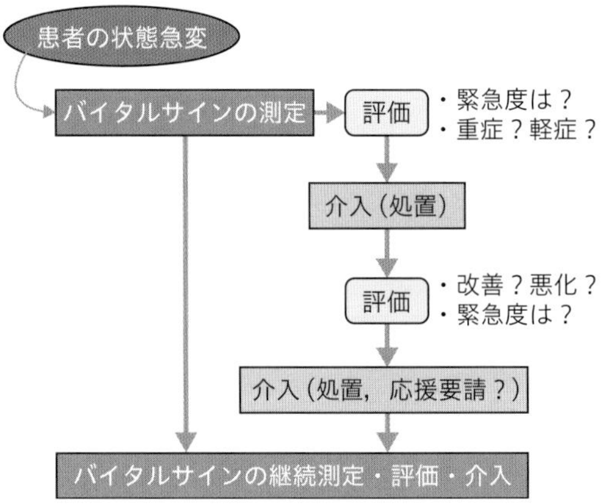

図3　**バイタルサインの測定と評価**

⑤救急救命について

榛原総合病院歯科口腔外科　松下文彦

心停止患者への対応

心肺停止（Cardiopulmonary Arrest：CPA）あるいはCPAが切迫している患者を救命することを心肺蘇生（Cardiopulmonary Resuscitation：CPR）といい，「救命の連鎖」とよばれる迅速かつ円滑な連携処置が重要です．救命の連鎖とは，①心停止の予防，②早期発見と通報，③迅速なCPR，④迅速な除細動，⑤迅速な二次救命処置です．

CPA患者が発生した現場で行う，高度な医療機器を使用しない一次救命処置のことをBLS（Basic Life Support）といいます．

成人に対するBLS

成人とは，思春期（第二次性徴）以降の人を指します．**図1**は成人に対するBLSアルゴリズムです．以下，各手順について説明します．

Step 1　現場の安全確認

院内でも院外でも，救急蘇生を行う前に，現場が安全であるかを確認します．また，感染予防のため，可能な限り防護具も使用してください．

Step 2　意識・反応の確認

患者のもとに駆け寄って，軽く肩をたたいて耳元で大声で反応を確認します．

「大丈夫ですか！　わかりますか？」

Step 3　助けを呼ぶ・緊急通報とAEDの要請

意識（反応）がなければ，大声で助けを呼びます．誰も応答がなければ，自身で119番に通報します．誰かが応えてくれたなら，その人に119番通報と，AED（自動体外式除細動器；Automated External Defibrillator）を持ってくるよう要請します．

Step 4　呼吸の有無を確認する

患者の胸とお腹の動きを注視し，普段どおりの呼吸（上下運動）の有無を確認します．呼吸の確認は5秒以上かけて，10秒を超えないようにします．

心停止直後には死戦期呼吸という効果のない，反射的な，喘ぎ呼吸がみられることがあり，これを正常な呼吸と判断してはいけません．

慣れた医療者では，呼吸の確認と同時に頸動脈の脈拍の有無を確認しますが，自信がなければ呼吸のみの確認でOKです．いずれも確実に“ある”と判断できる以外は“なし”と判断して次のStepに進んでください．

Step 5　CPR開始

ただちに胸骨圧迫からCPRを開始します．胸骨圧迫は，胸の中央（**図2**）に，胸骨の下半分を押せるように片方の手の平のかかと（手首の

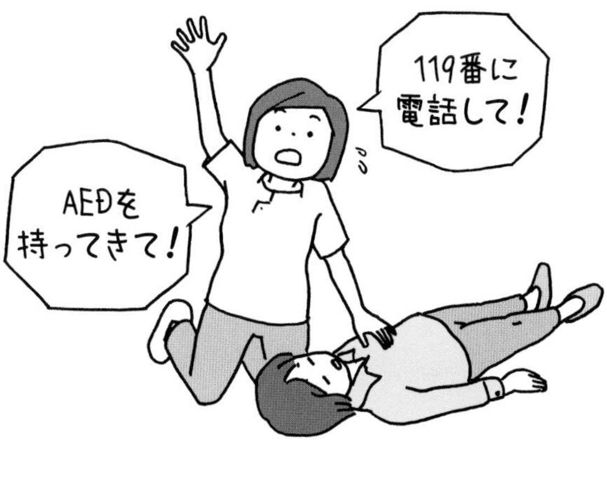

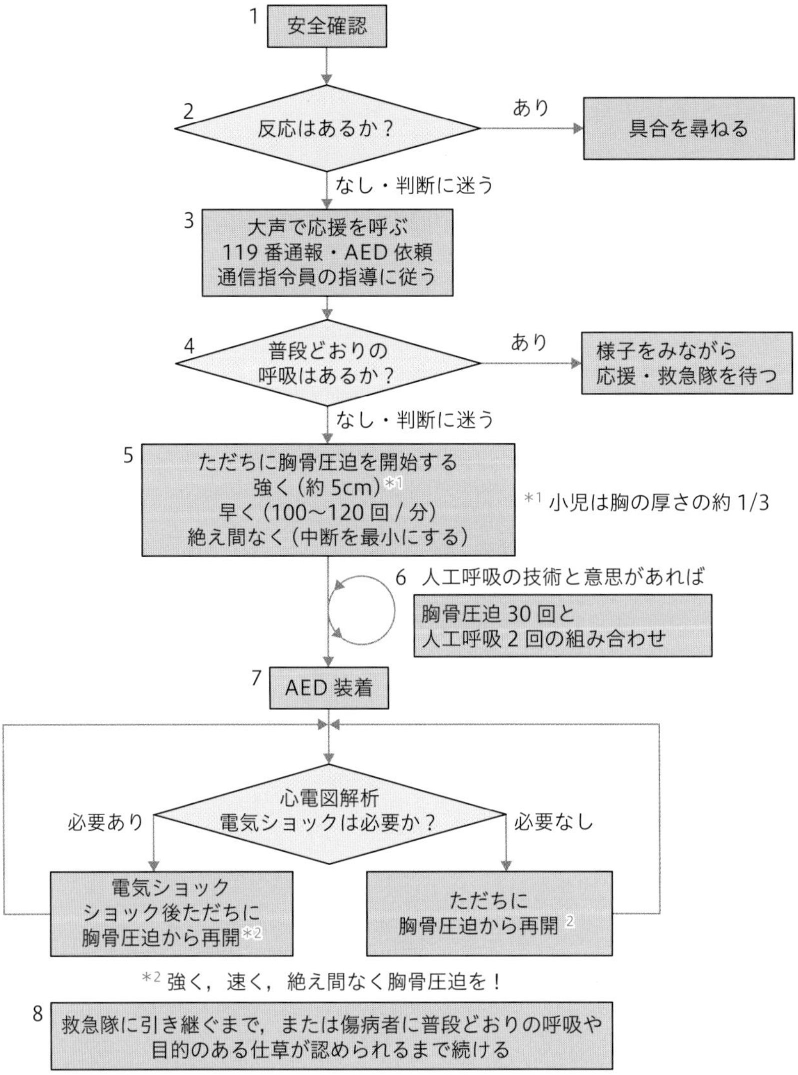

図1　**市民用BLSアルゴリズム**
（日本蘇生協議会：JRC蘇生ガイドライン2020．オンライン版より引用）

付け根部方）を置き，もう片方の手を上から重ね，強く（5cm以上），早く（100〜120回/分のテンポ）胸骨をまっすぐ下方に押し，各圧迫後には完全に圧迫の力を抜いて，胸を元の位置に戻します．

Step 6　人工呼吸

人工呼吸の技術と意思があれば，胸骨圧迫30回ごとに2回の人工呼吸を行います．胸骨圧迫の中断は，いかなる場合にも10秒を超えないようにしてください．胸骨圧迫だけのCPRでも中断なくしっかり行えば，十分に効果はあります．

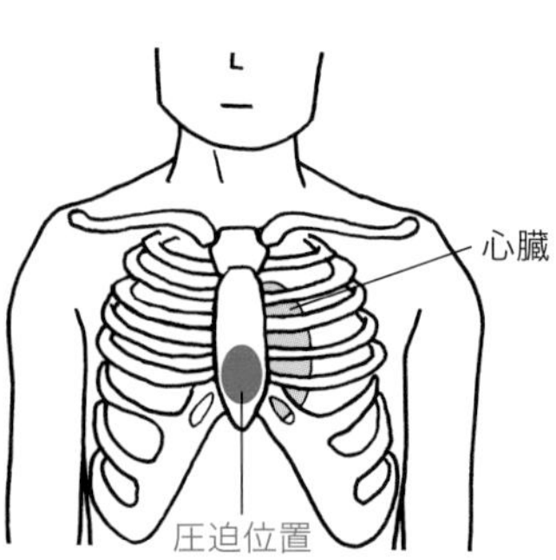

図2　**胸骨圧迫の正しい位置**

表　AEDの使用手順

①AEDの電源を入れる（蓋を開けると電源が入る機種もある）

②パッドの袋を開け，袋に書いてある部位（1枚は胸骨右側，もう1枚は腋窩5〜8cm下）にパッドをしっかり貼り付ける（下図）

③パッドのコネクターを接続する（最初から接続されている機種もある）

④AEDが解析を始め，「身体に触れないでください」のメッセージが流れたら，周囲の人に「離れてください」と声をかけ，誰も患者に触れないようにする

⑤「ショックの適応です．充電します．身体から離れてください」のメッセージが流れたら，引き続き誰も患者に触れないよう注意し，ショックボタンの点灯を待つ

⇒ショックボタンが点灯したら，誰も患者に触れていないことを再度確認してボタンを押す．ショックが終わったら，すぐに胸骨圧迫からCPRを再開する

⇒「ショックは必要ありません．CPRを再開してください」のメッセージが流れたら，すぐに胸骨圧迫からCPRを再開する

⑥2分後にAEDが再解析を始めたら，手順④に戻る

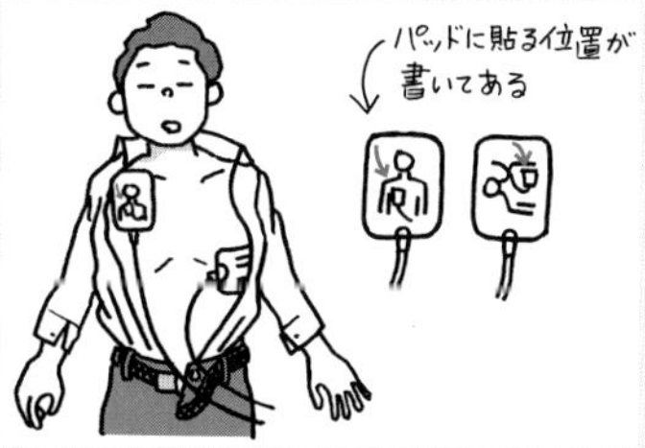

Step 7　AEDの適切な使用（表）

AEDが現場に届いたら，ただちに使用します．まず電源を入れ，その後はAEDの音声ガイダンスに従ってください．ショックボタンを押す前には，自分も含めて誰も患者に触れていないことを確認してください．ショック後もしくはAEDが解析の結果ショックの必要なしと診断したら，ただちに胸骨圧迫からCPRを再開してください．AEDは2分ごとに解析を繰り返します．

Step 8　CPRの継続もしくは終了

CPRと2分ごとのAEDの使用を救急隊到着まで継続します．CPRの終了は，患者が明らかに意味のある動きを始めたときです．心拍再開と判断し，呼吸の有無を確認します．患者に心拍や意識が戻っても，AEDのパッドを剝がしたり，電源を切ったりしてはいけません．そのまま救急隊に引き継ぎます．

小児に対するBLS

小児では，心停止の原因における心疾患の可能性が成人と比べて低く，代わりに呼吸障害による心停止が増えます．したがって，BLSも若干成人の場合と対応が異なります．

緊急通報（Step 3）

周りに人がいれば，119番通報と，AEDを持ってくるよう要請しますが，誰もいなければCPRを優先し，まず2分間CPRを行います．2分後，なお誰もいなければ，自身で119番通報し，あればAEDを持って現場に戻り，CPRを継続します．

CPRの方法（Step 5・6）

胸骨圧迫は，胸の厚みの少なくとも1/3（およそ5cm）まで押します．1人で行うCPRでは，圧迫と人工呼吸は30：2ですが，2人の救助者では15：2で行います．小児では，人工呼吸による酸素化は成人以上に重要です．

窒息患者への対応

気道に異物や吐物が詰まって呼吸ができなくなるのが窒息です．歯科では補綴物などの誤嚥により窒息が起こることがあります．むやみにバキューム管などを咽頭に押し込むと，嘔吐の原因となるため危険です．

部分的な閉塞の場合

患者がかすれていても声を出せる状態であれば，まずは落ち着いて呼吸をし，積極的に咳をするよう促します．患者の状態を監視し，部分閉塞が継続するようなら，119番に通報し，次の手順（Step 1）に進みます．

完全閉塞の場合

完全な気道閉塞の徴候は，声のない咳，甲高い吸気音，呼吸困難のサイン（喉に手を当てて苦しがる），チアノーゼ，などで，迅速な介入が必要です．すぐに119番に通報し，次いで患者に，窒息しているので救助する旨を伝えます．次の手順で救助を行います．

Step 1

患者の背後に回り，片方の手で患者のおへそを探し，そのすぐ上方に握りこぶしをつくったもう片方の手を当てます．最初の手でこれを覆い，すばやく上方に突き上げるように腹部を圧迫します（ハイムリック法，**図3**）．

Step 2

異物が出て声が出せるようになるか，意識がなくなるまで腹部圧迫を続けます．圧迫は毎回，強く咳をさせるつもりで1回ずつ力強く行います．

Step 3

異物が出て声が出せる（呼吸ができる）ようになっても，すぐに帰宅させず，病院を受診させ，強く圧迫した腹部臓器に損傷がないか検査を依頼します．

Step 4

異物が出せず意識がなくなった場合は，患者を床に寝かせCPRを開始します．

アナフィラキシー患者への対応

「アナフィラキシー」とは，日本アレルギー学会では，皮膚症状（全身の発疹，掻痒または紅潮）または粘膜症状（口唇・舌・口蓋垂の腫脹など）のいずれかが存在し，急速に（数分〜数時間以内）発現する症状で，かつ呼吸器症状（呼吸困難，気道狭窄，喘鳴，低酸素血症）または循環器症状（血圧低下，意識障害）のいずれかを伴うものと定義されています．歯科でも予防抗菌薬の投与，局所麻酔の使用後などでの発症例があります．

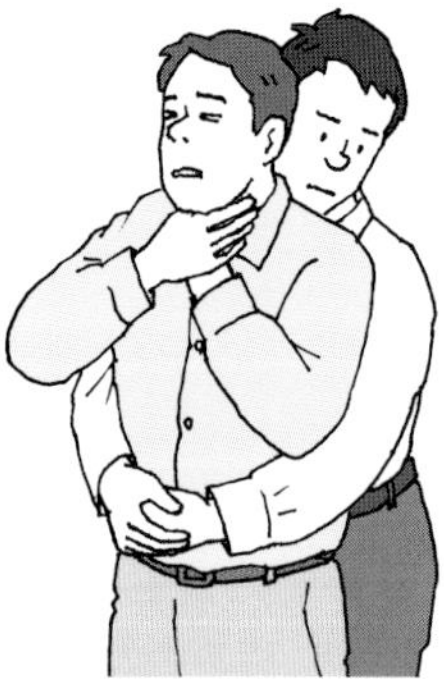

図3　**ハイムリック法**

Step 1

すぐにバイタルサインを確認し，上記の皮膚・粘膜症状に加えて呼吸器症状，　あるいは循環器症状が発現したら，アナフィラキシーを疑って，迅速に119番に通報します．原因物質が取り除けるなら除去します（局所麻酔の中断など）．

Step 2

アドレナリン0.01 mg/kg（成人で最大0.5 mg，小児で最大0.3 mg）を大腿部に筋注します．プレフィルドシリンジ（エピペンなど）では0.3 mg，0.15 mgのものがあります．この処置は，必要に応じて5〜20分ごとに繰り返します．

Step 3

バイタルサインを継続して観察します．酸素を6〜8 L/分で投与します．気道閉塞も考慮して，人工呼吸の準備も行います．可能であれば，静脈路の確保と生理食塩液500〜2,000 mLを急速輸液します．

Step 4

準備があり，使用可能なら，抗ヒスタミン薬とステロイド性抗炎症薬を経静脈投与します．救急隊到着まで，バイタルサインを継続して観察します．

参考文献

〈代謝・内分泌疾患〉

① 糖尿病

1) 糖尿病診断基準に関する調査検討委員会：糖尿病の分類と診断基準に関する委員会報告（国際標準化対応版）．糖尿病，**55**（7）：485〜504，2012．
2) 日本糖尿病学会編：糖尿病治療ガイド　2020-2021．文光堂，東京，2020．
3) 日本糖尿病学会：科学的根拠に基づく糖尿病診療ガイドライン2019．南江堂，東京，2019．
4) 日本歯周病学会：糖尿病患者に対する歯周治療ガイドライン改訂第2版．医歯薬出版，2015．
5) 西村英紀ほか：糖尿病に起因，関連する疾患　歯周病［最新臨床糖尿病学（下）―糖尿病学の最新動向/日本臨牀増刊号］．499〜502，2012．
6) 沼部幸博：口腔ケアと疾病予防　糖尿病と歯周病．医学のあゆみ，**243**（8）：674〜679，2012．
7) Rodrigues DC, Taba MJ, Novaes AB, et al：Effect of non-surgical periodontal therapy on glycemic control in patients with type 2 diabetes mellitus. *J Periodontol*, **74**（9）：1361-1367, 2003.
8) Janket SJ, Wightman A, Baird AE, et al：Does periodontal treatment improve glycemic control in diabetic patients? A meta-analysis of intervention studies. *J Dent Res*, **84**（12）：1154-1159, 2005.

〈消化器疾患〉

①胃食道逆流症（GERD）

1) 星原芳雄，橋本光代：内視鏡診断．日本臨牀，**58**（9）：1808〜1812，2000．
2) Miyawaki S, Tanimoto Y, Araki Y, et al：Association between nocturnal bruxism and gastroesophageal reflux. *Sleep*, **26**（7）：888-892, 2003.

③胃潰瘍・十二指腸潰瘍（消化性潰瘍）

1) Marshall BJ：Helicobacter pylori. [Review]. *Am J Gastroenterol*, **89**（8 Suppl）：S116-128, 1994.
2) Matsushima Y, Aoyama N, Fukuda H, et al：Gastric ulcer formation after the Hanshin-Awaji earthquake：a case study of Helicobacter pylori infection and stress-induced gastric ulcers. *Helicobacter*, 4（2）：94-99, 1999.
3) 村上忠重：胃潰瘍の発生機序に関する組織学的研究．日外会誌，**58**（5）：825〜827，1957．
4) 平瀬吉成：胃粘膜びらんの外科病理．昭和医学会雑誌，**52**（5）：489〜495, 1992.
5) 崎田隆夫，三輪　剛：悪性潰瘍の内視鏡診断―早期診断のために―．日消誌，**67**（11）：984〜989，1970．
6) 日本消化器病学会：消化性潰瘍診療ガイドライン2015（改訂第2版）．南江堂，東京，2015．
7) 日本消化器病学会：患者さんと家族のための消化性潰瘍ガイドブック．南江堂，東京，2010，16〜17．
8) Wolfe MM, Lichtenstein DR, Singh G：Gastrointestinal toxicity of nonsteroidal antiinflammatory drugs. *N Engl J Med*, **340**（24）：1888-1899, 1999.
9) Koch M, Dezi A, Tarquini M, et al：Prevention of non-steroidal anti-inflammatory drug-induced gastrointestinal mucosal injury：risk factors for serious complications. *Dig Liver Dis*, 32（2）：138-151, 2000.
10) Scheiman JM, Yeomans ND, Talley NJ, et al：Prevention of ulcers by esomeprazole in at-risk patients using non-selective NSAIDs and COX-2 inhibitors. *Am J Gastroenterol*, **101**（4）：701-710, 2006.
11) Hooper L, Brown TJ, Elliott R, et al：The effectiveness of five strategies for the prevention of gastrointestinal toxicity induced by non-steroidal anti-inflammatory drugs：systematic review. *BMJ*, **329**（7472）：948, 2004.

④肝炎・肝硬変

1) 日本肝臓学会：慢性肝炎・肝硬変の診療ガイド．文光堂，東京，2019．
2) 日本肝臓学会 肝炎診療ガイドライン作成委員会：C型肝炎診療ガイドライン（第8版）．2020．
3) 日本肝臓学会 肝炎診療ガイドライン作成委員会：B型肝炎診療ガイドライン（第3.2版）．2020．
4) ウイルス肝炎研究財団：C型肝炎について（一般的なQ＆A）
www.vhfj.or.jp/06.qanda/about_ctype.html
5) ウイルス肝炎研究財団（編）：B型肝炎について（一般的なQ＆A）
www.vhfj.or.jp/06.qanda/about_btype.html
6) 一般歯科診療時の院内感染対策作業班：厚生労働省委託事業「歯科保健医療情報収集等事業」一般歯科診療時の院内感染対策に係る指針　第2版（平成31年3月29日）．

〈循環器疾患〉

①心疾患・不整脈

1) 日本循環器学会，日本胸部外科学会，日本小児循環器学会，日本心臓病学会：循環器病の診断と治療に関するガイドライン（2007年度合同研究班報告）感染性心内膜炎の予防と治療に関するガイドライン（2008年改訂版）．2008．

②高血圧症・低血圧症

1) 渡邉裕司：高血圧［橋本賢二編：デンタルハイジーン別冊　知ってて安心！　全身疾患ガイド］．医歯薬出版，2001，50．
2) 荻原俊夫ほか：6．血圧の異常［杉本恒明，小俣政男，水野美邦編：内科学　第八版］．朝倉書店，東京，2003．
3) 日本高血圧学会高血圧治療ガイドライン作成委員会：高血圧治療ガイドライン2014．2014．

〈呼吸器疾患〉

①肺炎

1) 米山武義，吉田光由，佐々木英忠ほか：要介護高齢者に対する口腔衛生の誤嚥性肺炎予防効果に関する研究．日歯会誌，**20**：58〜68，2001．
2) Yoshino A, Ebihara T, Ebihara S, et al：Daily oral care and risk factors for pneumonia among elderly nursing home patients. *JAMA*, **286**（18）：2235-2236, 2001.

②気管支喘息

1) 日本アレルギー学会：喘息予防・管理ガイドライン2018．2018．

④結核

1) Im JG, Itoh H, Shim YS, et al：Pulmonary tuber-

culosis：CT findings —early active disease and sequential change with antituberculous therapy. *Radiology*, 186 (3)：653-660, 1993.

2) WHO：Global tuberculosis report 2021. https://www.who.int/publications/i/item/9789240037021

〈腎・泌尿器疾患〉

腎疾患

1) 日本腎臓学会：エビデンスに基づくCKDガイドライン2018．東京医学社，東京，2018, 1〜5.
2) Suzuki Y, Nawata H, Soen S, et al：Guidelines on the management and treatment of glucocorticoid-induced osteoporosis of the Japanese Society for Bone and Mineral Research：2014 update. *J Bone Miner Metab*, 32(4)：337-350, 2014.
3) Suetonia CP, Marinella R, Germaine W, et al：Patterns of oral disease in adults with chronic kidney disease treated with hemodialysis. *Nephrol Dial Transplant*, 31 (10)：1647-1653, 2016.
4) Marinella R, Suetonia CP, Jonathan CC, et al：Prevalence and severity of oral disease in adults with chronic kidney disease：a systematic review of observational studies. *Nephrol Dial Transplant*, 29 (2)：364-375, 2014.
5) Palmer SC, Ruospo M, Wong G, et al：Dental health and mortality in people with end-stage kidney disease treated with hemodialysis：a multinational cohort study. *Am J Kid Dis*, 66 (4)：666-676, 2015.
6) 薬剤性腎障害の診療ガイドライン作成委員会：薬剤性腎障害診療ガイドライン2016．日腎会誌，58 (4)：477〜555, 2016.
7) Moon SJ, Kim TH, Yoon SY, et al：Relationship between stage of chronic kidney disease and sarcopenia in Korean aged 40 years and older using the Korea National Health and Nutrition Examination Surveys (KNHANES IV-2, 3, and V-1, 2), 2008-2011. *PLoS One*, 10 (6)：e0130740, 2015.
8) 矢澤正人：CKD患者のサルコペニア・フレイル 口腔疾患．腎と透析，80 (5)：695〜698，2016.
9) Albini B, Nisengard RJ, Glurich I, et al：Streptococcus mutans-induced neohritis in rabbits. *Am J Pathol*, 118 (3)：408-418, 1985.
10) Miyata M, Glurich I, Kasukawa R, et al：Streptococcus mutans-induced neohritis in rabbits. rheumatoid factors and nephritogenicity. *Int Arch Allergy Immunol*. 108 (4)：360-367, 1995.
11) Nagasawa Y, Iio K, Fukuda S, et al：Periodontal disease bacteria specific to tonsil in IgA nephropathy patients predicts the remission by the treatment. *Plos One*, 9 (1)：e81636, 2014.
12) 顎骨壊死検討委員会：骨吸収抑制薬関連顎骨壊死の病態と管理：顎骨壊死検討委員会ポジションペーパー2016.
https://www.jsoms.or.jp/medical/wp-content/uploads/2015/08/position_paper2016.pdf

〈免疫疾患・膠原病〉

①アレルギー

1) 松村光明，岡本寛之：歯科金属アレルギーと生体材料としてのジルコニアの臨床応用．バイオマテリアル，30：100〜106，2012.
2) 片岡いづみ：金属以外の歯科材料によるアレルギー．バイオマテリアル，30：107〜112，2012.

②膠原病・リウマチ性疾患（シェーグレン症候群を除く）

1) 井田弘明：医学・医療の最前線シリーズ 自己炎症症候群．久留米醫學會雑誌，73 (11/12)：312〜318，2010.

③シェーグレン症候群

1) 小川法良，下山久美子，河南崇典：シェーグレン症候群における唾液腺組織障害の分子機構．日臨免疫会誌，28 (1)：10〜20，2005.
2) 小川法良，菅井 進：シェーグレン症候群．綜合臨牀，51 (7)：2149〜2154，2002.
3) Fujibayashi T, Sugai S, Miyasaka N, et al：Revised Japanese criteria for 1999 Sjögren's Syndrome (1999)：availability and validity. *Mod Rheumatol*, 14 (6)：425-434, 2004.
4) 下山久美子，小川法良，澤田 仁：シェーグレン症候群における口唇小唾液腺生検に関する検討．日臨免疫会誌，32 (1)：53〜60，2009.
5) Shiboski SC, Shiboski CH, Criswell L, et al：American College of Rheumatology classification criteria for Sjögren's syndrome：a data-driven, expert consensus approach in the Sjögren's International Collaborative Clinical Alliance cohort. *Arthritis Care Res (Hoboken)*, 64 (4)：475-487, 2012.

〈感染症〉

③後天性免疫不全症候群（AIDS）

1) HIV感染症治療研究会：HIV感染症「治療の手引き」. http://www.hivjp.org/guidebook/

〈神経疾患〉

②てんかん

1) 厚生労働省：平成23年3月厚生労働省重篤副作用疾患別対応マニュアル．薬物性味覚障害．2011.

〈精神疾患〉

①心身症・神経症

1) 樋口輝彦，市川宏伸，神庭重信ほか：今日の精神疾患治療指針．医学書院，東京，2012.
2) David Taylor, Carol Paton, Shitij Kapur：モーズレイ処方ガイドライン 第10版．アルタ出版，東京，2011.
3) 大森哲郎：よくわかる精神科治療薬の考え方，使い方．中外医学社，東京，2011.

②うつ病

1) 厚生労働省：平成29年患者調査．2017.

〈がん〉

①がん

1) Harvard Center for Cancer Prevention：Harvard Report on Cancer Prevention. Volume 1：Causes of human cancer. *Cancer Causes Control*, 7 (suppl 1)：S3-S59, 1996.
2) 藤本篤士，武井典子，片倉 朗ほか：5疾患の口腔ケア．医歯薬出版，2013.

②頭頸部がん

1) 日本頭頸部癌学会：頭頸部癌取扱い規約第6版．金原出版，東京，2018.
2) 日本口腔腫瘍学会：口腔癌診療ガイドライン2019

年版．金原出版，東京，2019

〈妊娠，産科・婦人科疾患〉

①妊娠による身体の変化

1) 日本産科婦人科学会編：産科婦人科用語集・用語解説集 改訂第4版．2017.
2) 我部山キヨ子，武谷雄二編：助産学講座6 助産診断・技術学Ⅱ[1]妊娠期 第5版．医学書院，東京，2013.
3) 武谷雄二，上妻志郎，藤井知行ほか：プリンシプル産科婦人科学2 産科編 第3版．メジカルビュー社，東京，2014.
4) 恩田威一：悪阻(ツワリ)なんてこわくない─安産のための手引き─．同成社，東京，2013.
5) 妊娠高血圧学会：妊娠高血圧症候群新定義・臨床分類．
http://www.jsshp.jp/journal/pdf/20180625_teigi_kaiteian.pdf
6) California Dental Association Foundation；American College of Obstetricians and Gynecologists, District Ⅸ：Oral health during pregnancy and early childhood：evidence-based guidelines for health professionals. *J Calif Dent Assoc*, 38 (6)：391-403, 2010.
7) 昭和大学病院総合周産期母子医療センター編：安心すこやか妊娠・出産ガイド　第4版．メディカ出版，大阪，2020.
8) 百瀬恵美：マタニティ歯科を学ぼう．デンタルハイジーン，32(5)：486，2012.
9) 角倉弘行：麻酔法[竹田　省編：OGS now3 帝王切開術　基本と応用まるごとマスター]．メジカルビュー社，東京，2010.

②更年期障害

1) 日本産科婦人科学会・日本女性医学会編：ホルモン補充療法ガイドライン2017年度版．2017.
2) 日本産科婦人科学会・日本産婦人科医会編：産婦人科診療ガイドライン婦人科外来編2020．日本産婦人科学会．2020.
3) 日本女性医学学会編：女性医学ガイドブック更年期医療編2019年版．金原出版，東京，2019.

〈Column〉

Column 2　誤嚥性肺炎予防と歯科衛生士の役割

1) 寺本信嗣：診断と治療　2　誤嚥はどう診断してどう治療に生かすか─疫学を含めて─．治療学，42(11)：1222～1226，2008.
2) Yoneyama T, Yoshida Y, Matsui T, et al：Oral care and pneumonia. *Lancet*, 354 (9177)：515, 1999.
3) 米山武義，吉田光由，佐々木英忠ほか：要介護高齢者に対する口腔衛生の誤嚥性肺炎予防効果に関する研究．日歯医学会誌，20：58-68，2001.

Column 4　新興ウイルス感染症(COVID-19，SARS，MERS)

1) Siddiqi HK, Mehra MR：COVID-19 illness in native and immunosuppressed states：A clinical-therapeutic staging proposal. *J Heart Lung Transplant*, 39 (5)：405-407, 2020.
2) 厚生労働省：新型コロナウイルス感染症COVID-19診療の手引き第6.0版．https://www.mhlw.go.jp/content/000851082.pdf
3) 忽那賢志：新型コロナ感染症最新の治療法と課題．日本内科学会誌，110：2374-2382，2021.
4) 日本感染症学会：ワクチン委員会・COVID-19 ワクチン・タスクフォース COVID-19ワクチンに関する提言(第5版)．https://www.kansensho.or.jp/uploads/files/guidelines/2207_covid-19_5.pdf
5) 日本歯科医師会：新たな感染症を踏まえた歯科診療の指針．https://www.jda.or.jp/dentist/coronavirus/upd/file/20211108_coronavirus_shikashinryoushishin2.pdf

Column 5　高齢者の機能低下

1) 葛谷雅文：老年医学におけるSarcopenia & Frailtyの重要性．日老医誌，46(4)：279～285，2009.
2) Rosenberg I：Summary comments：epidemiological and methodological problems in determining nutritional status of older persons. *AM J Clin Nutr*, 50：1231, 1989.
3) Cruz-Jentoft AJ, Bahat G, Baueret J, et al：Sarcopenia：revised European consensus on definition and diagnosis. *Age Ageing*, 48 (1)：16-31, 2019.
4) 日本サルコペニア・フレイル学会：サルコペニア診断基準の改訂(AWGS2019 発表)．2019.
http://jssf.umin.jp/pdf/revision_20191111.pdf
5) 一般社団法人日本老年医学会：フレイルに関する日本老年医学会からのステートメント．2014. https://www.jpn-geriat-soc.or.jp/info/topics/pdf/20140513_01_01.pdf
6) 東京大学高齢社会総合研究機構・飯島勝矢：フレイル予防ハンドブック．2016.
7) 長寿医療研究開発費事業25-11「フレイルの進行に関わる要因におけるに関わる研究」班．2014.
8) 公益社団法人　日本歯科医師会：歯科診療所におけるオーラルフレイル対応マニュアル2019年版．2019.

Column 7　女性のがん

1) 国立がん研究センターがん対策情報センターがん情報サービス．http://ganjoho.jp/public/index.html
2) 日本がん治療医認定機構：がん治療認定医教育セミナーテキスト　第6版．2014.

Column 8　早産・低出生体重児出産と妊娠期の歯科の役割

1) Offenbacher S, Katz V, Fertik G, et al：Periodontal infection as a possible risk factor for preterm low birth weight. *J Periodontol*, 67 (10)：1103-1113, 1996.
2) Davenport ES, Williams CE, Sterne JA, et al：Maternal periodontal disease and preterm low birthweight：case-control study. *J Dent Res*, 81 (5)：313-318, 2002.
3) Chambrone L, Guglielmetti MR, Pannuti CM, et al：Evidence grade associating periodontitis to preterm birth and/or low birth weight：I. A systematic review of prospective cohort studies. *J Clin Periodontol*, 38 (9)：795-808, 2011.
4) Boggess KA, Edelstein BL：Oral health in women during preconception and pregnancy：implications for birth outcomes and infant oral health. *Matern Child Health J*, 10 (5 Suppl)：S169-174, 2006.
5) 小出容子：歯周病と早産．産科と婦人科，81(1)：51～54，2014.

索引

編著者・執筆者一覧

編著者

橋本賢二（はしもとけんじ）
1970年　鹿児島大学医学部卒業
1975年　東京医科歯科大学歯学部卒業
1989年　浜松医科大学歯科口腔外科学講座 教授
2010年　聖隷浜松病院口腔外科 顧問
2018年　介護老人保健施設オンフルール 施設長

増本一真（ますもとかずま）
1994年　新潟大学歯学部卒業
1999年　浜松医科大学大学院医学研究科博士課程修了
2021 年　浜松医科大学歯科口腔外科学講座 教授

執筆者（執筆順）

森田　浩（もりたひろし）
藤枝市立総合病院 副院長 糖尿病・内分泌内科 科部長

星野裕信（ほしのひろのぶ）
浜松医科大学整形外科学講座 病院教授

源馬理恵子（げんまりえこ）
浜松北病院内科

佐原　秀（さはらしゅう）
浜松医療センター消化器内科 医長

鈴木崇弘（すずきたかひろ）
菊川市立総合病院内科 医長

水野仁美（みずのひとみ）
とよだ青葉クリニック

樋口友洋（ひぐちともひろ）
浜松医科大学内科学第一講座（消化器内科学分野）

鏡　卓馬（かがみたくま）
浜松医科大学内科学第一講座（消化器内科学分野）

山出美穂子（やまでみほこ）
浜松医科大学内科学第一講座（消化器内科学分野）助教

小林良正（こばやしよしまさ）
元・浜松医科大学第二内科診療科群肝臓内科 病院講師

川田一仁（かわたかずひと）
浜松医科大学第二内科診療科群肝臓内科 病院講師

小田切圭一（おだぎりけいいち）
浜松医科大学医学部附属病院臨床研究センター 特任准教授

渡邉裕司（わたなべひろし）
浜松医科大学 理事・副学長

深津有佑（ふかつゆうすけ）
磐田市立総合病院血液内科 部長

横村光司（よこむらこうし）
聖隷三方原病院呼吸器内科 部長

橋本　大（はしもとだい）
聖隷浜松病院呼吸器科 部長

豊嶋幹生（とよしまみきお）
浜松労災病院呼吸器内科 部長

白井正浩（しらいまさひろ）
国立病院機構天竜病院 院長

三澤　清（みさわきよし）
浜松医科大学耳鼻咽喉科・頭頸部外科学講座 教授

米山武義（よねやまたけよし）
米山歯科クリニック 院長，浜松医科大学歯科口腔外科学講座 非常勤講師

石垣さやか（いしがきさやか）
浜松医科大学附属病院血液浄化療法部 診療助教

安田日出夫（やすだひでお）
浜松医科大学第一内科診療科群腎臓内科 病院准教授

三宅秀明（みやけひであき）
浜松医科大学泌尿器科学講座 教授

白井敏博（しらいとしひろ）
静岡県立総合病院呼吸器内科 部長

古川省悟（ふるかわしょうご）
浜松医科大学内科学第三講座（免疫・リウマチ内科学分野）

小川法良（おがわのりよし）
浜松医科大学内科学第三講座（免疫・リウマチ内科学分野）病院准教授

下山久美子（しもやまくみこ）
浜松医科大学内科学第三講座（免疫・リウマチ内科学分野）助教

戸倉新樹（とくらしんじゅ）
中東遠総合医療センター アレルギー疾患研究センター長，皮膚科・皮膚腫瘍科診療部長

妹川史朗（いもかわしろう）
磐田市立総合病院呼吸器内科 部長

小西高志（こにしたかし）
静岡赤十字病院救急科・第三脳神経内科 部長

有賀隆裕（ありがたかひろ）
浜松医科大学周術期等生活機能支援学講座 特任助教

村山千尋（むらやまちひろ）
天王病院精神科

長　由利子（ちょうゆりこ）
天竜病院児童精神科

佐久間俊一（さくましゅんいち）
聖隷三方原病院精神科

山田岳史（やまだたけし）
藤枝駿府病院精神科

福田冬季子（ふくだときこ）
浜松医科大学浜松成育医療学講座 特任教授

大西一功（おおにしかずのり）
修文大学医療科学部 教授

長田哲次（ながたてつじ）
近畿大学奈良病院歯科口腔外科 准教授

松下文彦（まつしたふみひこ）
榛原総合病院 副院長・歯科口腔外科 科長

成瀬寛夫（なるせひろお）
かば記念病院 院長

鈴木美香（すずきみか）
聖隷健康サポートセンター *Shizuoka* 所長

幸村友季子（こうむらゆきこ）
浜松医科大学産婦人科学講座 助教

歯科衛生士のための全身疾患ハンドブック

ISBN978-4-263-44616-4

2021年1月10日　第1版第1刷発行
2023年1月20日　第1版第3刷発行

編　著　橋本賢二
　　　　増本一真
発行者　白石泰夫
発行所　医歯薬出版株式会社
〒113-8612　東京都文京区本駒込1-7-10
TEL.(03)5395-7638(編集)・7630(販売)
FAX.(03)5395-7639(編集)・7633(販売)
https://www.ishiyaku.co.jp/
郵便振替番号 00190-5-13816

乱丁，落丁の際はお取り替えいたします．　印刷・真興社／製本・愛千製本所